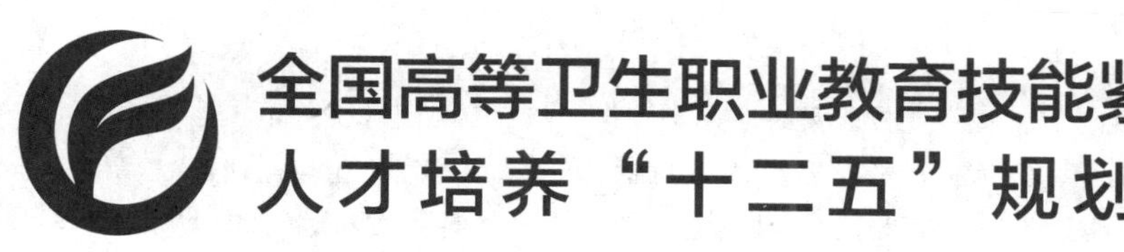

全国高等卫生职业教育技能紧缺型
人才培养“十二五”规划教材

适用护理、临床医学、助产、药学和医学检验技术等专业使用

护理伦理学

主　编　罗　杰　杨　珍
副主编　杨玉梅　叶宝霞　张天荣　陈　杰
编　者

罗　杰　十堰市太和医院
杨　珍　武汉铁路职业技术学院
杨玉梅　武汉铁路职业技术学院
叶宝霞　十堰市太和医院
张天荣　十堰市太和医院郧阳分院
满志红　武汉铁路职业技术学院
但　琼　武汉铁路职业技术学院
于左珍　恩施市妇幼保健院
陈　杰　武汉市十四医院
段桂仙　十堰市太和医院郧阳分院

華中科技大學出版社
http://www.hustp.com
中国·武汉

内容简介

本书为全国高等卫生职业教育护理专业技能紧缺型人才培养"十二五"规划教材。

全书共分四篇一十四章。第一篇为护理伦理学基础，共三章；第二篇为护理执业与伦理，共三章；第三篇为医学实践中的伦理问题，共六章；第四篇为护理道德教育与法律，共两章。全书充分体现了教材编写的"科学性、先进性、启发性、创新性与适用性"相结合的特点，教材的内容按照由浅入深、循序渐进的原则进行编排。

本书在培养学生创新思维能力、提高学生学习兴趣方面有所突破。一是着力提高学生的学习兴趣，培养学生的创新思维能力。二是在每章的末尾增加了学习小结，简要归纳了本章的学习重点与难点，有利于学生总结课堂教学重点，有利于复习备考。

图书在版编目(CIP)数据

护理伦理学/罗杰，杨珍主编. —武汉：华中科技大学出版社，2014.5(2019.8 重印)
ISBN 978-7-5680-0130-4

Ⅰ.①护… Ⅱ.①罗… ②杨… Ⅲ.①护理伦理学-高等职业教育-教材 Ⅳ.①R47

中国版本图书馆 CIP 数据核字(2014)第 100104 号

护理伦理学 罗 杰 杨 珍 主编

策划编辑：史燕丽
责任编辑：刘 竣
封面设计：范翠璇
责任校对：马燕红
责任监印：周治超
出版发行：华中科技大学出版社(中国·武汉) 电话：(027)81321913
武汉市东湖新技术开发区华工科技园 邮编：430223
录 排：华中科技大学惠友文印中心
印 刷：武汉市籍缘印刷厂
开 本：880mm×1230mm 1/16
印 张：12.75
字 数：418 千字
版 次：2019 年 8 月第 1 版第 3 次印刷
定 价：36.00 元

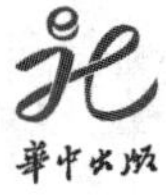

全国高等卫生职业教育技能紧缺型
人才培养“十二五”规划教材编委会

总序

随着我国经济的持续发展和教育体系、结构的重大调整，职业教育办学思想、培养目标随之发生了重大变化，人们对职业教育的认识也发生了本质性的转变。我国已将发展职业教育作为重要的国家战略之一，高等职业教育成为高等教育的重要组成部分。作为高等职业教育重要组成部分的高等卫生职业教育也取得了长足的发展，为国家输送了大批高素质技能型、应用型医疗卫生人才。

我国的护理教育有着百余年的历史，积累了丰富的经验，为培养护理人才做出了历史性的贡献，但在当今的新形势下也暴露出一些问题，急需符合中国国情又具有先进水平的护理人才体系。为了更好地服务于医学职业教育，《“十二五”期间深化医药卫生体制改革规划暨实施方案》中强调：加大护士、养老护理员、药师、儿科医师，以及精神卫生、院前急救、卫生应急、卫生监督、医院和医保管理人员等急需紧缺专门人才和高层次人才的培养。护理专业被教育部、卫生部等六部委列入国家紧缺人才专业，予以重点扶持。根据卫生部的统计，到 2015 年我国的护士数量将增加到 232.3 万人，平均年净增加 11.5 万人，这为护理专业的毕业生提供了广阔的就业空间，也对卫生职业教育如何进行高素质技能型护理人才的培养提出了新的要求。

为了顺应高等卫生职业教育教学改革的新形势和新要求，在认真、细致调研的基础上，在全国卫生职业教育教学指导委员会副主任委员文历阳教授及沈彬教授等专家的指导下，在部分示范院校的引领下，我们组织了全国 20 多所高等卫生职业院校的 200 多位老师编写了符合各院校教学特色的全国高等卫生职业教育技能紧缺型人才培养“十二五”规划教材，并得到参编院校的大力支持。

本套教材充分体现新一轮教学计划的特色，强调以就业为导向，以能力为本位，紧密围绕现代护理岗位人才培养目标，根据整体性、综合性原则，根据护理专业的特点将原有的课程进行有机重组，使之成为具有 21 世纪职业技术人才培养特色，并与护理专业相适应的课程体系。本套教材着重突出以下特点。

1. 突出技能，引导就业　以就业为导向，注重实用性，核心课程围绕技能紧缺型人才的培养目标，设计“基本执业能力＋特色特长”的人才培养模式。构建以护理技术应用能力为主线、相对独立的实践教学体系。

2. 紧扣大纲，直通护考　紧扣教育部制定的高等卫生职业教育教学大纲和护士执业资格考试大纲，按照我国现行护理操作技术规范，辅以系统流程图、必要的解剖图谱和关键操作要点。

3. 创新模式，理念先进　创新教材编写体例和内容编写模式，参照职业资格标准，体现“工学结合”特色。教材的编写突出课程的综合性，淡化学科界限，同时结合各学科特点，适当增加人文科学相关知识，强化专业与人文科学的有机融合。

教材是体现教学内容和教学方法的知识载体，是把教学理念、宗旨等转化为具体教学现实的媒介，是实现专业培养目标和培养模式的重要工具，也是教学改革成果的结晶。本套教材在编写安排上，坚持以“必需、够用”为度，坚持体现教材的思想性、科学性、先进性、启发性和适用性原则，坚持以培养技术应用能力为主线设计教材的结构和内容。在医学基础课程的设置中，重视专业岗位对相关知识、技能的需求，淡化传统的学科体系，以多学科的综合为主，强调整体性和综合性，对不同学科的相关内容进行了融合与精简，使医学基础课程真正成为专业课程学习的先导。在专业课程的设置中，以培养解决临床问题的思路与技能为重点，教学内容力求体现先进性和前瞻性，并充分反映专业领域的新知识、新技术、新方法。在文字的表达上，避免教材的学术著作化倾向，注重循序渐进、深入浅出、图文并茂，以利于学生的学习和发展，使之既与我国的国情相适应，又逐步与国际医学教育相接轨。我们衷心希望这套教材能在相关课程的教学中发挥积极作用，并深受读者的喜爱。我们也相信这套教材在使用过程中，通过教学实践的检验和实际问题的解决，能不断得到改进、完善和提高。

全国高等卫生职业教育技能紧缺型人才培养
“十二五”规划教材编写委员会

序言

护理伦理学是一门伦理学与护理学相交叉的边缘学科。它以护理道德为研究对象，着重研究护理道德产生、发展、变化的规律，以及如何运用伦理学的原则、理论和规范来指导护理实践，协调护理中的人际关系，解决护理实践中的伦理问题。它虽然是一门年轻的学科，但却显示出广阔的应用前景，值得我们高度重视，深入探讨，潜心研究。

本书反映了近年来在护理伦理研究领域里取得的重要成果，堪称护理伦理学学术百花园中的一朵奇葩。它主要包括护理伦理学基本理论、护理执业过程中的伦理规范以及在医学实践中的相关伦理问题三大模块，其中不乏鲜活的案例、前沿的理论和精辟的见解。本书除了用作医学院校护理学专业的教材外，也可作为医院管理人员、临床医护人员的培训进修教材，还可以作为一般读者了解和掌握护理伦理问题的参考书。

本书的主编罗杰教授，现任十堰市太和医院院长、党委书记、博士生导师，是湖北省首届医学领军人才，也是一名卓有成就的医院管理专家。他理论功底深厚，实践经验丰富。多年来，罗杰教授和医院领导班子其他成员一道，团结、带领全院护理人员，将人性化、个性化服务贯穿到护理服务的各个环节，不断探索服务的新途径、新办法，让护理工作更加贴近患者、贴近临床、贴近社会，使太和医院的护理工作在全省居于领先水平。尤其难能可贵的是，罗杰教授以高度的责任感和事业心，在繁忙的工作之余，不辞辛苦，孜孜以求，在护理伦理学的研究方面也倾注了大量心血，并提出了许多真知灼见。正因为如此，本书才显得笔酣墨饱，不蔓不枝，既具有较高的学术价值，又具有较强的可读性，相信对提高护理人员素质、推进护理事业发展一定会起到积极的作用。

一袭白衣，一顶燕帽，“白衣天使”的形象无比浪漫，但她们的责任却重于泰山。随着医疗模式的转变，人们对护理工作和护理人员的要求越来越高。可以说，护理人员所具有的道德素养，直接关系到病人的生命安危，关系到病人心理与生理的康复，关系到医疗质量水平的高低。因此，推动护理伦理学的学习与研究任重道远，不可懈怠。在本书即将付梓面世之际，作为一名从事了30余年卫生事业管理工作的干部，回眸过去，展望未来，思绪纷繁，感慨良多。我衷心希望有更多的有识之士关心护理事业发展，关注护理伦理学的研究，也希望广大护理人员更加重视护理伦理学的学习，继承和发扬“燃烧自己、照亮别人”的南丁格尔精神，以高质量的护理技术和博爱无私的精神服务于病人，为保障人民大众的身心健康做出新的、更大的贡献！

是为序。

阮小明

2014年6月8日于武昌

目 录

第一篇

护理伦理学基础

第一章 绪论

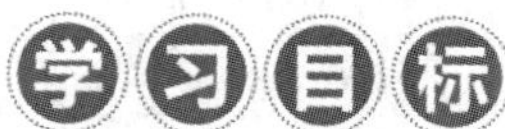

掌握:伦理学的概念及其与道德、护理伦理学的关系。
熟悉:学习护理伦理学的意义和原则。
了解:道德的起源、本质和特征。

案例导入

有一次,苏格拉底与一位青年学生讨论道德问题。苏格拉底问这位青年:"人人都要做有道德的人,你能不能告诉我什么是道德呢?"那位青年回答说:"做人要忠诚老实,不能欺骗人,这是大家都公认的道德行为。"苏格拉底接着问道:"你说道德就是不能欺骗人,那么在和敌人交战的时候,我方的将领为了战胜敌人,取得胜利,总是想尽一切办法欺骗和迷惑敌人,这种欺骗是不是道德的呢?"那位青年回答说:"对敌人进行欺骗当然是符合道德的,但欺骗自己人就是不道德的了。"苏格拉底接着问道:"在我军和敌人作战时,我军被包围了,处境困难,士气低落。我军将领为了鼓舞士气,组织突围,就欺骗士兵说,我们的援军马上就到,大家努力突围出去。结果士气大振,突围成功。你能说将领欺骗自己的士兵是不道德的吗?"那位青年回答说:"那是在战争的情况下,战争情况是一种特殊的情况。我们在日常生活中不能欺骗。"苏格拉底接着问道:"在日常生活中,我们常常会遇到这种情况,儿子生病了,父亲拿来药儿子又不愿意吃。于是,父亲就欺骗儿子说,这不是药,是一种好吃的东西,儿子吃了药病就好了。你说这种欺骗是不道德的吗?"那位青年只好说:"这种欺骗是符合道德的。"苏格拉底又问道:"不骗人是道德的,骗人也是道德的,那么什么才是道德呢?"那位青年回答说:"您把我弄糊涂了,以前我还知道什么是道德,我现在不知道什么是道德了。那么您能不能告诉我什么才是道德呢?"苏格拉底笑着回答道:"其实,道德就是道德本身。"苏格拉底的意思是,道德在不同的语境中有着不同的含义,不存在任何一成不变的道德概念。

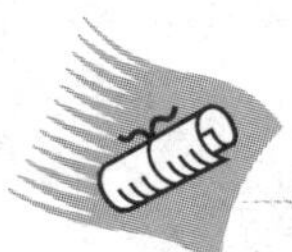

知识链接

我们讨论的不是小事,而是我们应当如何生活的问题。

——苏格拉底

第一节 道德概论

伦理学以道德为研究对象,是一门古老的、历史悠久的学科。在中国的古代文化中,"道德"二字最初是分开使用的,目前最早可追溯到先秦思想家老子所著的《道德经》一书。老子说:"道生之,德畜之,物形之,势成之。是以万物莫不尊道而贵德。道之尊,德之贵,夫莫之命而常自然。""道",在古汉语中与"行"相

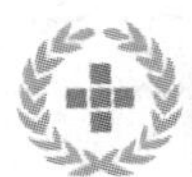

通，本意指道路或街道，引申为事物变化发展的规律。“德”，本义通“得”，中国商朝的甲骨文中已有“德”字，形状像人瞪着敬畏的眼睛，指对祖先的祭祀。西周初年的《大盂鼎铭文》中亦有“德”字，是指按礼法行事，即有所得的意思。《诗经》、《周书》等古籍中，德则指人的内在要求、品质。而老子所著的《道德经》就分为《道经》和《德经》两个部分。“道德”二字连用为一个词，最早见于春秋时期的《荀子》、《庄子》诸书，在《荀子·劝学》中有：“故学至乎礼而止矣。夫是谓道德之极。”意思是说如果人们一切行为都合乎礼的规定，就可以说达到了道德的最高境界。孔子主张：“志于道，据于德。”《论语·述而》中的“道”指理想的人格或社会图景，“德”指立身根据和行为准则。儒家以仁义为道德的重要内容，所以也以仁义道德并称，韩愈《原道》：“博爱之谓仁，行而宜之之谓义。”中华传统文化中，形成了以仁义为基础的道德，而在西方文化中，道德一词起源于拉丁语的“mores”，意为风俗和习惯，后来古罗马思想家西赛罗根据“mores”一词创造了一个形容词“moralis”，指社会的风俗和人们的道德个性，规范人与人的关系逐渐形成了道德关系和道德认识。

辩证唯物主义认为，道德是在人类社会实践生活中，由经济基础决定，以善恶为评价标准，依靠内心信念、社会舆论和传统习俗，调节人与人、人与自然、人与社会之间的利益关系的规范总和。这个概念充分诠释了道德的起源、本质、发展过程及功能。

一、道德起源

道德是人类历史上最早的社会意识形态之一，关于它的起源、形成和发展问题一直有所争论，不能相互说服。具有代表性的学派和观点主要有以下几种。①神启论。这种观点认为人类社会生活中的道德是上帝（真主或佛）或是神秘的“天”等，创世时为世人所制定的戒律。这是一种客观唯心主义的观点。②天赋论。认为道德是人与生俱来、先天具有的某种良知和善良意志。这是一种主观唯心主义在起源上通常所持的观点，同样不能科学地回答道德的起源问题。③情感欲望论。这种观点认为，道德起源于人所固有的本能欲望和天然情感之中，如趋乐避苦、自保自爱、同情或利他之心等。这种观点在某些方面比天赋论更具有合理性，但只局限于人的生理和心理来谈道德的起源，并不能摆脱天赋论的制约，故而也不能科学而全面地解释道德的起源。④动物本能论。这种观点认为人类的道德是动物合群感或其本能的简单延续和复杂化。这是一种以达尔文为代表的进化论伦理学，认为道德起源于动物的合群性本能，而不是人所独有的，一切群居性动物都有道德感的这种观点，抹杀了人的生理和心理与动物的生理和心理的本质区别，没有看到人的生理和心理的社会性和文化性，故而也不能科学地回答道德起源。

以上四种观点要么脱离了人的社会实践、人的生活、人类的历史发展来思考道德的起源和基础；要么把道德过于神秘化；要么把道德看成是一成不变的情感要素和心理体验；要么把道德说成是外在强加于人的强制性的约定，都是不科学的或不完善的。

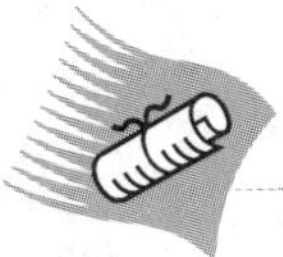

知识链接

在西方国家中，美国人对宗教非常虔诚。90%的美国人、71%的加拿大人、52%的英国人、20%丹麦人和瑞典人信奉宗教。在美国，神父和牧师被当作道德专家的现象司空见惯。

辩证唯物主义认为道德源于人类自身的社会实践。道德是怎么形成的，可以按照恩格斯的观点来解释：人类早期的原始群落处于“各自为战、生死由天”的游离状态，在偶发的几次打猎事件中，人们发现几个人合作比个人更容易捕获猎物，而且更安全，可以抵抗猛兽的袭击，于是合作由偶然趋于经常。当然在合作者之间，获得食物的人要接济没有食物的人，每个人都要以牺牲自己部分利益的代价获得长久而稳定的食物保障，从而形成人人受益的制度环境，这样道德就产生了。而在长期的社会生活中，难免有人产生投机取巧的心理，以致损害他人利益，违规行事。人们为了确保自己的利益，便倾向于选择那些诚实可靠的人作为合作伙伴，而那些不守规矩的人便得到了有效的约束和规导。可见，道德首先是作为一种行为规范和制度安排，然后才成为一种哲学理念和人类信仰。马克思主义认为，道德是在人类脱离了动物界而形成人类社会以后，为了维系共同的社会生活和完善人格所产生的一种社会现象，是人们趋利避害的产物。道德的发展与社会生产实践密不可分。由于人们的社会生活实践是不断变化的，因而人们的道德观念和标准也是不断改变的。

马克思主义道德起源论认为，道德是人所特有的。道德作为一种社会现象，并不是从来就有的。社会劳动是道德起源的基础，社会关系的形成是道德赖以产生的客观条件，人的自我意识的形成与发展是道德产生的主观条件，劳动是道德产生所需要的主客观统一的社会条件，在劳动过程中，人们建立了比较经常而固定的各种社会关系，并认识到人与自然的关系和人与人之间的关系，从而产生了包括道德意识在内的各种意识。社会分工是道德从萌芽到生成的关键条件。

二、道德的本质

道德作为一种社会现象和社会意识形态之一，是人们共同生活及其行为的准则和规范。同政治、法律、文化、宗教等一样，都属于上层建筑，因而都受到经济基础制约。道德由一定社会的经济基础所决定，并为一定的社会经济基础服务。不同的时代，不同的阶级，具有不同的道德观念。《韩非子·五蠹》有："上古竞于道德，中世逐于智谋，当今争于气力。"《后汉书·种岱传》提到："臣闻仁义兴则道德昌，道德昌则政化明，政化明而万姓宁。" 韩愈《原道》中提出："凡吾所谓道德云者，合仁与义言之也，天下之公言也。"

社会经济基础的性质决定各种社会道德的性质，有什么样的经济基础，就有什么样的社会道德。而在社会经济关系中居于统治地位的阶级，其道德也必然居于统治地位。社会经济基础的变化，又必然引起社会道德的变化。因此，道德的基础就是利益，同时道德还调整人们的社会关系。

三、道德历史类型

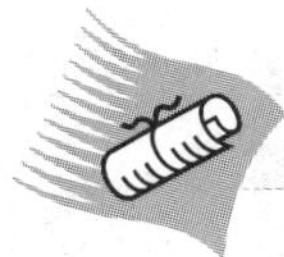

知识链接

道德在每一个社会都是不同的，而且它是社会所认可的习惯的适宜术语。

——路思·本尼狄克特

道德在历史演进过程中，根据社会的发展状况，特别是经济结构的基础、生产资料所有制性质的不同，可形成不同的道德形态和历史类型，大体上可分为五个历史类型。

（一）原始社会道德

原始社会道德是人类最早产生的道德类型。原始社会生产力低下、生产资料公有、人人劳动、分配平均，不存在剥削和压迫（见图1-1）。人们以维护氏族共同利益为神圣义务，成员之间平等自由、团结互助，主要通过道德规范、宗教礼数，特别是氏族习惯来调整人与人之间的社会关系。氏族习惯是人们在长期的共同生产和生活中逐渐形成和演化，世代相传，成为氏族成员内在需要和外在自觉的行为模式或行为惯性。这些社会规范涉及范围非常广泛，如相互帮助、组织渔猎、采集原始农业生产、平均分配产品、共同举行宗教仪式、参加氏族公共事务的管理和商议、严禁氏族内通婚、实行血族复仇等。这些社会规范是由生产力极端低下所决定的，与当时的社会结构和社会关系相适应，维持了原始社会的生产秩序和生活秩序。

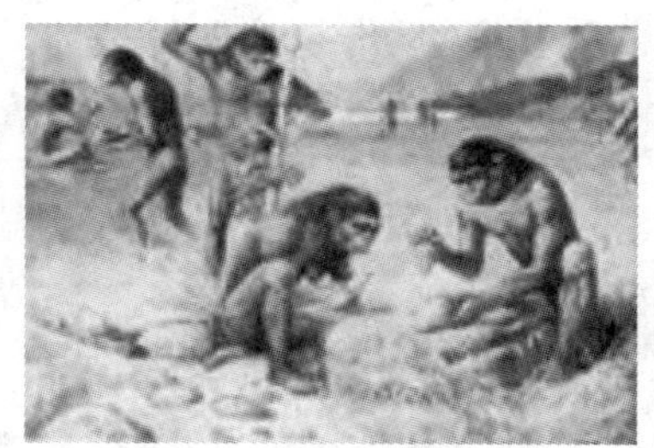

图1-1 原始社会

（二）奴隶社会道德

奴隶社会是人类第一个阶级社会，也是首次出现相互对立的、具有阶级属性的道德类型。在奴隶社会，基本上铲除了杀死俘虏、食人和群婚野蛮的社会风俗，体现了道德之历史进步。奴隶主占有生产资料，同时也占有奴隶，主要形成的是奴隶主占统治地位、奴隶完全服从奴隶主的道德，特征是维护奴隶对奴隶主的人身依附关系，保护奴隶主的私有财产、提倡等级尊卑等。随着奴隶主对奴隶的过度压迫甚至残害，奴隶阶级的道德也开始存在，其特征是反抗非人虐待，争取人身自由解放。

（三）封建社会道德

阶级道德的第二个历史形态，指适应封建社会经济关系状况的道德，主要包括地主阶级和农民阶级两种对立的道德，地主阶级的道德居于支配地位。封建社会在中国自周秦以来一直延续了三千年左右，历时最长，影响最深。地主阶级占有绝大部分土地和生产资料，他们以地租形式为主剥削农民。地主阶级道德把等级“身份”作为评价善恶、荣辱的标准，以“尊尊”、“亲亲”或“忠孝”、“信义”作为根本的道德原则和规范，封建统治者借助于国家政权或宗教组织，形成封建“人伦”关系的规范和理论体系，并假以“神意”或“天命”，将这些规范强加于人。封建社会的道德特征是：维护宗法等级制度及特权，借助宗法礼教使道德规范化、神秘化，如推崇“三纲”（君为臣纲、父为子纲、夫为妻纲），“五常”（仁、义、礼、智、信）。与此对立的农民阶级道德则是尊重劳动者的尊严和价值，不断为人身的独立斗争，发扬了勤劳、节俭等美德。

（四）资本主义社会道德

资本主义社会实行生产资料私有制。资产阶级占有全部生产资料，并以剩余价值形式剥削无产阶级的劳动，而无产阶级除自身劳动之外，一无所有。资本主义社会道德强调自由、民主，推崇个人主义、利己主义和拜金主义。道德调节功能减弱，道德危机日益严重。

（五）共产主义社会道德

共产主义社会道德是以适应生产资料公有制为基础的社会意识形态，是人类历史上最高的道德类型。社会主义是共产主义的初级阶段，社会主义道德以集体主义为道德原则，以实现共产主义为道德理想。在我国，社会主义道德的基本要求是“五爱”，即爱社会、爱人民、爱劳动、爱科学、爱社会主义，在全国全社会及人民内部建立和发展平等、团结、友爱、互助、和谐的社会主义新型人际关系。实现共产主义道德是人类的最高理想，需要人们在很长的时期里，不断提高自身道德，以达到共同的目标。

四、道德评价方式

评价方式有三种，即社会舆论、传统习俗和内心信念。

社会舆论和传统习俗是社会评价方式，是一种客观评价力量，内心信念则是一种自我评价方式，属于一种主观评价力量。三种评价方式相辅相成、相互补充，起到了全方位、多角度的评判、裁决作用；同时，它们相互作用、相互影响。如医务人员内心信念的评价离不开社会舆论和传统习俗，对个体而言，社会舆论和传统习俗的评价作用的发挥也必须通过医务人员的内心信念来实现。

五、道德评价标准

人类在精神价值上追求的是真、善、美，道德价值上则以善恶作为评价标准。一般而言，善就是指利于他人和社会、使社会幸福的行为，即道德行为。恶是危害他人和破坏社会幸福的行为，即不道德行为。

六、道德功能

道德通过各种评价方式，指导、约束和纠正人们的行为和实践活动，可以促进人自身发展而达到人格完善，同时也是统一阶级社会维持社会秩序和保护社会成员利益的工具，从而协调人与人、人与自然、人与社会之间的关系，有利于生产力的发展、经济基础的巩固和社会的安定。

第二节　伦理学概述

一、伦理学概念

伦理学是关于道德的学说，又称“道德哲学”，是对人类道德生活进行系统思考和研究的学科。英文

ethics 源于古希腊文 εθos，在荷马时代，表示驻地或公共场所。在早期古希腊哲学家中，这个词也曾作为专门术语，表示某种现象的实质或稳定的性质。后来，人们又把它用来专指一个民族特有的生活惯例，相当于汉语的“风尚”、“风俗”等概念，并几经演变之后，又有汉语的“性格”、“品质”、“品格”、“德性”等意思。从亚里士多德（见图 1-2）开始，这个词便专门用来表示研究人类德行的科学。19 世纪末，中国启蒙思想家（如严复）借用日本的译法，将其译为“伦理学”，成为对现代哲学学科的一个分支学科的指称。在中国历史上，伦理二字最早也是分开使用的两个概念。《说文解字》解释说：“伦，从人，辈也，明道也；理，从玉，治玉也。”伦，即人伦，指人的血缘辈分关系，转义为人与人之间的关系。孟子曾提出人和人之间最重要的五种关系，即“父子有亲，君臣有义，夫妇有别，长幼有序，朋友有信”。理，即治玉，指整理玉石的纹路，引申为条理、道理和规则。汉语“伦理”一词，最早见于《礼记・乐记》：“乐者，通伦理者也。”

在中国古代并不存在现代学科形态的伦理学，站在现代学科分类的立场上，中国古代的伦理思想与认识论学说、世界观理论以及政治思想融为一体。一般来说，“道德”与“伦理”大多数情况下都是被作为同义词的。对于伦理与道德的含义，黑格尔区分了“道德”与“伦理”的用法。他认为，“道德”同更早的环节即“形式法”都是抽象的东西，只有“伦理”才是它们的真理。因而，“伦理”比“道德”要高，“道德”是主观的，而“伦理”是在“道德”概念中的抽象客观意志和同样抽象的主观个人意志的统一。

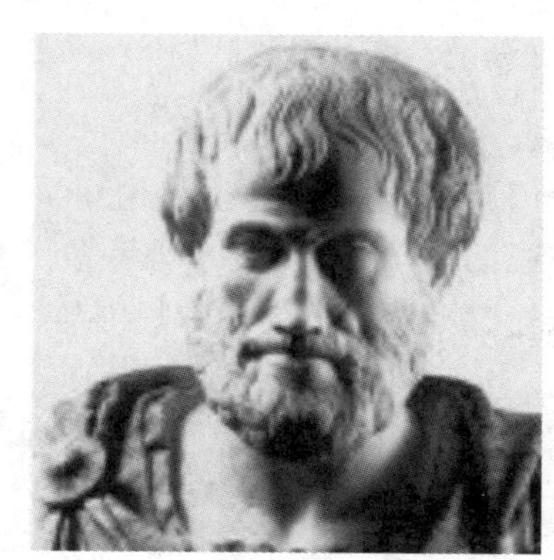

图 1-2　亚里士多德

伦理学是以道德现象作为研究对象的学科，是研究人们相互关系的道理和规则的学科，也是研究道德形成、道德本质及其发展规律的学科。它以道德作为研究对象多系统化、理论化地阐述道德的起源、本质及其社会作用，阐述一定社会的道德核心，道德原则、规范和范畴，并提出相应的道德要求，阐述达到一定道德水平所开展的道德实践活动。伦理学目的在于规范人们的社会行为，形成适应一定社会、阶级、阶层所需要的道德风尚和精神文明，稳定一定的社会秩序，巩固一定的经济关系。

二、伦理学的形成

伦理学的形成是在人类进入阶级社会以后。从奴隶制社会开始，统治阶级为了维护和不断扩大本阶级的特殊利益，巩固本阶级的统治地位，总是企图把整个社会控制在一定的秩序范围之内。因此，他们一方面需要建立并不断强化有组织有系统的暴力国家，另一方面，又需要广泛地使用本阶级的道德，来“教化”和约束全体社会成员，加强道德对人们的精神控制。正是为了适应这种需要，统治阶级中的一部分思想家便注意考察和研究道德问题，从而形成了早期的伦理思想，并使之成为一定社会或阶级道德体系的有机部分，以致逐步产生了早期的伦理学著作。

亚里士多德的《伦理学》，是欧洲历史上第一部比较完备而系统的伦理学著作，而亚里士多德也被称为西方伦理学之父。我国的《论语》、《孟子》等著作，是最早具有体系性的伦理学著作。

三、伦理学类型

（一）描述伦理学

描述伦理学又称记述伦理学，是一种基于经验分析的伦理学研究类型和方法；也指对道德行为、道德信仰和人的本性进行描述和再现，从而得出某种结论。其任务在于对某一特定的文化共同体历史上存在着的道德定律与价值系统进行纯经验意义上的描述，并分析特定的地理气候环境、宗教文化传统及经济发展水平对某种道德意识的形成与演变所产生的影响。它对道德现象的研究既不涉及行为的善恶及其标准，也不谋求制定行为的准则或规范，只是依据其特有的学科立场和方法对道德现象进行经验性描述和再现。

（二）规范伦理学

规范伦理学是伦理学的代表、主体或核心，主要围绕着道德价值、道德义务和道德品质展开其理论形式，确定其道德原则等。其任务在于探索为了达到道德上的善所应遵从的正确的道德行为准则。直至元伦理学在20世纪出现以前，规范伦理学一直都是西方伦理学的基本理论形式。医学伦理学和护理伦理学都从属于这一范畴。

（三）元伦理学

元伦理学在20世纪初由美国人G. E. 摩尔首创。元伦理学主要是从语言和逻辑的角度，采用分析的方法研究伦理。元伦理学一方面分析道德语言，如对伦理学中的重要范畴"善"、"义务"、"责任"的分析；另一方面分析道德体系的根据，或对道德体系作逻辑论证。元伦理学对道德进行逻辑分析，不制定任何道德规范和价值标准，如直觉主义元伦理学、情感主义伦理学，主要在于分析道德对话的语言与逻辑，研究伦理论证的方法。

（四）应用伦理学

应用伦理学是起源于20世纪60—70年代的欧美世界，并在当代哲学领域发展最为迅速、最具生命力的一门新兴学科，是研究将伦理学的基本原则应用于社会生活的规律的科学，是对社会生活各领域进行道德审视的科学。应用性和学科交叉性是应用伦理学的基本特征。应用伦理学的目的在于探讨如何使道德要求通过社会整体的行为规则与行为程序得以实现。

第三节　职业道德与护理职业道德概述

一、职业道德

（一）职业道德的含义

所谓职业道德，是社会道德在职业生活中的具体体现，是在职业生活中处理和协调人与人、个人与社会、人与自然的关系的道德准则。它是一种内在的、非强制性的约束机制，是用来调整职业个人、职业主体和社会成员之间关系的行为准则和行为规范，是同人们的职业活动紧密联系，体现职业特征的道德活动现象、道德意识现象和道德规范现象。

职业道德的含义由职业道德活动、职业道德意识和职业道德规范三部分组成。职业道德活动是指从业者在职业活动中进行的，可以用善恶观念评价的群体活动和个体活动。职业道德意识是指在职业道德活动中形成的并影响职业道德活动的各种具有善恶评价的思想观念和理论体系。职业道德规范是指评价和指导人们职业活动行为的准则、要求和善恶标准。职业道德活动是在一定职业道德意识指导下产生的，职业道德意识正是人们通过一定的职业道德活动而形成的，职业道德规范则是职业道德活动和职业道德意识的统一。

随着生产力的不断发展，人类出现了三次具有重大意义的社会分工，人类的生产必须通过各行业的职业劳动来实现，相继产生了农业、畜牧业、手工业和商业四种职业。在生产劳动的过程中，人与人之间的关系越来越紧密，必然需要有与之相适应的特殊的道德规范来调整，职业道德就是适应并调整职业生活和职业关系的行为规范而产生的，由此可见，生产的发展和社会分工的出现是职业道德形成、发展的历史条件。

在人类历史上，社会的经济关系可以归纳为两种形式：一种是以生产资料私有制为基础的经济结构；另一种是以生产资料公有制为基础的经济结构。与之相适应的也产生了两种不同类型的职业道德：一种是私有制社会的职业道德，包括奴隶社会、封建社会和资本主义社会的职业道德；另一种是公有制社会即社会主义社会的职业道德。

社会主义社会的职业关系，与私有制社会的职业关系完全不同，它不再是剥削与被剥削、雇佣与被雇佣的职业关系。职业劳动者之间是完全平等的，只有社会分工不同，没有高低贵贱的区别，不同职业之间是相互服务的关系。各种职业的职业利益同整个社会的利益，从根本上说是一致的，各行各业有自身的职业道德规范，但是根本目的一致，最终有可能形成共同的职业道德规范，这是以私有制为基础的社会的职业道德难以实现或者说是根本不可能实现的。

《中华人民共和国公民道德建设实施纲要》中明确指出:“要大力倡导以爱岗敬业、诚实守信、办事公道、服务群众、奉献社会为主要内容的职业道德,鼓励人们在工作中做一个好建设者。”因此,我国现阶段各行各业普遍适用的职业道德的基本内容,就是“爱岗敬业、诚实守信、办事公道、服务群众、奉献社会”。

(二)职业道德主要调节职业范围内的三种关系

1. 调节职业内部的人和人的关系 职业劳动者依靠自己的劳动,作为谋生的手段,从事个人所属的职业,每种职业都有它活动的特殊性,每个职业内部的人际关系也各有特殊性,职业道德则起着适应这种特殊性的调节作用。

2. 调节职业活动中人和物的关系 任何一种职业都存在人和与本职有关的物的关系,人和物的关系实际上反映了个人和社会的关系,人和物的关系的和谐与相容反映了个人和社会的关系的融合。

3. 调节职业及与职业有关的各种社会关系 职业既是人们谋生的手段,又是人们与社会进行交往的一种主要的渠道。任何一种职业都不是独立的,都会与其他职业发生联系,互相影响,互相作用,这其中同样需要职业道德的调节。社会中某种职业活动与社会整体活动发生密切联系,只有各种职业活动按照社会要求的职业活动规则来进行,整个社会的生产和生活才会正常有序。各个行业的职业道德建设搞好了,会带动整个社会道德风尚的改善,也会推动全社会精神文明建设的发展。

(三)职业道德的要素

职业道德是由多方面要素组成的思想体系,该思想系统体现着职业道德的状况、职业道德的质量、职业道德的水平,具体包含以下八个要素。

1. 职业理想 职业理想是人们在职业上依据社会要求和个人条件,借想象而确立的奋斗目标,即个人渴望达到的职业境界,是人们对职业活动和职业成就的超前反映,与人的价值观、职业期待、职业目标密切相关。职业理想是人们实现个人生活理想、道德理想和社会理想的手段,并受社会理想的制约。职业理想是职业者从事职业活动、从事具体职业工作的动力,是职业道德的根本,也是第一要素。如何对待职业理想这个问题,确立什么样的职业理想,就表明了职业者的职业道德。一个有高度职业道德、积极进取的职业者,一定会为自己设定积极向上的、有远大发展前途的职业理想。

2. 职业责任 职业责任是指人们在一定职业活动中所承担的特定的职责,包括人们应该做的工作和应该承担的义务。职业责任是由社会分工决定的,是职业活动的中心,也是构成特定职业的基础,是职业者能否认真对待职业要求、能否良好完成职业任务的思想基础和思想支撑。职业者具有什么样的责任感、责任心,完全直接体现着职业者的思想状态和从业状态,是职业道德状况的直接体现。职业责任感、责任心,是职业者自己可以确定的状态,也受宣传、号召和教育等外界因素的影响。

3. 职业态度 职业态度是指从业人员对自己所从事职业的看法以及所表现的行为举止,是职业者从事职业的精神状态。有什么样的职业态度,对自己所从事职业的意义就会有什么样的认识,对自己所从事职业的需求和任务就会有什么样的心态,对自己所从事职业的责任就会有什么样的对应心态。职业态度分为积极态度和消极态度两种。一个人的职业态度处在积极或消极的哪一种状态中,取决于个人的兴趣、能力、抱负、价值观、自我期望、父母期望、家庭背景、薪水待遇、工作环境、同事关系、社会地位、社会期望等因素。

4. 职业技能 职业技能的评定是按照国家规定的职业标准,通过政府授权的考核鉴定机构,对劳动者的专业知识和技能水平进行客观公正、科学规范的评价与认证的活动。具备职业道德修养的职业者,既要积极对待职业提出的技术要求,认真追求和研究职业技术,又要真正获得和具备所需要的职业技术,提高技术能力的水平。职业者能否追求和研究职业技术,是职业者对待职业的态度和责任心的体现,是职业道德、职业精神的体现。实际职业技术能力是职业者兑现职业责任、职业精神、职业态度进而实现职业理想的现实条件,没有基本的实际职业技术能力,就无法完成职业任务,也就无法体现职业者的职业理想、职业态度和职业责任。无数事实表明,凡是具有高度的职业道德修养的职业者,都是肯于不断追求并认真钻研科学技术、认真学习职业技能的;而一旦做到了不断追求和认真钻研技术,就必然具备高水平职业技能,必然能够取得良好的职业成就,从而可以实现自己的职业追求和职业理想,实现自己的人生价值。

5. 职业纪律 职业纪律是在特定的职业活动范围内从事某种职业的人们必须共同遵守的行为准则。

职业纪律具有明确的规定性和一定的强制性，而职业纪律能否得到保证，取决于职业者，遵守职业纪律是职业者职业道德的基本表现。一个具有高度职业道德修养的职业者，一定能够遵守职业的整体管理秩序，也能够随时遵守各项劳动纪律和规范，保证各个工作环节万无一失；在遇有突发事件等的特殊时期、特定条件下，坚守岗位纪律甚至不惜牺牲生命，不能临阵脱逃，违背职业精神，违反职业纪律。

6. 职业良心 职业良心是指从事特殊职业的从业人员领悟了社会对自己的要求，因而具有的为社会尽具体义务的明确意识。简单地说，就是从业人员对职业责任的自觉意识，是行为主体的一种主观内心状态。职业良心主要是由职业者的道德修养和个体品性影响构成的。可以说，职业良心的养成与否，其个人家庭出身、家庭教育和个人生活阅历的影响起到主要作用。职业良心发生作用的方式完全是自我的、个体的，是完全自主的而不是由他人要求的，是自律性的而不是他律性的，即一个有高度职业良心的职业者，对待职业和每一个具体工作任务一定会是认真负责、尽心尽职的，并且是自觉自愿的。一个从业人员具有职业良心，就能根据履行职业义务的道德要求，对行为的动机进行自我检查，凡符合职业道德要求的动机就予以肯定，凡不符合职业道德要求的动机就进行抑制或否定，从而作出正确的选择或决定。对符合职业道德要求的情感、意志和信念，职业良心就给予激励并促使其坚持下去；对于不符合职业道德要求的情绪、欲望或冲动，职业良心则予以抑制，促使从业人员自行改变其行为方向和方式，纠正自私欲念，避免产生不良后果。对履行职业义务的良好结果和影响，会得到内心的满足和欣慰；对没有履行职业义务的不良后果和影响，会进行内心谴责，表现出内疚、惭愧和悔恨，促使自己主动自觉地纠正错误。职业良心在职业道德中的地位，在于它是职业者完全自我约束的道德机制。

7. 职业作风 职业作风是职业者在职业行为中所养成和表现出的一贯态度与行为状态。职业作风是职业者职业道德修养的外在表现，是内在思想直接主导的结果，是职业者长期积累修炼而养成的。职业作风具有稳定性特征，是职业道德在从业者职业行为中的习惯性表现。短期的或偶尔的作为不足以成为作风，不足以标志职业道德状态。一个职业团体有了优良的职业作风，就可以互相教育、互相影响、互相监督，形成良好的职业舆论和职业风尚。这样可以使符合职业道德要求的好思想、好品质、好行为发扬光大，使不符合职业道德要求的坏思想、坏品质、坏行为受到抵制。

8. 职业荣誉 职业荣誉是指一定的社会或集团对人们履行社会义务的道德行为的肯定和褒奖，是从特定组织获得的专门性和定性化的积极评价。它可分为主观和客观两个方面，主观方面是指职业者对自己职业的知耻心、自尊心和自爱心；客观方面是指社会对职业者职业行为和贡献的奖赏。职业者身处职业中，若为本职业工作、奉献，当整个职业行业取得成就、获得荣誉时，他会为之喜悦、为之光荣，视整个职业的成就为自己的成就，视整个职业的荣耀为自己的荣耀。这种职业荣誉感是职业者从事职业的精神支柱，是其从事职业、积极工作的动力；只要职业者尊重自己的职业、热爱自己的职业，就能够具有这种职业荣誉，并为之贡献自己的力量。这是职业者职业道德状态的一种表现，也是敬业爱岗的具体表现，是从事该职业的道德情感，一旦个体受到不同程度的刺激，道德情感的崇高性就会渐渐被世俗追求所取代，而渐渐失去职业荣誉感，甚至失去从事该职业的兴趣。

二、护理职业道德

护理人员在从业时除了应该遵守社会的公共道德标准外，还应该在从事职业过程中遵守相应的职业道德规范——护理职业道德。

（一）护理职业道德概述

1. 护理职业道德的含义 护理职业道德是指护理人员在医疗卫生服务的职业活动中应具备的品德。它是一般社会道德在护理实践活动中的特殊体现，根据护理职业的特点，用以协调护理工作中护理人员的人际关系以及护理人员与社会关系之间的行为准则和具体要求。护理职业道德是众多的社会意识形态之一，是护理人员在长期的实践中逐步形成的，也是社会对护理人员的基本要求。同时，护理职业道德的形成和发展也促进了护理实践活动的进一步完善。正由于护理职业道德源于护理实践，因此，护理职业道德同护理学科的发展同样有着逐步发展完善的过程。

2. 护理职业道德的基本内容

(1)对护理职业价值的正确认识：这是对道德理论的认知，形成道德观念的基础，也是理解和掌握道德规范的前提。

(2)职业道德情感:以真挚的情怀爱护生命,处理职业关系,评价职业行为的善恶、是非。

(3)职业道德意志:在履行道德义务过程中,自觉克服困难,有排除障碍的毅力和能力。

(4)职业道德信念:有发自内心的履行“救死扶伤,实行革命人道主义”的真诚信念和道德责任感。

(5)良好的职业行为和习惯。

3. 护理职业道德的意义 随着现代护理学的不断演进,护理人员角色及社会对其角色行为的期待都出现了极大变化,护理人员对患者的照护活动无论从范围还是从深度而言都大大增加,担负帮助服务对象康复的责任也越加重大。在护理领域内独立为患者及其家属提供服务的情况越来越多,这就需要护理人员不断提高自身的独立意识和自主意识,具备正确的护理职业道德意识和护理职业道德观念,建立和谐的护理职业道德关系,进行符合护理职业道德的照护活动,推动护理学科的发展。因此,护理专业人员对护理职业道德的研究和学习具有相当重要的意义。

(二)护士职业道德规范

护士职业道德规范包括:

(1)热爱本职、忠于职守,对工作极端负责,对患者极端热忱;

(2)满足患者生理、心理、安全、求知、爱美的需要,使自己的职业道德与就业指导处于最佳心理状态;

(3)尊重患者权利,平等待人,做患者利益的忠实维护者;

(4)审慎,不泄露医疗秘密和患者的隐私;

(5)求实进取,对技术精益求精;

(6)对同事以诚相待,互敬互让,通力合作;

(7)举止端庄,文明礼貌,遵纪守章,助人为乐;

(8)廉洁奉公,不接受患者馈赠,不言过其实,不弄虚作假;

(9)爱护公物,勤俭节约;

(10)以奉献为本,自尊自爱,自信自强。

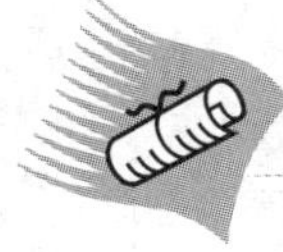

知识链接

医德规范

医德规范如下。

(1)救死扶伤,实行社会主义的人道主义。时刻为患者着想,千方百计为患者解除病痛。

(2)尊重患者的人格与权利,对待患者,不分民族、性别、职业、地位、财产状况,都应一视同仁。

(3)文明礼貌服务。举止端庄,语言文明,态度和蔼,同情、关心和体贴患者。

(4)廉洁奉公,自觉遵纪守法,不以医谋私。

(5)为患者保守医密,实行保护性医疗,不泄露患者隐私与秘密。

(6)互学互尊,团结协作。正确处理同行同事间的关系。

(7)严谨求实,奋发进取,钻研医术,精益求精。不断更新知识,提高技术水平。

摘自《医务人员医德规范及实施办法》

三、护理人员道德失范的危害

(一)道德失范的含义

道德失范是指在社会生活中,作为生活规范的道德价值及其规范要求的丧失,或者缺少有效性,不能对社会生活发挥正常的调节作用,表现为社会行为的混乱。

道德失范概念的表述有三层含义：社会精神震荡，导致人们生存意义的丧失；社会规范系统混乱，表现为对社会行为调节失控；社会结构遭到破坏，人们实现人生目标所提供的设施、机会难以正常分配。

（二）护理道德失范

在人类医疗历史之初，医者本着人道主义原则，救死扶伤，患者为表感谢予以报酬。在如今的医疗卫生领域里，部分医护人员受到利益的驱动，价值观也发生了错位，将市场经济的商业原则应用到医学服务上来，从而出现了医商串通的现象。以追求经济利润为理念的医疗服务成为这一部分医务人员追求的目标，完全忽视了患者作为“人”的痛苦，而是把经济利益放在第一位，导致削弱了人性化的服务标准，扭曲了医学目标的真谛，同时也违背了“救死扶伤，实行革命人道主义”的医疗服务的宗旨。这是从根本上放弃了传统的医学道德观和社会责任感，使原有的医学道德规范失去效应，难免出现某些行为的混乱，从而造成医疗服务领域的道德滑坡和失衡。

医务人员肩负着救死扶伤的崇高使命。在任何时候，任何场合下都应忠于职守，以极端负责的态度去履行自己神圣的职责，这是医疗职业所决定的。然而随着最开始因为对造成医疗事故的处罚产生的法律大量介入，人们对医护人员的戒备、抱怨、憎恶不断产生，医务人员在患者身上得不到尊敬和感谢式的回报后，为了避免责任和对自己可能产生的不利后果，尽可能地保护自己，面对患者先替自己打算，不愿承担风险，作出一些决定，而可能因此给患者带来身心的伤害。在现实中，有的医务人员接待患者，不认真分析病情，不管什么情况，先开出一大堆检查，使患者费心、费力、费时、费钱；有的不敢承担任何风险和责任，该抢救的不抢救，随意推诿患者；有的为了自己方便，不认真执行规章制度，不按操作规程办事，导致差错或事故等引发医患纠纷。还有些护患纠纷大多由于医疗服务质量、服务态度等问题所致。有些医务人员把医疗服务看作是对患者的一种恩赐和施舍，以权威自居，不尊重患者的人格，态度傲慢。他们认为患者应绝对服从自己，没有把自己放在服务者的位置上。在这种心理指导下，必然对患者的诊疗缺乏热情和耐心，对患者及其家属提出的问题不愿做解释。有一些医院和医务人员缺乏对患者自主权利的尊重而导致侵权纠纷，这是当前医患纠纷的又一表现形式。有些医务人员对医疗技术的掌握和应用并不存在问题，对患者的诊治也能认真尽责，但却有意无意地忽视了患者的感受和意见，忽视了患者在医疗中的自主权、知情同意权等，使患者身心受到一定伤害，构成了医患纠纷。从现实的伦理和法理上分析，对类似伤害，医院和医务人员必须承担相应的道德和法律责任，这早在几千年前的古巴比伦《汉谟拉比法典》中就有许多涉及医疗方面的条款，如规定施行手术成功时应付给施手术者多少钱，如果外科手术失败则砍掉医生的手等，被认为是最早的医疗立法。我国新的《医疗事故处理条例》的出台是为了正确处理医疗机构及其医务人员在医疗活动中，违反医疗卫生管理法律、行政法规、部门规章和诊疗护理规范、常规，过失造成患者人身损害的事故，保护患者和医疗机构及其医务人员的合法权益，维护医疗秩序，保障医疗安全，促进医学科学的发展。该条例强调的是医务人员对患者的法律责任，更是对自身的道德约束。

（三）强调护理道德规范对于避免道德失范的意义

当前医学模式的转变和市场经济的需求，使护理工作的职能和范围逐渐扩大。人民群众在医疗保健方面对健康的期望有了新的概念，对生存的质量有了更高的要求，即使患病也希望心情愉悦地在温馨和鼓励中医治，对护理人员的要求不低于对医生的要求。护理人员在医疗保健工作中具有不可替代的独特作用。

1. 护理道德规范为护理人员提供了具体的行为指南，同时也为提升自身的护理道德品质提供了外在条件 护理人员作为医、护、患关系的中心，既要为患者提供高品质的服务，又要维持人与人之间良好的互动关系。因此，护理人员除了要具备丰富的专业知识、娴熟的护理技术及良好的沟通技巧外，更要有正确的观念作为自己行动的指南。然而，每个人的价值观、伦理道德观都是不同的，如果单纯以自己的观念来指导行为，必然会出现行为不当的情况。况且护理工作情境复杂，护理人员常需在不同情境中做出决定，处理各种复杂的情况。以统一的道德规范作为护理人员行为的最高准则，使护理人员明白什么是可做的、什么是不可做的，不仅可以使护理人员摆脱思想困惑时的无所适从，避免不当行为的产生，更可以引导其在护理工作中依据道德规范及时进行自我调整，向正面、积极、良性的方向发展。

2. 有利于提高社会对护理工作的尊重和信任 护理作为一个专业，有其专业团体自己的利益，而护理工作又与社会公众的健康利益密切相关，那么如何使护理人员将自己的利益与社会利益结合起来，甚至将社会公众的利益放在首位呢？首先必须对专业内的所有成员有所规范和限制，以保证护理服务的品质。护理道德规范在护理工作中正是起到了这样的作用。只有当社会公众看到在护理领域有明确、实用、有效的道德规范，并且护理人员都能自觉遵守时，他们才会更加尊重和信任护理职业，而公众的尊重和信任是建立良好的医、护、患关系以及其他护理关系的基础。

3. 有利于维护护理关系中各方面的利益 患者利益是医、护、患关系的核心，但维护患者利益并不意味着要以牺牲医护人员的利益作为代价。护理道德规范作为一种重要的方式可以有效调节彼此间在不同层次的需要以及不同利益之间的冲突。也就是说，护理人员在护理道德规范的指导下，为社会提供良好的医疗照护，满足人们的卫生保健需求，同时也获得一定的精神鼓励和经济报酬，从而使医护人员以及患者的利益都能够得到很好的维护，使护理关系保持和谐与稳定。

第四节 护理伦理学概述

一、护理伦理学的概念

护理伦理学是研究护理职业道德的学科，是运用一般伦理学原理去解决护理科学发展中，特别是护理实践中护理人员所面临的一系列人际关系中的道德意识、规范和行为的学科。护理伦理学是伦理学的一个分支，是护理学和伦理学的交叉学科。

护理伦理学与护理实践关系紧密。护理伦理学的原理、概念等来源于护理实践，并在护理实践中得以发展。同时，护理伦理学对护理实践有巨大的指导作用，护理伦理学也必须运用到护理实践中去才能获得存在的真正意义，实现其目的，体现其价值真谛。护理人员掌握护理伦理学，就能树立崇高的社会主义道德理想和救死扶伤、防病治病、全心全意为人民健康服务的道德信念，自觉地运用护理道德准则和道德规范，来调整护患、医护、护际、护理与其他科室人员关系以及护理与社会的关系，树立崇高的职业理想，热爱护理专业，严守护理制度，关心护理对象，勤学护理技能，讲究护理艺术，开展心理护理，从而提高护理质量。

二、护理伦理学的研究内容

护理伦理学是一般伦理学原理在护理工作中的具体应用，其研究对象包括护理道德现象、护理道德关系及其发展规律，主要从以下几方面进行研究。

（一）护理伦理学的研究对象

1. 护理道德现象 护理道德现象是护理领域中普遍存在的各种道德关系的具体体现。它主要包括护理道德意识现象、护理道德规范现象和护理道德活动现象三个组成部分。

(1)护理道德意识现象：护理人员在处理护理道德关系实践中形成的心理以及护理道德思想、观念和理论的总和。

(2)护理道德规范现象：评价护理人员的道德标准，是判断护理道德活动中善与恶、荣与辱、美与丑、正义与非正义的行为准则。

(3)护理道德活动现象：在护理领域中，人们按照一定的伦理理论和善恶观念而采取伦理行为，开展伦理活动的总和。

2. 护理道德关系

(1)护理人员与患者及其家属的关系。护理人员与患者的关系是护理伦理学研究对象中最基本、最关键、最重要的关系。在临床医疗过程中，护理人员与患者及其家属能否建立亲切友好、相互配合、和谐的良好关系，直接影响到医护质量的高低和患者的安危，也关系到医护秩序和医院的文明建设。

(2)护理人员与其他医务人员之间的关系。它包括护理人员与医师、护理人员与护理人员、护理人员与医技人员、护理人员与后勤人员、护理人员与行政人员之间的关系。这些人员之间的关系应当是相互协作、相互配合与支持的关系，若这些关系处理不好，就会直接影响医护质量的提高、患者对包括护理人员在内的所有医院人员的印象及对整个医疗行业的评价。

(3)护理人员与医学科学的关系。护理工作者，既是实际护理的操作者，又是科研工作者。现代科学技术的发展在众多方面应用到医学领域，产生了许多医学伦理问题，而护理科学是医学科学的组成部分，这些问题需要护理人员与医师共同去研究探讨，如器官移植、优生优育、安乐死、临终关怀等问题都需要护理人员参与、评价和解决。

(4)护理人员与社会之间的关系。在护理工作中，每个护理人员都不是单独的个体，而是处在一定的社会关系中。在护理实践中，护理人员要处理大量繁杂问题，而且人际关系多样复杂，不仅要考虑患者的局部利益，还要考虑后代、他人和社会的利益。而在处理具体问题上，如医学目的的研讨、计划生育、严重缺陷新生儿的处理、安乐死、护理改革等问题，必须从国家、社会公益的道义出发，尊重患者、服从公益、处理好护理人员与他人之间的关系。

(二)护理伦理学研究的内容范围

1. 护理道德的基本理论　护理道德的基本理论包括护理道德的产生、发展及其规律，护理道德的本质、特点及其作用，护理道德的基本原则与范畴，护理道德与其他学科的关系等。

2. 护理道德的规范　护理道德的规范包括护理人员的基本道德规范，护理人员在医疗、科研、教学和预防中的各种护理方式中的具体道德规范，护理人员在护理关系中的道德规范，护理管理人员在护理管理中的道德规范和要求，生命伦理学特殊道德规范和要求等。

3. 护理道德实践　即在护理道德基本理论和规范的指导下进行的护理道德教育、护理道德培养与护理道德评价。

4. 护理道德难题　主要指护理实践中，在新的技术和新的道德观念中所产生的难以解决的道德问题，如在实施人工生殖技术、基因技术、安乐死等方面可能产生与传统观念有冲突的道德问题。

第五节　护理伦理学与相关学科的关系

一、护理伦理学与护理学

护理学的服务对象是人，侧重研究生命的过程以及同疾病作斗争的科学规律。而护理伦理学是以护理过程中人们之间的利益关系和处理相互之间关系的行为准则与规范作为研究重点。护理学是建立在对患者人文关怀的伦理基础之上的，护理工作的根本宗旨是维护患者与一般人群的健康利益，科学的护理操作必然要求对患者及其生命高度负责的伦理态度，对护理行为进行的伦理评价必然以科学的护理学为基础，既对护理人员进行伦理规范，也对护理人员的职业行为提出更高的要求。只有科学的护理行为才是符合伦理的行为，违背科学要求的护理行为将对患者的健康造成伤害，必然是违背伦理要求的行为。因此，护理伦理学把护理学作为基础，护理学则以护理伦理学为价值导向，区别只在于研究对象的不同，但目的都是为了维护人类健康。

二、护理伦理学与法学

伦理与法律是维系社会稳定和秩序的两种基本社会行为规范。两者出现的时间、性质、作用方式和范围有所区别。法律是由国家有关部门制定或认可并强制执行的行为规范，具有强制性；在法律覆盖的范围内，其规范作用力度大，具有毋庸置疑的权威性。但道德的产生早于法律，依靠人们的内心信念、社会舆论、传统习俗等方式发挥作用。道德虽不具有强制性，但作用范围非常广泛，可以说无处不在，无时不在；并且由于道德植根于人的信念和社会习俗与社会舆论，作用力十分深刻，持久存在。

道德是立法的重要依据，当道德不能通过人们的自觉意识作用于人们的行为，甚至导致社会危害时，通过立法程序将部分伦理规范直接转化为法律。法律并不是弱化了道德的重要作用，相反，通过律条确认道德，可以推动道德的普及，强化道德的社会作用。在护理实践中，护理伦理引导着护理人员的价值取向和行为选择；而护理管理制度与技术规范要求等则体现了一定的法律效力，严格规范着护理人员的行为。

三、护理伦理学与社会学

对于卫生资源的分配、护理改革、患者与社会的利益关系等社会性问题，都是护理伦理学所涉及的。社会学研究特别是研究护理领域中的社会问题，也将涉及护理伦理道德问题，如护理关系道德问题等，这需要二者协同研究并解决。二者研究是相互支持、相互补充的。同时，二者的基本目标和使命是一致的，最终都是为了人类的健康。

四、护理伦理学与护理心理学

护理心理学是指从护理情境与个体相互作用的观点出发，研究在护理情境这个特定的社会生活条件下护理人员与患者心理活动发生、发展及其变化规律的学科。它主要研究心理因素在人类健康与疾病相互转化过程中的作用规律，通过对患者实施心理护理，促进人类健康。随着医学模式由生物医学模式向生物-心理-社会医学模式转变及护理学的发展，护理制度由过去以“疾病为中心”的功能制护理向以“患者为中心”的“整体护理”转变，把人看成是一个身心统一的整体，护理工作就是要给患者以护理支援，关心患者的心理，提高自我护理能力，促进患者早日康复。护理心理学在患者康复中发挥工具性作用，是揭示护理工作中的行为生物学和社会学基础，心理活动和生物活动的相互作用，以及它们对健康和疾病的发生、发展、转归、预防的作用规律，寻求人类战胜疾病、保持健康的基本心理途径，而护理人员的表情言行和态度会影响患者的心理活动，进而对其病情产生某种作用。护理工作是通过医务人员，特别是护理人员的工作减除患者的病痛，尊重和体贴失去健康甚至日常生活难以自理的患者。护理伦理学则是研究护患双方关系，把握护理本质和方向，规范护理人员的行为，在护患关系中发挥导向和规范作用。护理心理学以深入了解患者心理为基础，目的是最大限度地满足患者的正当需求，保护患者的利益。可见，护理心理学与护理伦理学是相互支持与补充的。

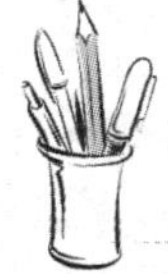

本章小结

(1)伦理学是以道德现象作为研究对象的科学，是研究人们相互关系的道理和规则的科学，也是研究道德形成、道德本质及其发展规律的科学。

(2)道德是人类在社会实践中，由经济基础决定，以善恶为评价标准，依靠内心信念、社会舆论和传统习俗，来调节人与人、人与自然、人与社会之间的利益关系的规范总和。这个概念充分诠释了道德的起源、本质、发展过程及功能。

(3)护理伦理学是研究护理职业道德的学科，是运用一般伦理学原理去解决护理科学发展中，特别是护理实践中护理人员所面临的一系列人际关系中的道德意识、规范和行为的学科。护理伦理学是伦理学的一个分支，是护理学和伦理学的交叉学科。

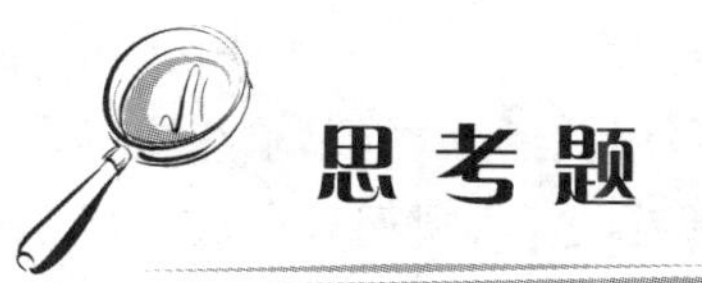

思考题

1.道德的含义是什么？

2.护理职业道德的定义和内容有哪些？

3.护理伦理学的研究对象和内容有哪些？

（杨　珍）

第二章 护理伦理的发展历史

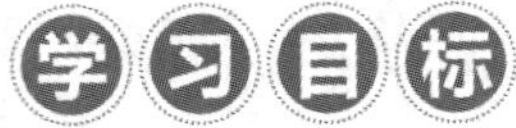

掌握：我国传统护理伦理和国外护理伦理的优良传统。

熟悉：我国传统护理伦理和国外护理伦理形成和发展的过程。

了解：国内外护理伦理的共性与差异。

护理伦理是随着护理职业进程产生与发展起来的职业规范体系。追溯人类文明历史，古代著名的文明不仅产生了伟大的医学，也创造了相关的职业道德规范体系。伴随医学的发展而发展，护理伦理因而与医学伦理融合在一起，共同发展。学习护理伦理学，首先应该认识人类医学历史上出现过的伟大思想和行为。

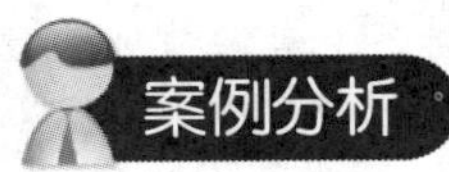

三国时期的名医董奉，不但精于医术，而且品行高尚。他隐居庐山，专为平民治病，不取报酬。患者愈后，一定要表示谢意，董奉就让他们种杏树，病轻的人种杏树一棵，病重的人种杏树五棵，不到十年，董家周围的杏树成林。杏子成熟时，董奉又把杏子换成粮食，用来接济贫民。这就是"杏林春暖"典故的来历，至今"杏林春暖"仍成为医德高尚的美誉。我们应该学习董奉哪些优秀的医德思想？

第一节 我国护理伦理的历史发展概况

一、我国护理伦理的形成历史

（一）我国护理伦理的起源

我国是世界文明古国之一，素有礼仪之邦之称。大约在200万年以前，我们的祖先就生活劳作在这块土地上。在原始社会，人类过着群居的生活，生活条件十分恶劣，人们认识自然和社会现象的能力受到极大的限制。因此，医疗护理活动处于长期的探索过程中。原始人在艰苦的生活条件下，备受大自然的威胁，饥饿、野兽、毒蛇、风雨雷电等给人们带来伤害。但是，在与大自然做斗争的过程中，人类逐步积累和掌握了一些原始的疗伤方法与自我护理技能。例如：用溪水冲洗伤口以保持清洁；用树枝固定，以治骨折；用石刀引流脓血；用药草熬水内服，以疗内疾；用枝条捆裹，以求止血等。随着时代的发展，这些"土方法"也相应得到了进化，如包扎伤口、按摩躯体、调节饮食、观察病情、施以看护（生活和精神方面的护理）等。此时，人们已对"仁爱"的看护功效有了初步的认识，并从中体味到人们应当彼此相互救助、相互同情、相互关心，从而增进氏族内部的"凝聚力"，这些行为已经体现出原始的道德规范。

在远古时代，人们的一些原始的医疗活动大都从自身尝试开始，对各种草药进行自尝性的人体试验。例如，人们所传颂的神农"尝百药之滋味，水泉之甘苦，令民知所避就"，伏羲氏"……画八卦……乃尝百药而制九针，以拯夭枉焉"，这些都是以自身做试验的典范。《通鉴外纪》中记载："民有疾病，未知药石，炎帝始味草木之滋，尝一日而遇七十毒，神而化之，遂作方书，以疗民疾，而医道立矣。"这说明祖国的护理道德是与古医学的创始同时产生的，那种“人未知我先尝”的“郎中”精神，充分体现出自我牺牲的精神和“一切为患者着想”的伦理道德。

（二）我国护理伦理的发展

我国医学宝库中现存成书最早的一部医学典籍《黄帝内经》，约成书于两千年前的秦汉时期，是研究人的病理学、生理学、药物学、治疗原则和诊断学的医学名著，它不仅是中医理论的基础，也是医德思想的基础。《黄帝内经》提出：医者以治病救人为己任，必须怀有神圣的使命感，立志于医，精研于医，济世救人；对此“精光之道，大圣之业”必须择人而授，不可“漫泄天宝”；觅到所授之人后，要求达到“上知天文，下知地理，中知人事”的境界，不可“快于耳而不解于心”。《黄帝内经》把医学和医德融为一体，其中的医德思想奠定了我国传统医德的基础，同时也对我国传统医德的形成和发展起了决定性作用。

在春秋战国时期，名医扁鹊堪称医德的典范。“济世救人”是扁鹊医德思想的核心，扁鹊遍游各地行医，擅长各科，在赵国为“带下医（妇科）”，至周国为“耳目痹病（五官科）”，入秦国则为“小儿医（儿科）”。扁鹊的医德思想不但体现在“济世救人”的行医准则上，还反映在他从不居功自傲、谦虚谨慎的医疗态度上。如治好虢国太子的尸厥证后，虢君十分感激，大家都称赞他有起死回生之术，扁鹊却实事求是地说：“若太子病，所谓‘尸厥’者也。太子未死也。”此外，扁鹊制定了“信巫不信医”等六不治的行为准则，充分说明他在长期医疗实践中树立了弘扬科学、破除迷信的信念。

春秋战国之后，随着封建社会生产力水平的提高，医学实践的进步，医护道德也得到了进一步的发展。东汉末年及三国时期，被称为“建安三神医”的华佗、董奉和张仲景，以精湛的医术和高尚的医德救治了无数患者，留下了许多不慕荣华富贵，终生以医济世的动人事迹。其中被后人尊称为“医宗之圣”的张仲景，在其所著的医学著作《伤寒杂病论》的序中有这样一段话：“上以疗君亲之疾，下以救贫贱之厄，中以保身长全，以养其生。”这表现了张仲景作为医学大家的仁心仁德。

晋代杨泉在《物理论》中认为：“夫医者，非仁爱之士，不可托也；非聪明理达，不可任也；非廉洁淳良，不可信也。”这说明，我国从古代起就对从医者的选拔和任用有着非常严格的标准，非医德高尚者不得行医。

隋唐时期的医护伦理在医学实践的推动下得到了广泛深入的发展，形成了理论，构成了体系。其中，最有代表性的是孙思邈所著《千金药方》中的《大医习业》和《大医精诚》篇，它们是我国医学史上最早的全面、系统地论述医护道德的专论。其中《大医精诚》中写道：“凡大医治病，必当安神定志，无欲无求，先发大慈恻隐之心，誓愿普救含灵之苦，若有疾厄来求救者，不得问其贵贱贫富，长幼妍媸，怨亲善友，华夷愚智，普同一等，皆如至亲之想。亦不得瞻前顾后，自虑吉凶，护惜身命。见彼苦恼，若己有之，深心凄怆。勿避险巇、昼夜寒暑、饥渴疲劳，一心赴救，无作功夫形迹之心。如此可为苍生大医，反此则是含灵巨贼……”这些充分体现了孙思邈的“奉献”“博爱”“施仁德”“廉洁自律”等高尚的医德情操。

随着医学科学的发展，宋元明清时期我国医护伦理思想得到进一步的补充和完善。其中，宋代医学著作《小儿卫生总微论方》提倡医护人员对患者应当“贫富用心皆一，贵贱使药无别”。金元时期出现了李东垣、张从正、刘完素和朱震亨，即“金元四大家”，他们以高尚的医德和精湛的医术而流传后世。明代医学家陈实功的《外科正宗·医家五戒十要》是明代重要的医德文献。清代喻昌在《医门法律》“治病”中提出的“六大失”“六不治”等都是结合当时情况提出的医德要求。

（三）我国近代的护理伦理

在 19 世纪后半叶，护理伦理学逐渐成为一门独立学科。鸦片战争以后，西方医学进入我国，这个时期中国传统医德与西方医德交汇并存。1884 年，美国妇女联合会派到中国的第一位护士麦克尼（E. Mckechnie）在上海妇孺医院开始推行“南丁格尔护理制度”，并开设护士培训班。1888 年，美国的约翰逊女士（E. Johnosn）在我国福建福州创办了我国的第一所护士学校。19 世纪末 20 世纪初，中国各大城市开办了教会医院并相继开办护士学校，逐渐形成我国护理专业队伍，我国近代护理事业由此兴起。1909 年，中华护士会在江西牯岭成立（1937 年改称中华护士学会，1964 年改为中华护理学会），1922 年加入国际护士会。我国近代著名的民主革命家秋瑾（1875—1907 年），不仅是我国妇女解放运动的先驱者，也是我国近代护理学的倡导者和开创者。1906 年前后，秋瑾翻译了日文版的《看护学教程》，后连载在自己创办的《中国女报》上，并亲自撰写了序言，在序言中，她对护理（看护）工作的历史、性质、作用、意义等做出了精辟的论述，对从业者的素质提出了技能、学识、慈爱、细致等多方面要求。《看护学教程》是出现在我国近代最早的护理学教科书，也是我国近代护理伦理的重要文献。1918 年，第四届全国护理大会将"护理伦理学"列为护士的必修课。1932 年，中央护士学校在南京成立。1934 年，教育部成立医学教育委员会，下设护理教育专门委员会，将护理教育纳入国家正式的教育体系。

中国共产党一贯重视护理工作，1931 年底在福建汀州创办了第一所医务学校——中央红色护理学校。1939 年，毛泽东同志发表《纪念白求恩》一文，号召广大医务人员学习白求恩同志毫不利己、专门利人的国际主义精神，对护理道德建设起了巨大的推动作用。1941 年，中华护士学会延安分会成立时，毛泽东同志亲笔题词："护士工作有很大的政治重要性"，"尊重护士，爱护护士"。同年，毛泽东同志为延安医大题词："救死扶伤，实行革命人道主义。"这大大鼓舞了广大医务工作者，并成为当代社会主义护理道德的基本原则和重要内容。从抗日战争时期到全国解放，护理人员出生入死，克服种种困难，出色地完成了救治伤病员的任务，为中国革命的胜利和护理道德建设作出了应有的贡献。

二、我国护理伦理的优良传统

作为东方文明古国，我们的先辈在医疗护理事业中发扬了高尚的护理道德品质，世世代代被人民群众所传颂。他们不仅在护理道德理论方面给我们留下了宝贵的遗产，在中国伦理学史上也留下了光辉的一页。总结这些珍贵的民族遗产，继承和发扬祖国护理道德的优良传统，其意义是深远的。

(一)博施济众，仁爱救人

古代医家对医学事业和社会责任的认识以及崇高的医护思想境界，可用"济世救人"概括，此乃护理道德修养的真谛。古代许多医师和护理者都强调医家要具有"仁爱"精神，如何来衡量医生是否具有仁爱精神呢？清代名医费伯雄在自序中说："欲救人而学医则可，欲谋利而学医则不可，我若有疾，望医之救我者如何？我之父母妻子有疾，望医之相救者如何？易地以现，则利心自淡矣。"意思是要每一位医护者都扪心自问，我是为什么来学医的，为救人还是为谋私利。医者有了仁爱道德，才能博施济众，把病家的疾苦当做自己的疾苦，一心救人，成为以救人活命为乐的苍生大医，而无德之医，则是"含灵巨贼"。这种仁爱为怀的崇高思想境界，值得医护工作者发扬光大。

(二)廉洁自律，无私奉献

明代医生潘文元医术高超，品德高尚，每日来找他看病的患者"盈门塞巷"。潘医生全心全意为患者看病施药，从来不计报酬。他虽然行医 30 年，但家中贫穷得几乎没有土地，他清廉简朴的好品质，得到了平民百姓的敬佩。他死后，县里大街小巷不计其数的老百姓都来哀悼纪念他。明代龚信在其《明医箴》中指出："今之明医，心存仁义。……不计其功，不谋其利，不论贫富，药施一例。"明代医生张大经，医德高尚，博览历代医书，医术高明，能通过摸脉望色断人生死。对于一些病可治而买不起药的患者，他拿出自己的钱买药治病，救活了很多穷人，老百姓赠他两句诗："但愿世间人无病，何愁架上药生尘。"古代医家这些高尚的品质被医护工作者代代相传。

(三)和蔼温雅，稳重端庄

孙思邈对医者的仪表有全面而深刻的论述："到病家，纵绮罗满目，勿左右顾眄；丝竹凑耳，无得似有所娱；珍馐迭荐，食如无味；……不得多语调笑，谈谑喧哗，道说是非，议论人物，炫耀声名，訾毁诸医，自矜己德，偶然治瘥一病，则昂头戴面，而有自许之貌，谓天下无双，此医人之膏肓也。"意思是说：到患者家中，见到琳琅满目的漂亮绸缎，不要左顾右盼，悦耳的音乐要听而不闻，山珍海味，食而无味，各种美酒看有若无。……不得随意言谈取笑，高声开玩笑，说长道短，议论贬低他人，炫耀自己，偶尔治愈一患者，则趾高气扬，自认为天下无双，这样的医家，已不可救药了。同时，《黄帝内经》认为：医家应"入国问俗，入家问讳，上堂问礼"。意思是说要尊重乡土风俗，尊重病家，做到彬彬有礼。清代张璐说："学术固思精进，言行亦当注重，方能得患者之信仰。"以上论述，说明古代医家不仅要具备高明的医技，还注重稳重、端庄的仪表风度。大凡医德医风高尚的人，也正是医技超群且备受患者敬仰的好医生、好护士。

(四)刻苦钻研，不耻下问

宋代医家陈自明曾指出，在医家、方药、疾病三者间，关键是医家的学术修养。他指出："世上无难治治病，有不善治之医；药无难代之品，有不善待之人。”他一生勤奋学习，曾任健康府医学教授，编成《外科精义》和《妇人良方》两书，为我国的外科和妇科的发展作出了很大贡献。晋代医学家范汪，因为自幼父母早逝，住在外公家菜园的小茅屋中。为了学习医学，他没有钱买笔，将木棍点燃，用烧过的木炭当笔，写完以后又诵读多遍。同时代的医学家葛洪等也都是一边劳动，一边利用空闲的时间来学习医学。清代医家徐大椿，发奋博览医书，涉猎典籍，手批目骋，几乎废寝忘食。在他学习医术的50年时间里，经他批阅的书达千卷之多，泛览之书有万余卷，他写出了十多种有价值的医学著作。这种践履笃实、锲而不舍的学习精神，在当时医学界中确实是一个典范。明代医家李时珍深入研究药物的性质、作用，为此他参考了800多种书籍，亲自到各地采访，足迹遍及湖北、安徽、河南、江苏等省，他不耻下问，向良医、药师、渔民、农民、樵夫等请教，广泛收集民间验方，历经30年之久，终于完成了集中药大成的《本草纲目》，成为世界药学宝库中的瑰宝。这种刻苦钻研、不耻下问的治学精神，为后人树立了学习的榜样。

(五)谦虚谨慎，一丝不苟

清代名医徐大椿，精于医理，他成了名医之后，仍虚心向别的医家请教，并不凭借技术和地位来垄断居奇、敛财沽名。平日临诊，他总是耐心询问病情，细致分析，辨其异同，审其真伪，然后慎填处方。明代医生陈时荣，精通医术，经常施药以救人，仍谦虚行医，诚实待人。唐代医生孙思邈反复强调医治和护理患者要认真负责，不能粗心大意。他指出：看病诊急，要谨慎专心，一丝不苟，下药扎针，不得有半点差错。来了急诊患者要抢救，但要临事不紧张，深思熟虑。不能只图表现自己快捷而草率从事。为了对患者认真负责，古代许多医家对自己医治不了的病，不是敷衍塞责，而是虚心介绍别的大夫来治，直到治好为止。古代医家用药也十分谨慎，绝不用劣药或失效的药物来哄骗患者。明代医家葛可久，医术高明，名声很大，曾经有一次炒大黄过焦，便全部弃掉不用。古代医家谦虚谨慎、认真负责、一丝不苟的服务态度，构建了我国医疗护理道德的优良传统。

第二节　国外护理伦理的历史发展概况

一、国外护理伦理的形成历史

(一)国外护理伦理的形成

古希腊是西方医学的发源地。古希腊医学中具有科学精神的是以医学之父希波克拉底(Hippocrates，前460—前337年)为代表的一派。希波克拉底也是西方医德的奠基人，在他的文集中，表现出了伟大的医德思想，其中《希波克拉底誓言》是西方医德的经典文献。作为普遍适用的职业道德标准，《希波克拉底誓言》包含四项道德标准：一是对知识传授者保持感恩之心；二是为服务对象谋利益，做自己有能力做的事；三是绝不利用职业便利做缺德乃至违法的事情；四是严格保守秘密，尊重个人隐私。希波克拉底的医德思想对于整个世界医护道德的建立和发展具有深远的影响。

公元前2世纪，古罗马人占领了古希腊，也全面继承和发展了古希腊的医德思想。盖伦(Galen，129—199年)是古罗马时期最有影响的医学大神，他被认为是仅次于希波克拉底的第二个医学权威。盖伦主张医护人员应该献身医学，要重学术而轻利益，他指出：“作为医师，不可能一方面赚钱，一方面从事伟大的艺术——医学。”盖伦的医德思想对西方医护道德的发展起到了一定的作用。

古印度医学发展得很早，其医护道德思想也很丰富。公元前5世纪，古印度名医、印度外科鼻祖妙闻(音译名苏斯拉他)在其医学著作《妙闻集》中提出：医生要有一切必要的知识，要洁身自持，要取得患者信赖，并尽一切力量为患者服务，甚至牺牲自己的生命亦在所不惜。并称“正确的知识、广博的经验、聪敏的知觉及对患者的同情是医者的四德”。《妙闻集》中还要求助手(即手术室护士的雏形)应具有良好的行为和清洁习惯，要忠于自己的职务，要对患者有深厚的感情，尽力满足患者的要求，并遵从医生的指导。公元1世纪，名医阇罗迦在其医学著作《阇罗迦集》中强调为医者“行为和言语应全部为了患者的利益”。古印度的医护伦理思想对后来印度及阿拉伯地区的护理伦理发展产生了很大的影响。

古阿拉伯医护道德继承和发扬了古希腊以来的医护道德思想。公元12世纪的古阿拉伯医学家迈蒙尼提斯在医护道德上颇有建树，他爱医术、爱患者的精神仍为今人所赞誉。在他所著的《迈蒙尼提斯祷文》里有："永生之上天既命予善顾世人之生命之康健，惟愿予爱护医道之心策予前进，无时或已，毋令贪欲、吝念、虚荣，名利侵扰予怀，盖此种种胥属真理与慈善之敌，足以使予受其诱惑而忘却为人类谋幸福之高尚目标。愿吾视病人如受难之同胞。愿天赐予以精力、时间与机会，俾得学业日进，见闻日广，盖知也无涯，涓涓日积，方成江河。且世间医术日新，觉今是而昨非，至明日又悟今日之非矣。神乎，汝既命予善视世人之生死，则予谨以此身许职。予今为予之职业祷告上天：事功艰且巨，愿神全我功。若无神佑助，人力每有穷。启我爱医术，复爱世间人。存心好名利，真理日沉沦。愿绝名利心，服务一念诚。神请求体健，尽力医病人。无分爱与憎，不问富与贫。凡诸疾病者，一视如同仁。"充分体现了医务人员淡泊名利，一切为患者着想的高尚品德。

到了中世纪欧洲，护理工作受宗教和战争的影响较深。由于战争频繁，疾病流行，继而对护士有了迫切需求，护理工作逐渐摆脱家庭走向社会，这对护理工作的发展起了一定的促进作用。当时的医院主要是教会医院，从事护理工作的大多是修女，她们均自愿从事护理服务，遵循自己的宗教信仰，热爱护理工作。此时期的护理伦理深受基督教道德思想的影响，如"仁慈博爱，无私利他"等。

（二）国外护理伦理的发展

13世纪末，在意大利各城市兴起文艺复兴运动，随后扩展到西欧各国。14—17世纪，欧洲各国文学、科学、艺术包括医学等领域蓬勃发展。虽然由于宗教改革、妇女地位下降、工业革命等原因当时的护理工作停滞不前，尤其是在1517年宗教革命之后的护理进入了历史黑暗时期，护理伦理发展受到一定的影响和冲击，但是，文艺复兴运动充分肯定了人的价值，重视人生，对当时的医学道德观产生了极大影响，人道主义因而成为护理道德的核心内容。同时，在这一时期，护理伦理由过去的个人修养逐渐发展成为医疗组织整体遵循的道德规范。

19世纪，随着社会、科学和医学的发展，护理工作的地位不断提高。1836年，德国牧师T. Fliedner在凯撒斯威斯城建立医院和女执事训练所，这是最早的具有系统化培训护士的组织。1860年6月，现代护理创始人南丁格尔（1820—1910年）在英国伦敦的圣托马斯医院（St. Thomas Hospital）创办了世界上第一所护士学校——南丁格尔护士训练学校（Nightingale Training School for Nurses），这标志着护理成为一门独立的科学，近代护理伦理也随之形成。南丁格尔一生写了大量的笔记、报告和论著，其代表作《护士札记》（*Notes on Nursing*）是一部护理伦理思想丰富的著作，为现代护理伦理学的形成奠定了基础。1893年，由格瑞特（Gretter）执笔而成的南丁格尔誓言成为较经典的现代护理伦理规范。

南丁格尔之后，现代护理学迅速向专业化发展，逐步建立了完善的护理教育体制。人们对护理伦理的研究也越来越多，医护伦理规范也日趋完善。1946年，《纽伦堡法典》通过了关于人体实验的基本原则，成为全世界医护人员共同遵守的准则；1948年，国际医学会全体大会在日内瓦召开，制定了《日内瓦宣言》，成为世界各国医护人员共同遵守的行为准则；1953年，国际护士协会拟定了《护理伦理学国际法》；国际护士大会于1965年公布了《护士守则》，并于1973年在此基础上进行了修改，公布了新的《国际护士守则》，并一直沿用至今。

二、国外护理伦理的优良思想

（一）救死扶伤，仁爱行医

古希腊名医希波克拉底在《希波克拉底誓言》中指出"我之唯一目的，为病家谋幸福"，强调把患者的利益放在首位。古阿拉伯名医迈蒙尼提斯在《迈蒙尼提斯祷文》中说："启我爱医术，复爱世间人。"

（二）不图名利，忠于医业

古阿拉伯名医迈蒙尼提斯在《迈蒙尼提斯祷文》中指出："存心好名利，真理日沉沦。愿绝名利心，服务一念诚。"南丁格尔为了护理事业的发展，放弃了优越的贵族生活，投身于护理工作，并将自己的一生都无私奉献给护理事业。这些都体现了不图名利，忠于医业的高尚情操。

（三）对待患者一视同仁

希波克拉底在《希波克拉底誓言》中指出："无论置于何处，遇男或女，贵人及奴婢，我之唯一目的，为病家谋幸福。"迈蒙尼提斯也指出："无分爱与憎，不问富与贫。凡诸疾病者，一视如同仁。"

（四）尊重患者，保守秘密

希波克拉底在《希波克拉底誓言》中指出："凡我所见所闻，无论有无业务关系，我认为应守秘密者，我愿保守秘密。"南丁格尔强调，护士"必须记住自己是被患者所依赖信任的，她必须不说别人的闲话，不与别人争吵"。这些都表现了医护人员在工作中为患者保密的伦理要求。

第三节　现代护理伦理学现状、趋势和困境

一、中外护理伦理学的共性与差别

（一）中外护理伦理学的共性

1. 中外护理伦理学都十分重视道德的作用　中外护理伦理学都强调道德的重要作用，认为在医护活动中，道德不仅不可缺少，而且应该处于突出的地位。首先，都认为医护人员首要素质就是道德素质，对医护人员提出了相似的道德要求，例如：中国传统医德要求医者要济世救人，仁爱为怀，医学人才应该具备三个要素，即道德、知识、技能，而道德居于首要的核心的地位。国外医学家同样把道德素质作为首要素质，如一切为患者着想，一切为患者服务的思想。其次，都认为医学道德是保障医护活动正常进行，协调医疗护理活动中人际关系，维持和谐的重要条件。如中医《五戒十要》中指出对同道之士"不可生轻慢之心，切要谦和谨慎……信和为贵也"。如《日内瓦协议法》要求"我的同行均是我的兄弟"。再次，都认为医学道德是医学的目的和动力。没有为人类健康服务的目的和动力，医学就没有存在的可能和必要。

2. 中外护理伦理学都推崇人道主义　无论在任何国家和地区，医学总是最早产生朴素人道主义思想的领域之一，而且人道思想贯穿医学始终。中外医学伦理学人道主义相似的内容包括尊重人的权利和人格，尊重人的生命和价值，热爱和爱护患者。如《黄帝内经》提出天下万物"莫贵于人"的思想，《日内瓦协议法》申明"我首先考虑的是我的患者的健康"，《国际护士条例》也宣布"尊重人的尊严和权利是护士的天职"。

3. 中外医护道德作为一种意识形态，都要受到经济基础的决定　中外医学道德都是由经济基础决定的上层建筑和社会意识形态，是社会物质生活条件的反映，它们都要受到社会经济关系以及与之联系的政治制度等各种因素的影响。

4. 中外护理伦理学都深受医学伦理学发展影响　纵观中外古代医学的发展历史，医护不分，护理总是伴随着医学的发展而发展，因此，中外护理伦理学都深受医学发展的影响。

（二）中外护理伦理学的差别

1. 中外护理伦理学形成过程中的思想基础不同　中外护理伦理学的早期，都不可能摆脱宗教、哲学等因素的深刻影响，经历都有相似性，但是因为中外医护道德形成和发展的各种条件有很大的差别，就决定了中外医护道德在形成过程中有不同的思想基础。

中国古代护理伦理道德观念的形成和发展，受到中国文化的儒道哲学和宗教思想广泛而深刻的影响。中国传统护理伦理学以中医理论为指导，吸收了中国传统文化的各家之长，以儒家"以人为本"的思想为核心，构建出了自然、和谐的中国传统道德伦理观念。名医龚延在医学"十要"中强调，从医者必须"十勿重利，当存仁义，贫富虽殊，药施无二"，《灵枢》中强调医生要"入国问俗，入家问讳，上堂问礼，临病人问所便"，对待患者要"举乃和柔、无自妄尊"，医生当有仁爱之心，对患者要有真挚的同情心，这些充分体现了对患者尊重的仁爱为怀的精神。

古代国外医护道德观念的伦理学基础主要是受到了犹太教、佛教、伊斯兰教、基督教等传统宗教以及古希腊、古罗马时期的自然哲学思想的影响。"上帝主宰人的生命与健康"、"生命神圣原则"、"博爱与慈

善”等宗教伦理思想对国外医护道德观念的形成和护理伦理思想的发展有重要的影响作用。中世纪的西方天主教学者从基督教神学伦理学的观点探讨护理伦理学。古希腊和古罗马时期的自然哲学思想中，有很多的思想是医学与哲学思想结合的产物，这些思想也成为早期医护道德观念和护理伦理思想的来源。

2. 中外医学道德观念向理论形态的转化过程及其结果存在差异 近代中外护理伦理学的发展有各自不同的社会和历史背景，也有不同的医学科学和技术科学背景，并由此形成了不同的护理伦理学理论形态。西方护理伦理学在这一时期已经基本进入了一种医学道德研究比较自觉的状态，形成了具有一定系统性的护理伦理理论和思想。中国护理伦理学在这一时期在继承中国传统文化的基础上，借鉴国外护理伦理学的研究成果，开始形成具有中国特色的护理伦理学道德理论。但是由于中国的国情，护理伦理学的形成既没有真正进入自觉的系统研究，也没有形成具有普遍意义的、对医学职业具有强有力的制约和指导意义的医学伦理学理论、原则和规范。

（三）中外护理伦理学的融合

中外护理伦理学在发展过程中具有多方面的差异性，这是社会历史条件的不同和医学科学发展水平不同的必然结果，正是这种不同孕育着社会历史条件成熟时可能的趋同。从中外护理伦理学发展的比较来看，现代中外护理伦理学发展的共同特点都是从完成一种前所未有的护理伦理学对象、内容、方法、思想到实践方式的飞跃，体现这种飞跃的标志是传统护理伦理学原有系统中的各个层面都得到了拓展和延伸。护理新理论和新技术的发展同时带来了研究领域的开拓和增加，护理伦理学向生命伦理学进化和发展，护理伦理学的标准发生着时代的变化，义务论、公益论和价值论等结合起来，发挥着时代性道德的效应。

二、中外护理伦理学的困境与展望

（一）中外护理伦理学的困境

在当代医学科学技术飞速发展的情况下，整个医疗卫生事业都发生着急剧变化，护理事业必然也面临着许多方面的困境和问题。这些困境和问题本质上是推动整个护理伦理学发展的内在动力，但是我们只有了解和认识这些困境和问题，才能够从理论和实践上推动护理伦理学的未来进程和把握它的发展方向。

1. 护理伦理学研究的范围不断扩大 护理模式从功能制护理到责任制护理，再到整体护理的转变，使护理伦理学的研究范围也在逐步扩大，包括护患关系伦理及与社会、环境关系的伦理，躯体护理伦理及心理护理伦理，临床护理伦理及社区护理、临终护理伦理等。

2. 护理实践中的伦理难题越来越多 由于科学技术的突飞猛进，医学高新技术的广泛应用，安乐死、器官移植、人类基因工程、现代生殖技术、有限的卫生资源分配等大量护理伦理新问题也应运而生，需要人们去研究、去探索、去解决。这给传统护理伦理观念和实践带来了一定冲击和挑战。

3. 护患关系中物化的趋势越来越强 随着医学科学技术的发展，在护理实践中出现了越来越多的先进护理仪器和设备，许多以前由护理人员亲手做的工作可以由护理仪器和设备来完成。护患之间的情感交往逐渐减少，物化的趋势增强。例如在ICU病房，护理人员过分依赖器械监护，减少了与患者的直接交流，忽略了对患者情感的慰藉和心理安慰，这样不利于护患之间的沟通，容易造成护患之间的不信任、护理成本增加、患者经济负担加重，非常不利于建立和谐的护患关系。

（二）中外护理伦理学的展望

1. 护理伦理要求更加规范化 我国现阶段已形成了一系列护理伦理规范，《医务人员道德规范及实施办法》、《护士条例》等法规的颁布与实施，说明我国护理伦理要求和规范已上升到法律的高度。但随着科技的进步、经济的发展、人民群众对护理服务需求的日益增加，社会对护理伦理提出了更高的要求：首先，护理实践领域的拓宽，使得护理伦理学的研究领域也从临床护理伦理扩大到社区护理、护理研究、护理教育、护理管理等诸多领域；其次，整体护理要求护理人员充分考虑到患者的需要和权利，尊重患者的人格和尊严，提供高质量的护理服务，这些都从护理伦理上对护理人员提出了更高的要求。因此，规范化、科学化的护理伦理是更好的规范护理专业行为，满足人民健康保健需求的需要，也是提高护理服务水平、促进护理学科发展的需要。

2. 护理伦理教育越来越受到重视 在恢复护理高等教育的近30年时间里，我国护理教育飞速地发展，取得了巨大的进步。目前，我国已发展成中专、大专、本科、硕士、博士的多层次护理教育体系，培养了大量的护理人才。教育层次的提高和教育规模的扩大，对护理伦理教育提出了新的要求。深入、广泛开展护理伦理教育，不断提高护理伦理学的教育教学水平，是更新护理人员伦理观念、加强道德修养、提高道德水准的主要途径，是培养社会主义合格护理人才的前提，也是护理事业全面发展的重要保证。

3. 医学高技术的介入给护理人员提出了更高要求 伴随着医学科学的发展，大量新技术应用到医学实践中，给护理实践带来了许多新的难题。如安乐死、器官移植、人类辅助生殖技术等问题。为有效决策、应对和解决护理伦理难题，护理人员一方面在伦理观念上要与时俱进，另一方面要广泛学习、研究护理伦理学新理论和新知识，加强伦理判断和决策能力，才能更好地为人类的健康服务。

4. 医院伦理委员会的兴起将提高护士的伦理决策能力 为更好地处理医护道德难题，减少护患纠纷及医疗事故，开展医护道德教育并为医护人员、服务对象提供伦理方面的咨询，许多医院纷纷成立“医院伦理委员会”。医院伦理委员会的成立和发展必将对护士伦理决策能力的提高、护理难题的解决、护理伦理学及护理事业的发展起到越来越重要的作用。

5. 新时期带来的护理伦理发展机遇 随着医学模式的转变，护理观念也在发生着变化。在护理实践中不仅注重延长患者的生命，还重视患者生命的质量。更好地体现对人的关爱，提高人性化服务意识，这是护理观念的一种深刻转变，也是新时期护理伦理面临的最大机遇和挑战。

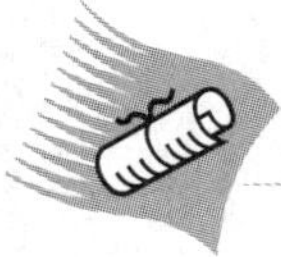

知识链接

余谨以至诚于上帝及会众面前宣誓：

我将终身纯洁，忠贞职守，尽力提高护理之标准；勿为有损之事，勿取服或故用有害之药；慎守患者家务及秘密，竭诚协助医生之诊治，务谋病者之福利。

——弗洛伦斯・南丁格尔

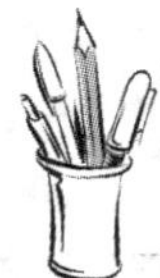

本章小结

（1）我国护理伦理的优良传统包括：济世救人，仁爱为怀；淡泊名利，廉洁无私；稳重端庄，温雅和蔼；勤奋钻研，不耻下问；谦虚谨慎，一丝不苟。

（2）国外护理伦理的优良传统包括：救死扶伤，服务患者；不图名利，忠于医业；对待患者一视同仁；尊重患者，保守秘密。

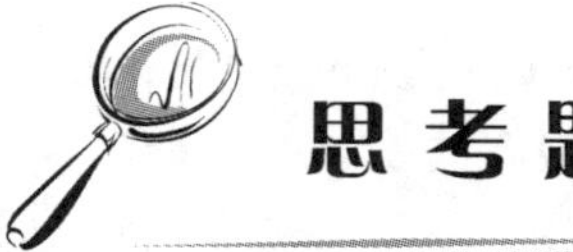

思考题

1. 简述我国护理伦理的形成和发展。
2. 简述我国护理伦理的优良传统。
3. 新时期护理伦理学的发展遇到哪些新挑战？

（满志红）

第三章 护理伦理学的基本理论

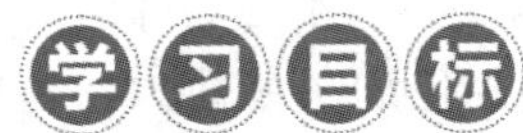

掌握：护理伦理学的具体原则。

熟悉：人道论、生命论、美德论、义务论、功利论等理论的内容。

了解：护理伦理的范畴内容。

案例导入

泰里·斯基亚沃 1990 年因医疗事故陷入脑死亡状态，虽然可以自主呼吸，但只能依靠进食管维持生命。她的丈夫兼监护人迈克尔·斯基亚沃 1998 年向法院申请对妻子实施安乐死。泰里·斯基亚沃的双亲表示反对，并开始了马拉松式的法律诉讼战。泰里·斯基亚沃的进食管曾两度被拔除，随后又被恢复。泰里·斯基亚沃第三次被拔除进食管后，其双亲提出上诉。美国总统布什签署了国会通过的法案，连夜签署插管命令，要求联邦法院重审此案，试图挽救泰里的生命。但联邦法庭最终拒绝了泰里·斯基亚沃双亲的上诉，坚持原判，结束了泰里·斯基亚沃长达 15 年的植物人生命。

随着人类医学的发展，临床护理实践面临着许多前所未有的难题，现代医疗护理服务越来越不能离开伦理学的参与和指引。护理伦理学的基本理论是护理伦理学的核心内容，包括理论基础、具体原则、基本范畴等体系共同架构起重要的理论框架，指导护理人员在护理工作中的行为，是面临护理难题时的理论依据，能协助护理人员作出正确的决策，解决和处理好护理难题，提高护理质量，加强职业道德。

第一节　护理伦理学的理论基础

护理伦理学的理论基础主要由人道论、生命论、美德论、义务论、功利论等理论构成，是人们在护理实践中逐渐发展而形成的。

一、人道论

人道论，即人道主义，是由拉丁文 humanistas（人道精神）引申来的，最早源于古罗马思想家 M. T. 西塞罗，是指一种能够促使个人的才能得到最大限度的发展的、具有人道精神的教育制度。这是人道主义最初的含义。人道主义是源于欧洲文艺复兴时期的一种思想，也称为人文主义精神，其核心是提出以人为中心而不是以神为中心，认为人是现实生活的创造者和主人。肯定人的价值和尊严，主张人生的目的是追求现实生活中的幸福，倡导个性解放，反对愚昧迷信的神学思想。提倡关怀人，尊重人，以人为中心的世界观，主张人格平等，互相尊重。法国资产阶级革命时期，把它具体化为“自由”、“平等”、“博爱”。在当时人道论是反对封建、宗教统治的武器，曾起过积极作用。

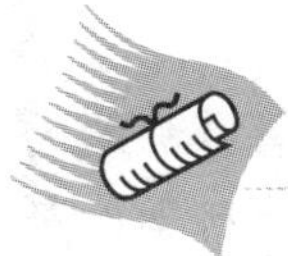

知识链接

著名慈善公益组织国际君友会王爱君在其《人道》中有如下记载：人道主义，在文艺上系鼓吹自由思想的主义，原在排斥教会的束缚，以人道取代神道，亦为人文主义的展现，在伦理上则与博爱主义相同，主张超越人种、国家、宗教等所有的差别，承认人人平等的人格，互相尊重，互相扶助，以谋人类全体之安宁幸福为理想的主义。法国哲人孔德所创的人道教的教义也与人道主义相通，以仁爱为原理，秩序为基础，增进人类幸福为目的。并主张僧侣不宜有财产与职业，必须舍弃名利，专门致力于布施教化，息争弭乱，方足以保障人类的和平与福祉。

中国过去的词汇中，虽无人道主义一词，但经传中早已出现人道两字。如《礼记・丧服小记》提到："亲亲、尊尊、长长，男女有别，人道之大者也。"《周易》提到："立天之道，曰阴与阳；立地之道，曰柔与刚；立人之道，曰仁与义。"《中庸》提到："诚者天之道也，诚之者人之道也。"《孟子》提到"亲亲而仁民，仁民而爱物。"这些都和西方的人道主义相通。

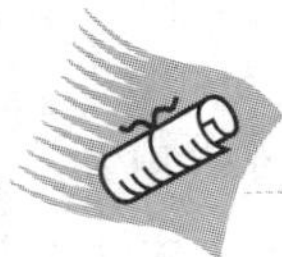

知识链接

中国当代人民思想家谢周勇，于 2001 年 6 月《论新时代》一书中，首次在世界上提出社会人道概念，他认为："由于我们每个人都是单个的个人，因此我们必须承认每个人的价值，即必须承认每个人的人格。但是，我们每个人又都是寓于社会之中的，都是一个社会的人，因此，我们同时又必须承认人的社会性。因此，我们人类自身所特有的自然的生存和发展的规律，即社会人道，包含了两个基本的内容，即在承认人的人格的重要性的同时，承认人的社会性。也就是说，我们人类的生存和发展，就必须在承认人的人格的重要性的同时，还必须承认人的社会性"，将人道主义推进到社会人道主义阶段，从而创立了社会人道主义学说，解释了人道主义，并为全人类的社会学理论作出了伟大的贡献。

获得了 3 次诺贝尔和平奖的红十字国际委员会制定的必须遵守的七项基本原则中的第一条，即人道：国际红十字与红新月运动的本意是要无歧视地救护战地伤员。在国际和国内两方面，努力防止并减轻人们的疾苦，不论这种疾苦发生在什么地方。本运动的宗旨是保护人的生命和健康；保障人类尊严；促进人与人之间的相互了解、友谊和合作；促进持久和平。

医学人道主义，又称为医学人道论，它是指在医学领域内，特别是在医患、护患关系中体现出的医务人员以患者为本、同情和关心患者、重视患者的生命价值和质量、尊重患者的人格和权利、维护患者的利益和幸福的伦理观念。

医学人道主义起源于医学实践，源于人类对生命的追求和渴望，对受到病痛折磨的生命的同情和关心，对人在社会生活中平等权利的尊重。医学从原始社会发展到现在经过了漫长且复杂的道路。在它的发展过程中，医学人道主义经历了三个历史形态，即古代朴素医学人道主义、近代实验医学时期的医学人道主义和现代医学人道主义三个发展阶段。

在人类医学发展的早期，朴素医学人道主义思想主要表现为对病弱者的关爱和对生命的崇拜，它最初是建立在对患者痛苦的怜悯和同情基础上的恻隐之心，随着人们对生命救治无效时的无能为力的惋惜等原因的出现，这些意识后来逐渐被演化为生命神圣的观点。但是，古代朴素医学人道主义思想由于缺乏医学科学的基础，医生和患者之间建立的是同情与被同情的自然情感联系，因而存在着医生善良的救人愿望与非人道的医疗手段不协调的情况，以至于不得不借助于对神灵的祈祷和寄托。这个时期表现出来的对患者的关爱、对生命的珍重这种朴素思想奠定了医学人道主义的基础，是医学人道主义的萌芽。这个时期的朴素医学人道主义主要表现在医生与患者的个人关系上,因而古代朴素医学人道主义的理论基础是医生对个体患者的义务论和宗教的因果报应说。

近代实验医学时期的医学人道主义是在反对封建专制及医疗等级制度的斗争中形成的,具有鲜明的反对封建等级制度和神学的科学精神。伴随近代实验科学的产生和发展,医学开始建立在实验科学的基础之上,从而为医学人道主义的实现提供了更坚实的基础和更多的条件,同情患者成为更为迫切和需求的愿望。这一时期的医学人道主义的理论基础是生命神圣论、个体患者义务论、人性论和人权论。

现代医学人道主义是指 19 世纪末 20 世纪初至今的医学人道观和医学人权观。这是医学人道主义发展的新阶段,其特点是:强调医学是全人类的事业,坚决反对一切把医学作为残害人类或作为政治斗争工具的行为;充分尊重患者的自主性,更强调保护患者或受试者的权益。现代医学人道主义的理论基础是身心统一论、医生与患者的权利义务统一论、公益与公正统一论、生命神圣与生命质量价值统一论。

广义的医学人道主义包括同情、关心、爱护患者,平等负责地对待患者,其核心内容为尊重患者,具体表现在以下四个方面。

(一)尊重患者的生命

这是医学人道主义最基本的思想。从古至今,不同时期的医学伦理思想都强调尊重患者的生命,从而形成生命神圣观。尊重患者的生命要求医务人员加强责任感,追求精湛的医疗技术,积极的救治患者的生命,全心全意为人民服务。

(二)尊重患者的生命价值

尊重患者的生命价值,不仅要求尊重患者的个体生命,而且要求将生命的内在价值和外在价值相统一来衡量生命的意义。相比人的生命的长短而言,更强调的是人作为个体存在的意义。对于已经丧失生命存在意义且疾病不可逆转的患者,遭受躯体和心灵上痛苦和折磨的同时,给家庭和社会带来巨大的经济和精神负担,在患者或家属的要求下终止或撤销治疗是符合人道主义的,是对他人生命质量和生命价值的尊重。

(三)尊重患者的人格

护理工作的对象是人不是物,对患者应该尊重和关心。医务人员理应尊重和维护患者的人格,使患者得到心理上的安慰和精神上的慰藉。当代医学人道主义不仅要求尊重一般患者的人格,特别强调要尊重精神患者、残疾患者等特殊患者的人格,同情、理解、体贴和关心患者,绝不对他们有任何言语或思想行为上的歧视。

(四)尊重患者的权利

患者这一特殊角色,不仅享有正常人的权利,还享有一些特殊权利,如平等的医疗权利、获得医疗信息的权利、知情同意的权利、要求保密的权利、免除一定社会责任和义务的权利等,对于这些权利医务人员应给予尊重和维护。此外,对战俘、囚犯等特殊患者也应给予尊重,对患者一视同仁,尊重他们的人格,充分体现医学的人道主义。

二、生命论

生命论是医疗和护理伦理学的理论基础,它是围绕如何看待生命的理论。人们对于生命的意义和价值,经历了生命神圣论、生命质量论和生命价值论的分歧与变迁。

(一)生命神圣论

1. 含义 生命神圣论是对生命的敬畏,是指强调人的生命至高无上、神圣不可侵犯的伦理观念及理论。

2. 产生和发展 在人类社会早期,人们意识到生存的艰难,产生了生命极其宝贵的生命神圣思想。生命对于人是第一重要的,生命与世界上的其他事物相比具有至高无上性,离开了生命,世界上万事万物就失去了存在的必要。因为生命宝贵,所以当生命受到伤害、受到疾病折磨的时候,就需要一种学问予以研究和解决,顺理成章地需要一种职业、一部分人专门为人们提供帮助,所以生命神圣论是医学科学和医学职业产生的基础。对生命神圣的认识开始成为一种成熟的理论，它以珍惜生命、呵护生命、救助生命为核心内容。生命神圣论使人们珍重生命，有利于人类的生存和发展，敬畏生命伦理学，能促使医学科学和职业的产生并促进医疗技术的进步和发展，推动了医学科学和医学道德的产生和发展，为医学人道主义的形成和发展奠定了思想基础。

在当代医学实践中，"敬畏生命"是生命神圣论的核心，目前生命神圣论最完美的理论形态是阿尔贝特施韦泽所创立的敬畏生命伦理学。敬畏生命把生命神圣视为伦理的逻辑起点和内在本质，并在此基础上构建了一套完整的理论体系，对生命神圣论的主要内容进行了经典阐释。敬畏生命伦理学的基本思想是："善是保存生命，促进生命，使可发展的生命实现其最高价值。恶则是毁灭生命，伤害生命，压制生命的发展。这是必然的、普遍的、绝对的伦理原理。"

3. 意义 生命神圣论在人类思想发展史中具有重要价值，它刺激了人们对生命奥秘的探索，发现了诊治疾病的新方法，建立维护了人类健康完善的医疗卫生制度，推动了医护道德的发展，为医学人道主义理论的形成和发展奠定了思想基础，但由于其片面、绝对强调生命至上，又具有一定的局限性，尤其在人口膨胀、资源利用和生态保护之间冲突凸现的今天，在提倡生命质量的现代社会，生命神圣不可避免地受到一定的挑战和质疑。

4. 局限性 按照生命神圣论的观点，人的生命是神圣的，医务人员必须在任何情况下救治患者的生命，甚至于不惜一切代价、一切后果的延续患者的生命，这就使得生命神圣论在现实中产生了大量医学伦理难题。

(1)能否主动停止对不可逆转的患者的抢救？当患者要求放弃治疗时，医护人员能否放弃救治？

(2)能否对人实施生育控制措施？控制人口数量是否是合理的？

(3)能否能对患者生命进行科学研究？

(4)能否进行人类胚胎干细胞的研究？

(5)能否摘取健康人体器官进行移植？

(二)生命质量论

1. 含义 生命质量论是以人的自然素质(体能、智能、全身状态)为依据，衡量生命对于自身、他人和社会存在意义的观点和理论。生命质量论的产生，是建立在生命神圣论过于抽象和绝对的强调生命的唯一性上，这标志着人类生命观发生了历史性的转变。

生命质量的标准是指个体生命健康程度、德才素质、治愈希望、预期寿命等。

2. 生命质量论的伦理意义

(1)由传统的生命神圣论转向追求生命质量的新观念，使人们不再盲目推崇生命存在的唯一性，是人类走向成熟的标志，同时也对生命的存在提出了优质的要求。

(2)使人类开始重视控制人口数量增长和提高、保护和改善人口质量的必要性，为人们提出人口政策、环境政策、生态政策等提供了理论依据。

(3)为医务人员对某些不同生命质量的患者，采取相应的治疗原则、方法和手段提供了理论依据，避免了对患者采取无谓和浪费的治疗措施。

(4)对于合理、公正地分配卫生资源提供了新的指引，为人们采取人工流产、节育、遗传咨询、缺陷新生儿的处置等提供了新的思路。

生命质量论已成为现代生命伦理的重要组成部分，并标志着生命质量论更加理性，更加成熟，其问世的意义不仅体现在理论上，更多体现在实践中。在理论上，生命质量论的问世和加入，使医学伦理学和护理伦理学的理论基础和研究方法更科学、更先进、更完善。传统医学伦理学和护理伦理学理论以生命神圣论为基石，主要内容是职业美德论和义务论。生命神圣论及其美德论、义务论比较关注的是个体的人，追求的是人的个体生命的神圣化；在职业素养上，诉诸医者个人的美德和职责，只强调道德律令而不顾及客观规律，只注重行为动机多不顾及行为效果。因而，它们为医疗护理事业提供了强大的基础性理论支撑，并且至今也不能被否定，但是，生命神圣论在护理实践中，常常陷入困境，如果不进行补充和完善，则很容易走向僵化和片面性。而生命质量论把个体的生命利益与群体，甚至人类的生命利益联系起来，把延长生命年限与保证生命利益有机结合起来，把道德律令与客观规律联系起来，把职业的行为动机与行为效果联系起来，综合思考人的生命现象及其医疗护理职业伦理理论问题，从而使生命伦理更加科学。生命质量论成为医学伦理学及护理伦理学体系科学化、现代化的重要理论标志。在实践中，生命质量论的问世和加入，使医疗护理服务有了更加明晰的道德方向和切实可行的伦理指南。生命质量论是人类生命观念的新飞跃，为解决当代医学道德难题与困惑提供了新的有效的理论武器。

需要指出的是，生命质量论因为过于注重人的自然素质，往往又忽视了人存在的价值，这样的观点带有一定片面性和局限性。有人生命质量很低，却有很高的价值；有人生命质量很高，而其存在的价值质量很小，单凭生命质量决定个体生命长短是缺乏道德依据的。

（三）生命价值论

1. 含义 生命价值论，是以人具有的内在价值与外在价值的统一，通过对个人、对他人和对社会的作用和价值意义进行衡量和评价生命意义的一种理论。

生命价值论同生命质量论一样，都是20世纪中期对生命神圣论的质疑而发展来的。它判断生命价值大小主要有两个方面：一是生命的内在价值，即以生命本身的质量（体力和智力）作为生命价值判断的前提和基础；二是生命的外在价值，即指某一生命对他人、社会的贡献，是生命价值的目的和归宿。

2. 伦理意义 生命价值论将生命的内在价值和外在价值统一起来，是人类改变自身素质的要求和反映，以此来评价生命的价值，可以避免对个体生命的某一阶段或某个时期来判断生命的价值，使人们的视野和思维更加开阔，情感更加理智。

按照生命价值论的观点，生命的取舍应与生命的价值联系起来，对那些能满足社会和人类物质与精神的需求的人的生命应予以维护，而对那些生命质量低下，丧失自身意义和社会价值的生命可以放弃。这给日益突出的医疗矛盾和难题，如对于只能靠医疗器械维持生命迹象的植物人、是否可以放弃对其状态的维护这一问题提供了极大的理论支持和行动指南。

总的来说，现代生命论更加科学化、系统化和现代化，从生命的神圣论、质量论和价值论的辨证统一中去看待生命，即应当在生命的价值与质量的前提下去维护人的生存权利，去维护生命的神圣和尊严。这种生命观使医护道德观念从传统的纯粹维护生命时间的角度，上升到提高生命质量和价值的格局，使医护道德从关注人的生理价值，进一步拓展到关注人的社会价值和意义，也为计划生育、安乐死等道德难题提供了道德依据。

三、美德论

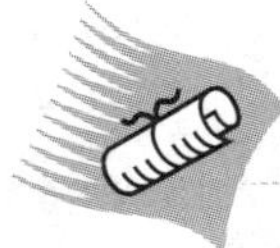

知识链接

一个人做了这样或那样一件合乎伦理的事，还不能说他是有德的；只有当这种行为方式成为他性格中的固定要素时，他才可以说是有德的。

——黑格尔

（一）美德论的概念

美德论，又叫德性论或品德论，是关于研究做人应具备的品格和品德，以及如何成为道德上的完人的理论。美德论是道德领域和伦理学的重要内容。

各个时代的国家和民族都提倡美德，我国从古就有礼仪之邦的美称，素来重视传统的美德。儒家经典《大学》中说："身修而后家齐，家齐而后国治，国治而后天下平"修身的目的是为了齐家、治国，修身的标准是个人达到较高的美德素养。孔子曾将"智仁勇"称为"三达德"，又将"仁义礼"组成一个系统，曰："仁者人（爱人）也，亲亲为大；义者宜也，尊贤为大；亲亲之杀，尊贤之等，礼所生焉。"仁以爱人为核心，义以尊贤为核心，礼就是对仁和义的具体规定。孟子在"仁义礼"之外加入"智"，构成四德或四端，曰："仁之实事亲（亲亲）是也；义之实从兄（尊长）是也；礼之实节文斯二者是也；智之实，知斯二者弗去（背离）是也。"《孟子·告子上》曰:"恻隐之心,人皆有之;羞恶之心,人皆有之;恭敬之心,人皆有之;是非之心,人皆有之。恻隐之心,仁也;羞恶之心,义也;恭敬之心,礼也;是非之心,智也。仁义礼智,非由外铄我也,我固有之也,弗思耳矣。"董仲舒又加入"信",并将"仁义礼智信"说成是与天地长久的经常法则("常道"),号"正常",曰:"仁义礼智信五常之道。"

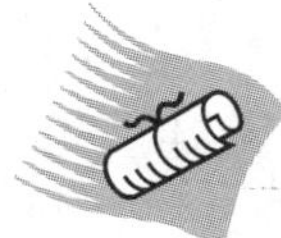

知识链接

作为亚里士多德的德性伦理学在当代的复兴者,麦金太尔通过其《追寻美德》、《谁之正义?何种合理性?》和《三种对立的道德探究观》这三部美德伦理学的系列著作,揭示了美德伦理的本性、美德伦理的生成根源和依存基础、美德伦理的传承方式、美德伦理的构成特征(基于多种文化传统和道德谱系的特殊主义多元化)以及美德伦理实践的社会文化语境等。这些就是麦金太尔美德伦理学的基本理论思路或原则。

在现代社会条件下,人们所需要的美德不再是基于自我人格完善或自我品格卓越的内在美德,而是基于现代公共化社会认同的类型化同某种类型化的"职业"和社会化"理想类型"相关联的人格优秀或社会职业的卓越成就。

在当今中西方文化不断交融、日新月异的医学科技浪潮中,如何弘扬传统道德文化中汲取国人所需要的医德精华,传承的同时发展医德观念与理论,是摆在人们面前的一个重要任务。医学作为职业,从出现开始就是一项崇高的职业,它要求从事医疗护理工作的医务人员应具备高尚品质。中国医德在几千年的医疗实践中形成了优良传统,而美德的培养是一个长期、逐步发展的过程,是在一定的社会环境中,通过系统的教育和医学实践的熏陶,以及个人自觉锻炼和修养逐步形成的。

护理美德论是指研究护理人员应当具有的护理美德以及如何培养这些职业美德,把护理人员培养为具有良好护理品德的高素质护理人才的理论。护理道德品质是指护理人员在护理实践活动中所经常表现出来的,具有稳定性特征的行为习惯和行为倾向。护理道德品质是由护理道德认识、道德情感、道德意志、道德信念和道德行为习惯等多方面要素所构成的有机统一体,是由护理道德认识开始,通过护理道德情感和护理道德信念为中介,从而转化为护理道德行为和习惯。

(二)护理美德的表现

在护理实践中,护理美德不断通过护理道德品质表现出来,概括起来主要有以下几个方面。

(1)慈善仁爱:同情、尊重和关心患者,热忱为患者服务等。

(2)正直廉洁:作风正派,不谋私利,敢于承担责任等。

(3)严谨求实:行为审慎,认真负责,严守规章,实事求是等。

(4)精益求精:刻苦钻研护理技术,注意更新护理知识,不断提高护理质量等。

(5)平等待人:对不同的患者一视同仁,做到公平、公正等。

(6)甘于奉献:不怕苦、脏、累,不计名利,不惧危险,勇于牺牲个人利益等。

(7)仪表端庄:穿戴整洁,言谈有度,举止有礼,动作轻柔等。

(8)团结协作:与其他医务人员主动配合、互相支持、齐心协力。

四、义务论

德国著名的哲学家康德在其著作《道德的形而上学基础》中提出理性主义的义务论:道德并不是建立在欲望之上,而是在理性意志之上,强调以理性作为根据检验个人的道德准则是否可以普遍化为普遍法则。义务论的一个主要特点是不根据行为的后果判断善恶,认为道德判断的标准只在于行为的动机,即只在于善良意志。因外在价值而产生的命令称为假言命令,因内在价值而产生的命令是绝对命令或定言命令。道德义务的根据就是:依据理由去行动,这是对每个理性的行动者提出的实践要求。

在护理伦理学中,义务论用来确定护士的行为准则和规范,强调的是护士的道德责任,具体表现在护士应该做什么，不应该做什么才是道德的。在护理实践中义务论使护理人员提高了对道德责任的认识，培养了护理道德良心，更加明确了社会对护理人员的基本要求。

义务论对护理人才的培养和护理的发展起到了重要的作用，但义务论强调护理行为的应当性，不重视护理行为本身的价值及其导致的后果，即忽视了行为动机与效果的统一性，忽视了对患者尽义务与对他人、社会应尽义务的统一。当代医学(包括护理学)的发展随之出现了消除人类病痛、挽救其生命的高精尖技术手段，它虽然提高了人的生命价值，大大增强了医学、护理学的力量和职业价值，但与生命质量论和生命价值论是相违背的。如果只能维持患者生存状态，而不顾生命质量和价值的高低与后果，如长期依靠医疗设备维持不可逆转的患者的心跳和呼吸，使患者长久处于"植物生存状态"，虽然医务人员有良好的初衷，但可能并没有给患者和家属带来真正的幸福和利益。在护理道德中，义务论是以护患关系为基础，以对患者负责为中心，忽视了对他人、社会的义务，特别反映在患者需求与卫生资源分配的矛盾、医学和护理科研中维护患者利益与发展医学和护理学的矛盾、生育自由与人口控制的矛盾、生命神圣与严重缺陷胎儿处理的矛盾等上。

五、功利论

(一)功利论的含义

功利主义，即效益主义，认为判定人的行为在伦理上要看行为的效用即后果上，提倡以追求最大幸福为目标。功利主义产生于 18 世纪末 19 世纪初的英国，主要代表者有约翰·斯图亚特·米尔和杰瑞米·边沁。但是功利思想的萌芽可以追溯到古希腊时期的伊壁鸠鲁，他认为人的道德选择符合趋乐避苦的自然感情。功利主义基于这样一种伦理原则：人的本性是避苦求乐的，人的行为是受功利支配的，追求功利就是追求幸福；而对于社会或政府来说，追求大多数人的最大幸福是基本职能。功利主义法学的最基本特点就是强调追求"最大幸福"，认为这就是善。

功利主义是一种以人们行为的功利效果作为道德价值的评价标准。功利主义的诞生和发展，对整个世界的经济、政治和文化都产生了重要的影响。功利主义不仅是一种重要的道德理论，而且也是一种社会抉择理论。市场经济和经济全球化为功利主义的发展提供了天然的土壤。功利主义在医学伦理中主张医务人员的行为应以满足患者和社会大多数人的利益为标准，为医学伦理学的发展提供了新的动力，且产生了积极的影响。

(二)功利论的内容

在护理道德中，功利论的内容包括以下几方面。

1. 满足患者的健康功利需要 护理的对象主要是患者，维护和保障患者的健康功利是护士的神圣职责，也是医院的工作目标。因此，在护理道德中，满足患者的健康功利需要是功利论的重要内容。但是，有时患者的健康功利与护士的正当个人利益、医院的功利可能会产生矛盾，此时护士应不计较个人得失，医院也要发扬救死扶伤的人道精神，将患者的健康功利放在首位。然而，作为患者及其家属、单位，也要理解护士和医院的功利需要。护士也有个人、家庭的物质和精神的种种需要，在其正当利益得到肯定和逐步满足时，可以提高其积极性。医院要满足全体医务人员的功利需要，还要不断发展而满足广大患者日益增长的医疗卫生保健需要，医院的功利实际上也包含了广大患者的利益。因此，护患之间、患者与医院之间要互相理解，相互尊重彼此的功利需要，尽量使其达到统一。

2. 满足社会大多数人的健康功利需要 社会上的每个人都有健康功利的需要，生命也都有得到社会尊重和保护的权利。个体患者与社会大多数人的健康功利是一致的、统一的。但是，在目前我国医疗卫生资源有限的情况下，个体患者与社会大多数人健康功利的需要会产生矛盾，此时在尽量保障每个患者的基本医疗卫生保健需要的情况下，对稀有卫生资源只能根据医学标准和社会价值标准来分配，并使没有获得稀有卫生资源的患者的损失降低到最低限度。至于对一些不可逆转的垂危患者、严重先天缺陷的新生儿等，即没有康复的可能或者处于低生命质量状态，如果采取不惜一切代价地治疗和抢救，会影响社会上大多数人的健康功利，这种行为并不是真正的人道主义。

总之，护理道德中，功利论是满足患者和社会上多数人的健康功利，同时兼顾到护士的正当利益和医院功利,并尽量使几方面达到统一。

当然,功利主义容易诱发某些负面影响,如导致以功利的观点看待生命,忽视全心全意为人民健康服务的宗旨,偏重经济效益而忽视社会效益的后果。由此看出,应用功利主义时应注意及时调整价值的导向,以避免产生有悖于伦理道德的行为。

第二节 护理伦理的具体原则

护理道德的原则是护理伦理学的基本理论,也是护理道德体系中的核心部分。护理道德基本原则是指在护理活动中调节护士人际关系以及护士与社会关系的最基本出发点和指导准则,也是衡量护士道德水平的尺度。护理道德的基本原则是社会主义道德和共产主义道德要求在护理职业中的具体体现,也是由医学道德的基本原则衍化出来的。1981 年,我国第一届医德学术讨论会上,明确提出我国医德的基本原则的具体内容可归纳为:救死扶伤、防治和护理疾病,实行社会主义的医学人道主义,全心全意为人民的健康服务。

美国著名生命伦理学家比彻姆和查尔瑞斯在《生物医学伦理学原则》中,提出了生命伦理学的四条原则:自主原则、不伤害原则、公正原则和行善原则,它们已成为目前广泛应用的伦理学原则,同时对卫生伦理决策也有较大影响。

一、自主原则

(一)自主原则含义

从道德哲学意义上讲,自主是指人的自我决定能力,其有三个特性。①自愿性:自主不是无可奈何的活动,而是自觉自愿的活动。②目的性:自主是一种排除非理性的冲动、建立在理性基础上的选择。③坚定性:自主就要坚持自己的目的,不因外界的干扰而妥协。

自主原则,也称为尊重原则,是指有自主能力的人在其观点和决定不伤害他人思想与行为的前提下,能不受到干预且有自主性行动与选择以控制自己的生命。遵循自主原则就要尊重患者与受试者的人格和尊严,即他们自主的知情同意或选择,而不能欺骗、强迫或利诱他们。

自主原则强调患者和受试者的主体地位和权利,施以他们的任何措施和行为都应作真实全面的说明,由他们自主做出决定。一旦做出决定,原则上必须尊重。对于大多数正常的成年人,自主权由他们行使;对于缺乏自主能力的人(如儿童、智障者等),其自主权受监护人的协助和保护。只有最大限度的尊重患者权力,才能够发挥患者的主观能动性,并以积极的精神状态配合各种治疗,取得良好的效果。

(二)自主原则对护理人员的要求

维护患者自主权关键在于尊重患者的真实意愿。由于患者和医务人员在医学专业知识上存在明显差异,加上患者因为病痛而处于弱势地位,许多患者自身常常忽略或无法顾及自主权,医护人员在行使施治权时,不能因为患者对医学知识的相对贫乏而忽略患者的感受或者对患者的自主权视而不见。在中国的医疗实践中,医护人员对许多患者常采用“家属同意”的方式剥夺他们自主参与决定的机会。事实上,“家属同意”是在患者丧失或缺乏自主能力时的一种权宜之策,通常是不能代替患者自主权的。

1. 增强尊重患者的意识 珍视生命、尊重患者的尊严和健康权利是护理人员的天职,护理工作从本质上讲就是尊重患者的生命和健康权利,在具体工作中给个人、家庭和整个社会群体提供医疗健康服务,尊重患者是护理服务理念的最高境界。护理人员在日常护理工作中应自觉养成尊重患者自主权的意识,主动改正那些与患者自主权相违背的言语和行为,让患者参与自身的医疗和护理实践。

2. 帮助患者了解更多相关的医护信息 医学是一门专业性很强的科学,容易出现“信息不对称”现象,即患者对自己的病情及对医务人员采取的诊疗护理措施不理解或不完全理解。患者由于不知情就没有选择和决定的可能,从而难以做到真正自主。对患者知情权的限制无论从主观上还是客观上都是对患者自主权最本质的损害,因此在护理工作过程中应加强护患之间的沟通与交流。如责任护士有责任向新入院患者介绍其所患疾病的诊疗及预后情况，药物的应用及其副作用等情况，并且将患者的反应和选择意见向医务人员反馈，从而建立良好的医-护-患关系，共同探讨有利于疾病康复的方案。对一些不便告知患者或不利于患者康复的信息尽量婉转说明，并将真实情况告诉患者家属，以免产生医疗纠纷。

3. 对患者做出恰当的选择进行指导 护理人员除了让患者了解更多的医学信息外，更重要的是帮助患者理解这些信息，鼓励患者在获知相关信息后能够做出恰当的选择。在取得患者充分信任的基础上向患者说明各种医学检查和治疗操作过程的利弊，提出医护人员的建议，但不是强迫患者接受或不接受某项治疗方案，鼓励患者充分表达自己的真实意愿和选择恰当的诊疗方案。

二、不伤害原则

(一)不伤害原则含义

不伤害原则是指不做有害于患者的身心健康的事，即不伤害他人或不使他人置于可能受伤害的危险情况中，特别是对无能力保护自己的人，如精神病患者、智障者、昏迷的患者、幼童或老年人等应加以协助，使他们避免受到伤害。

(二)分类

在常见的医疗中，医务人员对患者可能造成的伤害主要包括技术性伤害、行为性伤害、经济性伤害。

1. 技术性伤害 由于医疗技术使用不当对患者造成的肉体或健康的伤害。如由于医护人员工作责任心不强造成的医疗事故，或强迫患者接受其未同意的检查或治疗等。

2. 行为性伤害 医护人员语言、态度等行为对患者造成的精神性伤害。如对患者态度粗暴，出语不逊，无故泄露患者的隐私，说话不注意场合、对象等行为，均会对患者造成心理的、人格的伤害。

3. 经济性伤害 由于医护人员所处的个人或团队的利益而导致的“过度医疗消费”，使患者蒙受经济利益的损失。如过度使用贵重药物和高新医疗技术等。

因此，医务人员必须注重患者的健康，关切患者病情变化，提供必要的医疗服务，具备扎实过硬的技能知识，对患者认真负责，努力防止和避免各种因为不必要所带来的危险，在无法避免的情况下，采取“两权相重取其轻”的原则。同时也要防止患者给其他人所带来的任何伤害，在医疗资源共享的基础上，最大程度降低患者自身以及对他人造成的伤害。

三、公正原则

(一)公正原则含义

公正原则，是指在医疗服务中公平、正直地对待每一位患者的伦理原则。社会上的每一个人都具有平等合理享受卫生资源或享有公平分配的权利，享有参与卫生资源的分配和使用的权利。

(二)公正原则涉及的医疗资源分配

在亚里士多德看来，“在各种德性中人们认为公正是最重要的”。生命伦理学中的公正原则主要是指医疗保健资源的公正分配，要求每一位患者都得到应该得到的医疗资源，不能因为医疗以外的其他因素，如性别、民族、职业、金钱、社会地位、信仰、党派、肤色、血缘和国籍等条件而有所不同。由于医疗资源的有限性，不可能满足每个患者的需要，这时在利用医疗资源方面就可能会发生冲突，若一个患者使用资源较多，必然会影响到其他患者的治疗效果。因此，在生命伦理学研究的过程当中，广泛的涉及医疗资源如何分配的问题，具体如下。

1. 稀少医疗资源的获取 器官移植所使用的人体器官或组织是稀少的医疗资源之一。为了获得更多的器官以救活更多人的生命，世界各国曾采用三种政策，即赠予、交易和拿取。赠予的政策是完全依照个人志愿捐赠的，也就是某人生前填写志愿捐赠卡，在他死后即拿取他身上的任何可用器官。交易的政策是为了鼓励人们在死亡时，将其器官捐出而设计的。为了鼓励捐赠，捐赠者将会获得一些报酬。拿取的政策即除非当事人曾经明确表示反对，否则在人们死亡时，要将其任何可用的器官加以保存起来。

2. 稀少医疗资源的分配 当可供使用的医疗资源太少时，健康照顾提供者、医疗机构或其他相关机构，必须决定在使用者之间，由谁使用这种稀少的资源，这常常会涉及一些伦理道德上的考虑。有关稀少资源分配的学说很多，综合各个专家的看法，最后的结论都认为，分配的程序应分两个阶段进行。第一阶段是为要将申请者的范围缩小至可操作的人数而设计的。各种不同的学说都同意在这个阶段，应该考虑“医疗上的因素”，认为只需因获得这一稀少资源而可能得到效益的那些人，才应该认真地加以考虑。至于第二阶段则有不同的主张。例如：雷却尔斯认为在分配稀少的医疗资源时，应考虑使用者的社会价值。他主张社会应该将稀少的医疗资源分配给对社会最有贡献的那些人。第二阶段可依据成功概率因素、平均余命因素、依赖人口因素、未来潜在贡献因素、过去贡献因素五个准则以确定最后可获得某项资源者。如果经过两个阶段仍不能产生最后的资源使用者，则采用随机取样的方法决定。雷却尔斯认为以“抽签”或“先来先服务”来决定谁可以获得某种稀少医疗资源才是最合理的。

（三）公正原则对护理人员的要求

1. 一视同仁与公正 简单地说就是要平等地对待患者。“普同一等”，这是中外历代医家倡导的医德原则。在护理实践中，护理人员应该做到：①对患者要一视同仁，尊重和关心每一位患者的人格、权利、正当健康需求；②尊重和维护患者的人格权和平等的基本医疗照护权；③本着对人的生命健康高度负责的精神，用最大的努力来满足患者的最大利益，最大限度地减少患者的痛苦。

2. 公正分配医疗资源 护理人员是医疗小组的成员之一，有很多机会参与医疗资源分配的决策过程，有时还可能充当一位决策者，在护理工作中不可避免地会面对如何做出公正的伦理决策问题。护理人员在做有关医疗资源公正分配问题的伦理决策时，应针对所有相关因素加以评估，确保医疗资源分配的公平性与合理性。由于护理人员是照护患者的第一线工作者，与患者接触较多，也最了解患者对各种医疗措施的遵从度、反应及期望，护理人员更有责任也最有可能向医疗小组提供患者的相关资料，协助医疗小组作出公正的资源分配决策。分配医疗资源应遵循公正的原则，使每一个患者都得到他应该得到的医疗资源。具体就是要求医疗资源的分配具有公益性、公平性和有效性。

四、行善原则

（一）行善原则含义

行善原则，也称为有利原则，是为了他人的利益而采取行动的道德义务，是一种帮助他人以促进他人利益的义务。

美国学者比彻姆和查尔瑞斯认为：行善是一种义务，是帮助人促进其重要而正当利益的义务。美国著名的伦理学家威廉·佛兰克纳认为：行善原则包括不应施加伤害、应预防伤害、去除伤害、做善事或促成善事。可见，有利原则强调的是一切为服务对象的利益着想，并对他们实行仁慈、善良和有利的行为，同时应避免或消除可能对服务对象造成的伤害。例如护理人员对于昏迷患者或长期卧床的患者，应该定期翻身以预防褥疮的发生。

（二）行善原则对护理人员的要求

关心患者的合法利益，不仅要求预防和避免伤害，而且要求采取积极的行为帮助患者增进自身的合法利益。护士在护理患者时，为患者提供最佳护理服务，解除患者痛苦，帮助患者康复。当护理行为可能对患者有利有害时，权衡利害大小，两害相权取其轻，慎重地做伦理决策，尽可能选择最大的利益和最小的伤害，同时将有利于患者同有利于他人、有利于社会利益有机统一起来。

第三节 基本范畴

护理伦理范畴是道德规范在护理活动中的具体运用，是护理道德现象的总结和概括。它反映的是护士在护理活动中体现的最本质、最普遍的道德关系，是护理伦理原则与规范的必要补充。

一、权利与义务

(一)权利

1.含义 护理伦理权利是指患者对医疗护理卫生事业享有的权力和利益以及护理人员在护理工作中应有的权力和利益。

2.内容 护理伦理权利包括患者的权利和护理人员的权利。患者的权利即患者对医疗护理卫生事业享有的利益和可以行使的权力。护理人员的权利即护理人员在医疗护理服务过程中应该享有的利益和可以行使的权力。

护理人员权利的实质主要就是维护、保证患者医疗护理权利的实现,促进患者身心健康的权利。在保证患者康复或有利于病情缓解的前提下,有医疗护理的自主权利。如护理人员有权根据患者的治疗护理需要而调整床位,为了维护患者和社会的利益,医护人员有权对某些病情和医情保密,包括为患者保密和对患者保密。

护理人员的权利可以分为护理人员的执业权和护理人员自身权利两个方面。

(1)执业权:护理人员从事护理工作,履行护理职责的权利,表现为基本权利、特殊权利和其他相关权利。①医疗护理自主权,即在保证患者康复和有益于病情缓解的前提下,护理人员有独立自主、不受干扰地履行自己职责的权利。这是护理人员的基本权利,是维护和保证患者医疗护理权利实现的需要。②特殊的干涉权,即在特定的情况下,护理人员具有限制患者自主权利,实现对患者应尽责任的权利。护理人员的特殊干涉权不能滥用,只有当患者的自主原则与生命价值原则、行善原则、无伤害原则、社会公益原则产生矛盾和发生冲突时,护理人员才有权使用这种权利。③其他相关的权利,即与履行护理职责相关的权利。包括:参与影响护理的政策性决定的权利;参与影响工作条件的决策的权利;筹组和参加护理专业团体,进行学术交流和接受继续教育的权利等。

(2)自身的权利:在强调护理人员要全心全意为患者服务、履行对患者应尽的义务的同时,也强调维护护理人员自身的权利。护理人员自身的权利主要有:①被尊重的权利,护理人员的人格和职业应该受到患者及其家属的尊重;②获得合理报酬的权利;③保护安全执行业务的权利,即护理人员在执行业务时有权要求在安全和具有功能性设备的环境下工作,以保证自身及其他医护人员的安全与健康。

3.护理伦理权利的作用

(1)护理人员只有明确了自身的权利之后,才能在医疗护理过程中正确行使自身的权利而不会滥用权利,从而避免出现不道德行为。

(2)护理人员只有明确了患者的权利之后,才能在医疗护理过程中尊重患者的权利并更好地维护患者的权利。

(3)护理人员只有明确了自身与患者双方的权利之后,才能在医疗护理过程中与患者互相尊重,互相配合,提供高质量的护理。

(4)护理人员正当的护理伦理权利受到尊重和维护,可以提高护理职业的声誉和社会地位,也可以调动和提高护理人员履行护理伦理义务的积极性和主动性,从而有利于护理人员在维护和促进人类健康中发挥更大的作用。

4.服务对象的主要权利

(1)享有平等医疗和护理的权利:每个人都享有平等的生存权及医疗权,当人的健康和生命受到疾病影响时,也应该享受平等的医疗护理权利。医护工作者应该尊重和实现患者的这种权利,不能因为患者的地位、贫富、权利、信仰或关系的亲疏等差别而影响所提供的服务质量,应努力做到一视同仁,平等地对待每一个服务对象,自觉维护服务对象的权利。

(2)享有获取实情的权利:在医疗护理过程中,服务对象有权获知自己的病情程度、治疗与护理的方案,包括治疗和护理的相关信息,如预期结果、副作用、疾病的预后以及医疗费用开支的情况等。医护工作者应在不损害服务对象利益和影响治疗护理效果的前提下,选择适当的时机和方法告知实情。可把握以下原则。一是适当区别病种和病情轻重,如果服务对象是普通疾病,程度较轻,可如实告知,但要讲究方法和语言,避免患者产生负面心理。二是掌握好告知的程度。对于心胸比较开阔的人,可以将病情程度如实相告，寻求密切配合治疗，否则应当把握时机，逐步试探告知。三是告知服务对象有关病情资料时，最好事先征求家属意见，双方研究告知的内容与方法。

(3)享有个人隐私和个人尊严获得保护的权利：服务对象有权要求对有关的病情资料、治疗与护理的内容及记录保密，未经同意不能任意将服务对象姓名、身体状况、私人事物于公共场合中公开，更不能与其他不相关人员谈论服务对象的病情与治疗，否则将会触犯相关规定或法律。

(4)享有参与、选择和决定有关对个人健康的医疗和护理的权利：服务对象有权在接受医疗和护理前获知有关的详情，并表达自己是否愿意接受。例如，当护理处置上有重大改变，或当服务对象要求改变护理方式时，护理工作者应协助服务对象在获得准确的信息，并完全了解和同意新的护理方法及执行护理人员信息后，有关护理计划才可执行。服务对象有权在法律允许的范围内拒绝接受护理服务，护理人员有责任向服务对象说明拒绝接受护理后对生命健康产生的危险。

(5)享有获得住院时及出院后完整的护理记录权利：服务对象有权利获得包括入院、出院、转院的相关资料，有权获得出院后持续性的护理，例如，要求提供出院后持续性护理的相关资讯，医护工作者有义务告知服务对象出院后应注意的事项。

(6)监督权：服务对象既有监督自己所享有的医疗与护理权利是否实现的权利，也负有监督医院服务质量的义务。对于各种妨碍患者医疗护理权利实现的做法，如不合理的医疗护理收费，不及时的诊疗护理等，患者有权直接或间接地提出批评意见，医护工作者不得因此而对患者实施打击报复。

(7)获得赔偿的权利：如果发生由于护理工作人员行为不当，造成服务对象人身损害的后果，服务对象有通过正当程序获得赔偿的权利。

(二)义务

1. 含义　义务是指个人对社会、对他人应尽的责任。在法律上，义务与权利相对应。在伦理学上，义务是与责任、使命、职责具有同等意义的概念。

2. 患者的义务

(1)如实提供病情信息：服务对象应尽可能准确、全面地提供病情信息，真实、负责地叙述自感症状及既往病史，即使涉及个人隐私，如果与疾病的诊治有关也有义务如实提供。

(2)遵守医护嘱咐：医护嘱咐是医疗护理活动得以顺利进行的依据和基础，尤其是传染病患者，若不遵从医嘱，将给自己、他人和社会带来危害。因此，患者必须认真遵从科学的合理的医护嘱咐，积极配合医护人员的医疗护理活动。

(3)遵守医院的规章制度：医疗环境对服务对象的健康与疾病的康复起着重要作用，而医疗护理的良好环境和秩序不仅依赖于医护人员的辛勤工作，也有赖于服务对象及其家属的遵守与配合。

(4)支付医护费用的义务：患者在接受医疗护理服务的同时，有义务按照国家规定的标准支付相应的医疗护理费用。

(5)尊重护理工作者的人格、劳动以及专业权利：护理工作者的执业权利受法律保护，他们的劳动和人格尊严也要受到全社会的尊重，同样也应该受到服务对象及其家属的尊重。如果发生纠纷，可以提交医学伦理委员会或司法机构做出裁决。

(6)促进医学科学、护理科学的发展：为了维护和促进人类健康，患者有义务在自己不受伤害，或者受益与伤害(风险)成比例的情况下，经知情同意，配合医护人员开展教学、科研、公益等活动。

3. 护理人员的义务

(1)尊重和维护患者权利。

(2)尊重患者的人格。

(3)尊重患者接受医疗照护权利。

(4)正确执行医嘱，配合医生实施诊疗。

(5)为患者保守医疗秘密。

二、情感与理智

（一）情感

1. 情感的含义 情感是人们内心世界的自然流露，是人们对客观事物和周围人群的一种感觉反映和态度体验。

护理道德情感是护理道德品质的基本要素，是护理工作者对护理事业，对人们的身心持有的态度。

2. 护理道德情感 其主要内容包括以下方面。

(1)同情感：这种情感要求护理工作者对服务对象的疾苦要有深切的同情心，对他们的遭遇和不幸在感情上产生共鸣，并把他们的病痛和困难视作自己的病痛和困难，热情周到地做好各种护理工作，使患者早日恢复健康。

(2)责任感：同情感的一种升华，这种情感要求护理工作者把服务对象的生命、健康和安危放在一定高度，把服务对象的健康和利益放在首位，恪尽职守。

(3)事业感：这种情感要求护理工作者具有炽热的事业心，热爱护理科学和医疗卫生工作，要以刻苦钻研的探索精神和精益求精的业务态度从事护理活动，做到精勤不倦，乐于奉献。

（二）理智

理智是人用以认识、理解、思考和决断的能力，或辨别是非、利害关系以及控制自己行为的能力。

这种情感要求护理工作者热爱患者要保持一定理性。护理工作者在医疗护理工作中，应根据科学允许的范围来满足服务对象及其家属的要求，对他们的一些不合理要求，应理智地做好解释，没有理智的情感和没有情感的理智都不能很好地履行护理工作者的职责。

三、审慎与保密

（一）审慎

审慎是指周密谨慎，也就是人们在行为之前的周密思考与行为过程中的小心谨慎。审慎是一种道德作风，是良心的外在表现。

护理工作者的审慎，是指护理工作者在为服务对象提供护理过程中详细周密的思考与小心谨慎的服务，其作用在于保证服务对象身心健康和生命安全。它既是护理工作者对服务对象、社会履行护理道德义务的责任感和同情心的要求，更是护理工作者内心信念和良心的具体体现。

护理人员的审慎包括以下方面。

1. 行为审慎 护理工作者在护理实践的各个环节都要自觉做到认真负责、小心谨慎；尤其在整体护理过程中做出护理诊断和护理措施时更要审慎，只有认真、周密、仔细、全面地分析，才能收集可靠的信息，做出正确的护理诊断，提出最佳的护理措施并予以执行，严防各种意外和错误发生。

2. 语言审慎 语言是人际交往的重要手段，护理工作者在与服务对象沟通时，可以通过通俗的语言了解患者对健康的需求，并用准确和安慰性语言作解释、鼓励帮助和指导其减轻痛苦、维护健康，帮助服务对象从焦虑、恐惧、悲观失望中解脱出来，并增加战胜疾病的信心。然而，语言具有两重性，语言既能治病，也能致病。亲切、得体的语言有保护性作用，可以使患者心情愉快，症状减轻；刺激性语言，可导致患者病情加重，甚至造成难以想象的后果。

（二）保密

保密，即保护秘密不被泄露。护理道德中的保密，是指护理工作者在护理过程中涉及患者的秘密和某些病情，扩散出去将对患者或社会造成不良后果，因此应予以保密。

护理道德保密的基本内容包括以下两个方面。

1. 为患者保守秘密 患者对于医护工作者寄予极大的信任。护理人员对患者的家庭病史、个人病史、婚姻史、个人爱好等隐私不能随意向外界透露，更不能当做消遣的谈资。

2. 对患者保密 在某些特殊情况下，对某些患者进行暂时性保密，这是一种保护性治疗措施。主要是从患者的健康和利益出发，对某些患者的疾病采取暂时隐瞒的做法。但医护工作者必须对患者的家属或者单位领导如实讲明病情，不能隐瞒，避免造成不必要的医疗纠纷。

四、荣誉与良心

（一）荣誉

荣誉是对道德行为的社会价值所做出的客观评价和主观意向。荣誉包括主观和客观两方面的含义，从客观方面来讲，荣誉是指人们履行了社会责任、对社会作出一定贡献之后，得到社会舆论的认可和奖励；从主观方面来讲，荣誉是指个人内心对自己行为的社会价值的自我意识的肯定。

护理工作者的荣誉是以患者健康利益为基础的，在履行了自身的道德责任之后，得到他人或社会的赞扬和褒奖，从而达到个人的自我慰藉和自我满足。荣誉是对过去的肯定和现在的激励，护理人员应在护理道德基本原则和规范的指导下，树立正确的荣誉观，正确认识和对待荣誉。

（二）良心

良心是指人们对是非、善恶、荣辱、美丑的内心深刻认识和感受，是对所负道德责任的内心感知和行为的自我评价及自我意识。良心就是一种内在的自觉意识，并隐藏在内心深处的使命、职责和责任。

护理伦理良心是指护理人员在履行对患者、集体和社会义务的过程中，对自己行为应负道德责任的自觉认识和自我评价能力，是道德观念、道德情感、道德意志和道德信念的有机统一。

护理道德良心的作用如下。

1. 行为之前的选择作用　当医务人员准备从事某项活动时，良心支配自己的动机选择。这时，良心不允许自己的行为违背自己所接受的道德观念，它根据义务的要求，对行为动机进行检查，对符合道德要求的动机给予肯定，对不符合的进行否定。

2. 行为之中的监督作用　在医疗活动中，当医务人员一旦产生不正常的情感、欲念时，行为主体就能够通过良心予以批评、制止、纠正。

3. 行为之后的评价作用　当护理工作者的行为给服务对象带来健康和幸福时，良心就会给予肯定，从而得到精神上的最大愉快和满足。当护理人员给患者带来痛苦和不幸时，则会承受“良心责备”而感到内疚和悔恨，凭良心自觉纠正自己的不良行为。

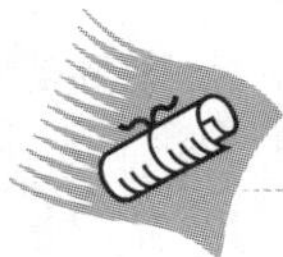

知识链接

良心是自己审判自己的法官。

——费尔巴哈

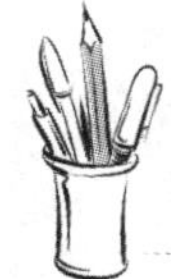

本章小结

（1）护理伦理学的理论基础主要由人道论、生命论、美德论、义务论、功利论等理论构成，是人们在护理实践中逐渐发展而形成的。

（2）护理道德的原则是护理伦理学的基本理论，自主原则、不伤害原则、行善原则和公正原则构成了护理伦理的具体原则。

（3）护理伦理范畴是道德规范在护理活动中的具体运用，是护理道德现象的总结和概括。权利与义务、情感与理智、审慎与保密、荣誉与良心反映的是护士在护理活动中体现的最本质、最普遍的道德关系。

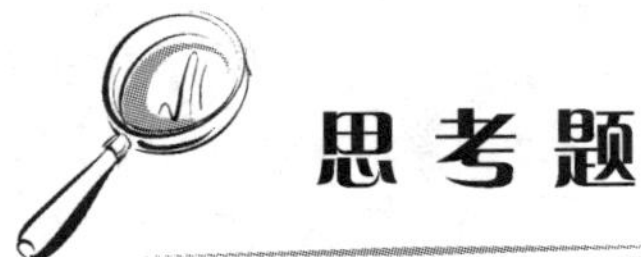

思考题

1. 护理伦理学的理论基础主要由哪些理论构成?
2. 护理道德的具体原则是什么?
3. 护理道德范畴中你认为哪些最重要?为什么?

（杨　珍）

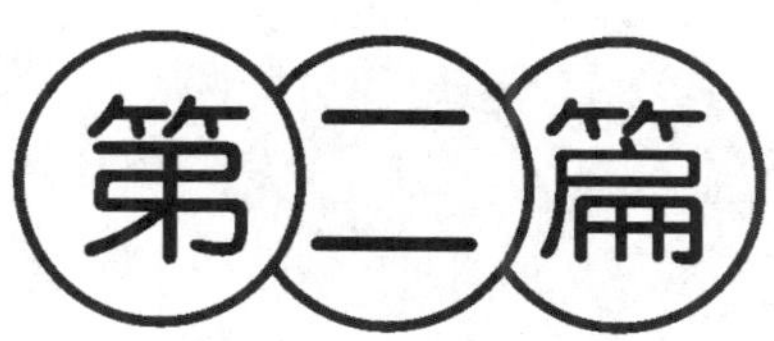

护理执业与伦理

第四章 护理人际关系中的伦理

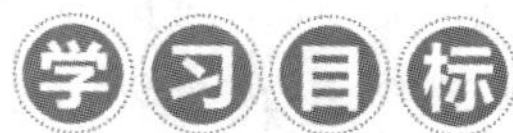

掌握：护患、医护、护士之间的道德规范。

熟悉：护患关系的影响因素、护患权利与义务及护患关系的基本模式。

了解：护士之间、护士与医院其他科室人员之间关系的影响因素。

护理人际关系伦理是护理伦理学研究和探讨的重要课题之一，它直接关系到护理伦理规范在护理活动中的贯彻执行，对提高护理质量、加强医德医风建设有着重要的意义。

人际关系又名个性心理关系，是研究个体的个性心理在群体及其直接接触环境中的相互关系。护理人际关系，是指护士在工作过程中所形成的多种网络人际关系的总和；也指在护理实践活动中，同护理有直接联系的人与人之间的交往关系。护理人际关系，包含的主要内容为护患关系、医护关系、护际关系、护士与医院各部门各类人员的关系、护士与社会群体的关系、护士与社会环境的关系等。

护理人际关系直接或间接影响着护理工作质量，尤其在护理管理工作中，如果管理者能建立和谐的人际关系则有利于护理工作的顺利进行和护理质量的提高。因此，处理好护理人际关系是医院的需要、是社会的需要，是精神文明建设的需要、是法制建设的需要，更是人类不断发展和进步的需要。

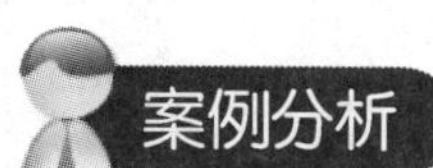

一个12岁，精神意识状况正常的女孩，因车祸行截肢术，手术前期要求医护人员勿让患儿知晓实情。此时，作为她的责任护士，你认为怎么处置最合适？应依据什么伦理原则？

第一节　护患关系伦理

护患关系是一种人际关系，是护士与患者在医疗护理实践活动中通过交往而形成的一种重要的人际关系，也是一种工作关系。建立良好的护患关系是护士职业的要求，是做好护理工作的基础，也是提高护理质量的重要措施，并对患者的康复起着很大的促进作用。因此，在以人的健康为中心的护理模式下，建立良好护患关系至关重要。

一、护患关系的基本模式

根据护患双方在交往过程中各自具有的心理方位、发挥的主导作用、主动性及感受性等因素的不同，可以将护患关系分为以下三种基本模式。

1. 主动-被动型　也称纯护理型，是最古老的护患关系模式。在这种模式中，护患双方不是相互作用，主要突出护士的主导作用。护士是主动的，护士往往以“保护者”的形象出现在患者面前，为患者提供必要的支持与帮助。此模式强调的是护士对患者单方面的作用和影响。因为，护士处于专业知识的优势地位和治疗护理的主动地位。患者是被动的，处于服从处置和安排的被动地位，因此，治疗和处置的权利由护士掌控。主动-被动型模式将患者看成简单的生物体，忽视了人的心理和社会属性，并且将治疗疾病的重点放在药物治疗和手术治疗方面，强调护士的权威性，忽略了患者的主动性。所以，该模式不能取得患者的主动配合，容易影响护理效果。

在临床护理工作中，此模式主要适用于不能表达主观意愿、不能与护士进行沟通交流的全依赖型的患者，如休克、昏迷等重病患者和婴幼儿。

2. 指导-合作型 也称指导型，是目前护患关系的主要模式。护患双方在护理活动中均占主导地位，但护理人员具有相对的主动地位和一定强度的权威性。护士通常以“指导者”的形象出现在患者面前，为患者提供必要的指导和咨询，并从患者的健康利益出发，提出决定性的意见。患者根据自己对护士的信任程度，有选择地接受护士的指导，遵循其嘱咐并合作。在执行护士的意志基础上，可以向护士提供有关疾病的信息，同时也可提出要求和意见。此模式将患者看成具有生物、心理、社会属性的有机整体。在临床护理工作中，此模式主要适用于清醒、较严重、急性患者和外科手术后恢复期的患者。

3. 共同参与型 也称自护型，是一种双向、平等合作式新型的护患关系。此模式护理人员与患者均占主导地位，强调护患双方权利平等，护士通常以“同盟者”的形象出现在患者面前，为患者提供合理的建议和方案。患者对自己的疾病过程有较强的参与意识和行为，护患双方都有治疗疾病的共同愿望，共同参与决策和治疗护理的过程。

在这种模式中，护士常为患者提供合理的建议和治疗方案。患者在病情允许的情况下，可自己完成一些力所能及、有益于健康的活动；能主动学习有关自我保健的知识与技能，能参与自我护理活动，并能主动配合治疗护理。因此，在治疗护理的过程中，护患双方共同分担风险，共享护理成果。该模式在很大程度上调动了患者的积极性，充分发挥了患者的主观能动性，使患者心理状况达到最佳水平，加快了疾病的康复。在临床护理工作中，此模式主要适用于具有一定文化知识的慢性疾病患者。

一般来说，以上三种护患关系模式在临床护理实践中都是正确且行之有效的，并非固定不变，也难以截然分开。因此，护士应根据患者的具体情况（如病情、设备、技术）及患病的不同阶段，选择适合的护患关系模式，以达到满足患者需要、提高护理质量、确保患者安全的目的。

二、护患关系的影响因素

护患关系受诸多方面因素的影响，其中主要影响因素为护理人员及患者，其次为医院及社会等因素。

（一）护士方面的因素

1. 护士职业道德因素 护理职业道德，是在一般社会道德基础上，根据护理专业的性质、任务，以及护理岗位对人类健康所承担的社会义务和责任，对护士提出的职业道德标准和护士行为规范。它是护理社会价值和护士理想价值的具体体现，是每位护士做好本职工作的行动指南和行为准则。它与护士职业紧密结合，是护士用于指导自我言行，调整与患者、集体和社会之间的关系，判断与他人在医疗、护理、科研等实践过程中行为的是非、善恶、荣辱和褒贬的标准。其在形成高尚的护理职业风范，对指导护理专业的道德发展方向，调节护患关系，促进医疗卫生战线的精神文明建设，造福于人民的健康事业等方面具有深远的意义。

在工作中，少数护士服务意识差，还停留在根据医嘱完成各项治疗的水平上，护士的工作过于机械化，缺乏主观能动性；对待患者语气生硬，缺乏责任心和爱伤观念，对患者的痛苦表现冷漠；甚至将患者的病情、机体的缺陷或障碍作为谈资，嘲笑患者，使得护患关系紧张、护患矛盾激化。

2. 护士心理因素 护理工作直接面对患者，服务对象多、工作量大、责任重、风险高。因此，国外有关对护士心理状况的研究表明，责任重大、工作繁重、压力大、地位低、护患关系紧张等是护士常见的心理应激因素；加之部分护理人员对职业认同感较差，接受心理学知识培训不足，缺乏医学心理学常识，不会及时调适自己的心理，导致心理失衡。心理失衡主要表现为护士心理素质不稳定，对外界的各种刺激承受能力差，极易产生紧张、烦躁、焦虑等情绪，当遇外界不良刺激时，不能自觉调节情绪，从而对待患者冷言冷语，不关心、不热心、不耐心，使患者产生不满或对抗情绪，从而影响了护患之间的关系。

3. 护士技术因素 由于护理专业是一个实践性很强的专业，护理人才成长过程具有实践性、晚熟性和群体性等特点。而现代科学的发展对护士的知识结构提出了更高的要求，如自然科学、社会科学、医学基础、护理技术等。优秀的护士不但要求理论基础知识扎实，而且要求技术操作精巧熟练，这样才能更好地造福于患者。特别是现代科技的发展使医疗技术以及护理技术飞速发展，许多护理方面的新仪器、新技术进入临床。这些仪器和技术的应用不仅大大减轻了护士的劳动强度，也很大程度地提高了护理工作的安全性。但在临床工作中，由于部分护理人员知识、技术更新的不及时以及学习意识差等原因，许多先进的技术、仪器在临床不能发挥其应有的作用，对患者出现的问题不能作出正确的判断，从而延误了诊断和治疗，给患者造成不必要的痛苦和麻烦，引起患者的怀疑和不安，使得护患关系紧张和恶化，甚至使患者拒绝接受护理服务，从而造成患者对护理人员缺乏信任感。

4. 护患沟通因素 护患之间积极有效的沟通是建立良好护患关系的重要手段和方式。文明、规范的语言可减少或避免护患纠纷的发生，以增进患者对护士和护理工作的理解、信任与支持，提高患者对护理人员的信任度及满意度。但在临床工作中，由于少数护理人员缺乏或不注意沟通技巧，在沟通的过程中，语言使用不恰当或专业术语使用过多，就会引起患者的误会和不理解，既影响了自己的工作，也容易引发护患矛盾，影响护患关系。

5. 其他方面的因素 由于护理人员职责范围扩大，工作量加大，个别医院或科室为了提高经济效益，不增加护理人员编制，造成护理人员缺编，护患比例失调。临床护士常常超负荷工作，导致身心疲惫，客观原因造成了护理服务不到位。加之多年来护理人员的社会地位、经济收入提高不明显，与劳动强度不成正比，引起护理人才流失，护理人员工作缺乏主动性和创新性也客观影响了护患关系的和谐发展。

（二）患者方面的因素

1. 社会公德意识上的问题 社会公德是人类社会生活中应当共同遵守的道德规范和生活准则。但由于少数患者社会意识水平低下，就医行为不文明，对护士的人格和劳动不够尊重。患者自身缺乏对所患疾病的认识和知识，对正常医疗的不良后果不了解，稍有不如意就出口伤人或无理取闹，导致护患关系恶化。

2. 对医疗护理期望值过高 随着对健康意识的增强，人们对医学技术认识的局限性和对医疗护理的期望值过高。有的患者不顾医疗服务的特殊性，把自己放在商品消费的位置上，过度维权，认为应该处处合我意，如有些治疗和护理措施存在某些副作用本来是正常的，但患者也会感到不满意。对于某些疾病，在现有医学科技水平上，即使医务人员尽最大努力也只能达到部分治愈或控制症状的程度，与患者及其家属过高期望值存在一定距离，患者及其家属常不能接受此现实，从而在医患或护患之间产生纠纷。

3. 患者自我保护意识和法律意识的提高 随着社会人群文化层次的提高以及各项医疗法律法规的完善和普及，患者的维权意识和法律意识不断提高。一旦在就医过程中个人权益受到侵害，患者就会运用法律武器保护自己。特别是近年来，部分新闻媒体对医疗行业医患纠纷的大量报道，使得患者的自我保护意识更加强烈。

4. 患者对护士的要求提高 随着人们生活质量的提高和健康意识的加强，传统的护理内容已经不能满足患者的需要。患者希望护士除提供与疾病相关的治疗护理服务外，还能在健康知识、养生、心理疏导等方面提供科学系统的服务。随着患者维权意识的提高，患者还要求护士对各项检查，治疗的方法、目的、注意事项等作出比较全面的解释。如果解释不到位或指导不够，就会引起患者的不满。

5. 医疗制度改革中的费用问题 新的医疗制度改变了过去的就医消费模式，去除了“一人看病，全家吃药”的陋弊。医院所开的药品种类、剂量要严格根据患者的病情而定；并且不同的医保类型，需要个人承担费用不同，还有部分药品需要自费；加之各种原因导致的医院收费不规范现象时有发生，医疗费用成为患者与医院间最敏感的问题。患者在自己掏钱付出医疗费用的同时，希望能得到较好的医疗服务及理想的治疗效果。如果事与愿违，患者内心则难以平衡和接受，就容易引发医患、护患之间的矛盾。

（三）医院方面因素

1. 环境及设备因素 自然环境和设备条件会影响护患之间关系。医院自然环境包括卫生环境、建筑环境、病房布局及空间等。研究表明，医院自然环境可影响患者心理反应。病房陪护、探视人员较多、病区管理无序或复杂的医疗及操作等也会引起患者明显的厌恶及抵御心理。而安定、舒适、优美的就医环境，清楚的就医指南，不仅能给患者带来清新愉快的感觉，也为塑造医院形象、树立良好的医德医风、提高医疗质量提供有力的保障。因此，通过营造舒适的住院环境，可以改善护患关系，并能使患者产生愉悦心情而积极配合医护人员的诊疗活动。

医疗设备是医院进行医疗活动的基础和保障，医疗的发展很大程度上取决于仪器设备配置。医疗设备已成为现代医疗的一个重要领域，也是现代化程度的重要标志。同时，先进的医疗设备在一定程度上代表了医院的发展，并且设备运行好坏对医疗质量及服务有着重要作用。简陋的医疗设备，难以使患者建立信任感，也会影响护患之间关系。

2. 医院管理因素 医院的管理水平对护患关系有一定的影响。严格科学的管理，可以提高工作效率，规范医护人员的行为，给患者留下良好的整体印象。松懈散漫的管理，使患者对医院失去信任感，容易导致护患之间关系的不协调。特别是在市场经济条件下，一些医院片面追求经济效益，存在着价值取向的偏差，一方面增加了患者对医院的期望值，同时也增加了医护人员的工作量及工作压力。一旦达不到患者对疾病的治疗预期效果，则认为是医疗护理质量存在问题，从而影响了医护患关系，甚至产生医护患纠纷。

（四）社会方面的因素

1. 医院声望的影响 医院能否获得社会公众的好评，将影响着就医者的择医行为。因此，医院声望的好坏已成为重要的无形资产和潜在的生产力因素。并且，医院随着声望的不断提高，将会树立良好的社会形象，得到广大患者的青睐和信任。人们在就医时，就有比较强的信任感和安全感，同时，也可促使医护人员与患者之间关系的融洽。反之，医院声望一旦被毁坏，既带来医院名誉的损失，也带来医院的经济损失，甚至造成医务人员巨大的精神压力，严重影响患者对医务人员的依赖和信任，成为医护患之间关系不和谐的重要原因。

2. 舆论导向的影响 舆论导向对护患之间关系也有一定的影响。一方面，随着互联网与通信技术的迅速发展与普及，各种资讯的传播十分迅速。当某种事件或护患纠纷发生后，就会迅速传播，而部分人在对事情了解不够清楚的情况下，会做出片面而偏颇的评价，从而放大了医护患之间的不和谐。另一方面，当前的社会舆论导向要求扩大患者就医的自主权、选择权，对医疗服务存在过高的期望值，但舆论、媒体由于专业所限，一旦发生事件或出现纠纷，宣传报告就会过于片面，甚至断章取义。一些媒体报道带有浓厚的主观色彩而缺乏客观公正，在社会上造成人们对医护人员的错误认识及对医院的不利影响；这种舆论导向也使患者对医院产生一定的成见；从而加剧了医务人员与患者之间的矛盾，削弱了双方之间的信任程度，直接影响了医护患之间关系的相处。

三、护患的权利与义务

护理职业人际关系中最主要的人际关系是护理人员与患者之间的关系即护患关系。在临床护理实践中，护士要从患者的健康利益出发，了解并处理好护理人员与患者之间的伦理关系，按照护理道德要求去维护患者的权利，尽好自己的义务。

（一）患者的权利与义务

1. 患者的权利 患者权利是指公民患病后到医疗机构寻求医疗服务并与医务人员达成契约之后所享有的权利，是患者在医疗卫生服务中应该享受的基本权利。患者权利的实现有赖于医务人员义务的履行，这种权利既受法律的保护，也受道德的约束。如果护理人员侵犯患者权利，就会受到法律的惩处或遭到社会舆论及良心的谴责。因而，护理人员应该时刻关注并维护患者的权利。患者的权利如下。

（1）基本医疗权。人类生存的权利是平等的，享有医疗保健的权利也是平等的，凡是患病的人不分性别、国籍、民族、信仰、社会地位和病情轻重，都有权受到礼貌周到、耐心细致、合理连续的诊治，因此，生存与健康是每位公民最基本的需求。当人的生命受到病痛折磨时，只要病情需要，对有助于改善健康状况的诊断方法、治疗措施、护理条件，患者都有权获得合理的医疗和护理。作为以救死扶伤为己任的护理人员，应该对所有需要救护的患者一视同仁。

（2）知情同意权。知情同意权是患者诊疗过程中享有的基本权利，随着社会的进步，医学科学不断发展，人们权利意识的不断增强，知情同意权作为患者享有的一项权利，证明医务人员应遵循的原则已日益受到人们的关注。然而，知情同意权包括知情权和同意权，知情权是请求权，是同意权存在的前提和基础，同意权是形成权，是知情权的价值体现。知情权是患者在接受诊断与治疗的时候，医护人员为患者提供有关病情资料，包括病情诊断、治疗决策、病情预后、诊断费用、护理方案、治疗的有效率、成功率、并发症、所承担的风险和不可预测的后果等信息以及为其提供医护服务人员身份、专业特长、医疗水平等情况；同时患者也有权对医疗护理提出意见；患者有权接受医疗护理的决定，并有权拒绝医疗护理的决定。同意权是指患者在知情基础上对各种检查、治疗及护理措施做出自愿、自主的决定。强调患者的知情同意权，其目的就是通过赋予医疗机构及其医务人员相应的告知义务，使患者在了解自己将面临的风险、付出的代价和可能取得的收益的基础上自由作出选择，维护患者的利益，改变患者的弱势地位。

在临床实践中知情同意权的贯彻执行，有利于增强医护人员的责任意识，明确患者的权利范围，减少和避免因知情同意权而产生的纠纷。

(3)隐私保护权。患者的隐私权是指患者拥有保护自身的隐私部位、病史、身体缺陷、特殊经历、遭遇等隐私，不受任何形式的外来侵犯的权利。随着社会法制意识日益增强和患者维权意识的普遍提高，人们的社会意识和观念也发生了巨大的改变，法制观念日益增强，患者对于尊重自身隐私的要求越来越高。因此，要求医护人员在医疗活动中，既是患者隐私权的义务实施者，同时也是患者隐私权的保护者。因为医护人员的职业特点决定其有权了解患者与疾病诊治有关的隐私，加之治疗与护理的需要，患者需将自己的一些个人隐私告诉护理人员，并且护理人员在落实各项治疗措施时，不可避免地会接触到患者的隐私。

但在临床实践中，部分的医护工作者对这种双重素质的要求没有给予足够的关注，对患者隐私的尊重意识不够，会使患者感到自身人格、自尊被侵犯和伤害，导致医疗侵权事件时有发生。这些侵权事件成为加剧医疗纠纷的一个重要原因，既影响了医院的社会效益和经济效益，也严重侵害了就医人员的自尊。

(4)经济赔偿权。因医护人员的过失或违反操作规程，使患者利益受到损害，如直接造成患者死亡、致残，或器官功能障碍等人身损害，其行为导致的医疗差错、事故等严重后果，患者及其家属有权提出经济补偿及精神赔偿的要求，并可追究单位和有关医护人员的相关法律责任。

(5)医疗监督权。在医疗活动的过程中，患者及其家属作为医疗服务的使用者，为了能够得到合理的医疗和护理，有权对医疗护理活动中卫生行政法规、部门规章、诊疗护理规范及常规、医护人员职业道德、收费标准等进行监督与评价。如果医疗护理行为妨碍或侵害到患者个人利益时，就有权向医院及施加损害的医护人员提出批评、意见或索赔。护理人员也应自觉维护好患者的权利。

(6)免除义务权。患者患病获得医疗机构证明后，由于疾病的原因，最大限度承担社会责任和义务的能力降低，可根据病情的性质、程度，有权要求暂时或永久免除部分或全部社会责任及义务，同时有权得到各种福利保障。

2. 患者的义务 患者的义务是指患者在接受医护服务权利的同时还应该尽自己的责任。患者履行自己的义务不仅是对自身的健康负责，也是对医护人员的尊重。这种义务是社会向患者提出的道德要求。在临床护理实践中，护理人员应督促和引导患者承担其应尽的义务。患者的义务主要有以下几点。

(1)维护健康的义务。拥有健康是人们生活的基本需求，维护和促进健康是每个人必须承担的社会责任。因此，维护身体健康既是患者的权利，也是患者的义务。所以，患者有义务选择合理的生活方式，养成良好的生活习惯，保持健康，减少疾病的发生。每位患者得病之后要及时就医，按照医护人员要求积极配合治疗，尽快恢复和增进个人健康。

(2)配合治疗的义务。要想达到理想的治疗效果，取决于医生正确诊断、及时治疗和护士精心护理，也取决于患者在接受治疗护理的过程中能否积极配合。作为患者应该尊重医护人员的职业自主权，如实告知病情体验及与之相关的疾病信息，正确回答医护人员的询问，按照医护人员为自己所采取的治疗措施和检查安排，配合完成诊治及护理工作，以使自己的机体早日恢复健康。

(3)缴纳费用的义务。医疗机构对患者提供的医疗服务是有偿服务。但医疗服务不同于其他商业性服务，因此，患者承担的医疗费用也不同于接受其他商业性服务所给付的价格。医疗机构对患者收取的医疗费用的项目及标准，不由医疗机构自行决定，而是遵循政府的指令性价格和指导性价格相结合，以指令性价格为基础的原则，由医疗机构根据政府相关部门批准的价格执行。医院对患者提供的服务是有成本消耗的。患者不论以何种方式支付医疗费，只要医护人员付出了劳动，患者都有责任按时、按数、按照国家收费标准，缴纳用于自身的医疗护理费用。

(4)遵守规章制度的义务。医疗机构的管理制度，是为了保证正常医疗秩序、发挥医院职能、提高医疗

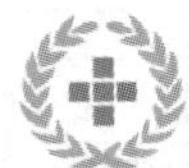

工作效率、确保医疗行为顺利进行所制定的制度。这些制度中，有的与患者的就诊有直接关系，需要患者遵守，如医院制定了探视制度、陪护制度、病房管理制度、患者出入院制度等，需要患者或家属自觉维护，有义务遵守医院的规章制度。有的只与医疗机构的内部管理有关，如病历书写、管理制度等，医疗机构必须以能为患者所知晓的方式予以公示。

(5)尊重医护人员的义务。医患之间、护患之间均应相互尊重。患者有尊重医护人员以及医务劳动的义务，不应轻视医护人员，要尊重他们的人格，不能打骂、侮辱医护人员。因为，疾病是患者和医护人员的共同敌人，医护人员和患者有着战胜疾病的共同目标。医务人员掌握诊治疾病、护理患者的专业知识，他们既要诊治患者，又要培养学生，还要从事研究，往往废寝忘食。为了解除他人疾苦，辛勤劳动，不辞辛苦，甚至牺牲自己的利益。因此，患者及其家属对医护人员表示应有的尊重，是完全应该的。

(二)护理人员的权利与义务

1. 护理人员的权利 护理人员的权利是指护理人员在从业过程中应享有的权利，这种权利是由其社会角色决定的。由于护理工作的特殊性，护理人员每天都要与患者接触，进行护理操作及书写护理记录等工作。因此，护理人员不仅应该清楚国家法律法规，以及相关的医疗护理管理条例，而且更应清楚自己在临床工作中应享有的法律权利，从而既保护自己的合法权益不受侵害，同时也维护法律的尊严。

护理人员的权利在本质上应与患者的权利一致，护理人员维护了自身的权利就是维护了患者的利益，并使护理人员在从业中能更好地发挥工作的主动性和能动性。护理人员的权利如下。

(1)护理决策权。临床护理决策能力是护士临床综合技能的重要组成部分，有效的临床护理决策对专业护理实践十分重要。护士对护理范畴内的事情拥有了决策权，护理专业的独立性和自主性就会加强，护理的专业地位和社会地位就会提高，护理工作的重要性就会彰显出来，护理工作就会逐渐被社会认可，护士的地位也将会提高。因此，有效的临床护理决策，如正确的护理诊断、合理的护理方案及护理措施的实施，是保证患者安全、提高护理质量的关键所在。因此，护理人员应从患者利益出发，及时了解病情信息，通过科学、有效的护理干预对其疾病进行正确的护理决策。

(2)保护利益权。我国第一部护士行政法规《护士条例》于 2008 年 5 月 12 日正式实施，它作了以下四方面规定。①护士有获取工资报酬、享受福利待遇、参加社会保险的权利。参照的是《工伤保险条例》、《国务院关于建立城镇职工基本医疗保险制度的决定》、《关于事业单位、民间非营利组织工作人员工伤有关问题的通知》、《关于护士工龄津贴的若干规定》等国家有关规定。②护士有获得与其所从事的护理工作相适应的卫生防护、医疗保健服务的权利。规定从事直接接触有毒、有害物质、有感染传染病危险工作的护士，有依照有关法律、行政法规的规定接受职业健康监护的权利。患职业病的，有依照法律、行政法规的规定获得赔偿的权利。③护士有获得与本人业务能力和学术水平相应的专业技术职务、职称的权利。有参加专业培训、从事学术研究和交流、参加行业协会和专业学术团体的权利。④护士有获得疾病诊疗、护理相关信息的权利和其他与履行护理职责相关的权利，可以对医疗卫生机构和卫生主管部门的工作提出意见和建议。不仅如此，护理工作也是一项涉及维护和促进人的健康的医学行为，具有专业性及服务性的特点。因此，护理人员为了促进患者的身心健康，有权保证和维护患者接受医疗护理措施权利的实现，对任何危害患者利益的行为有权予以拒绝、制止。对医生开出的错误医嘱，护理人员有权拒绝执行。

(3)特殊干预权。特殊干预权是医护人员的基本权利之一，在特定的情况下，护理人员可限制患者自主权的权利，如传染性疾病患者不接受隔离治疗时，护理人员可以行使特殊权利，劝阻直至强行隔离患者。使用特殊干预权，其目的就是可以制约患者及其家属滥用自主权和代理权限，维护患者的利益，或维护他人及社会的利益，有利于实现患者的最佳利益。护理人员的特殊干涉权不能滥用，只有当患者的自主原则与生命价值原则、行善原则、无伤害原则、社会公益原则发生矛盾和冲突时，护理人员才有权使用这种权利。

(4)人身安全权。人身安全权是人所享有的一项基本人权，护理工作是一个高风险的职业，护士的工作要直接面对患者及其家属。因此，要求护士在平时工作中必须规范自己的护理行为，增强法律意识，同时也要学会用法律维护患者的利益和保障自己的合法权益，以确保护理的安全性，保护自身合法权益不受损害。在从事护理工作的过程中，护理人员有权维护自己的人格尊严，对扰乱医疗秩序、谩骂或殴打护理人员的行为，应受到社会舆论的谴责和法律制裁。

(5)继续教育权。医学是需要终身学习的职业,及时更新知识,调整知识结构,是医学科学发展的需要,也是护理人员应该享有的权利。各级卫生行政主管部门应采取各种方式,搭建学习平台,开辟多种学习渠道为护士进修、培训学习提供机会,创造条件保障护理人员继续教育权得以实现。

2. 护理人员的义务 护理人员的义务是护理人员对患者及社会应尽的责任。护理人员既然选择了护理职业,实际上从道德及事实上就承担起了对患者及社会的义务,一般情况下,患者的权利即为护士应尽的义务。护理人员的义务如下。

(1)治病救人的义务。在任何情况下,护士都应把患者的生命健康放在首位,这既是护士的道德义务,也是其法律义务。不论是患者躯体上的病痛,还是心理上的障碍,护士应该有义务帮助患者尽快恢复健康,并保护患者不受其他伤害。在临床工作中,当患者出现病情危急,应立即通知医生进行抢救。紧急情况下,为了挽救患者生命,护理人员应先施救如人工呼吸、胸外心脏按压、吸氧、吸痰、止血等,当医生到达后,汇报抢救过程并配合医生抢救。

(2)如实告知的义务。告知义务是医务人员对医疗行为的内容、性质、风险等事项有向医疗对象进行说明的法律义务。护士履行告知义务,是尊重患者权利的需要,是护士进行自我保护的需要,也是和谐护患关系的需要。因为,医疗行为具有较高的风险性,对人的生命、身体健康会有不同程度的侵害,只有使患者的知情权得到充分有效的保障,患者对其医疗行为的认可,才使医疗行为的合法性得到保障。因此,护理人员在为患者提供护理活动时,应事先向患者说明采取的护理措施的意义、目的、方法和注意事项,鼓励患者参与并配合护理活动,并经患者同意后执行。特殊情况下除外,可先行抢救,再补充说明。

(3)医疗保密的义务。护士的职业道德要求护士要尊重患者的隐私权,患者在就医过程中提供的个人信息和疾病信息均应受到保护。因为,侵权责任的法律明确规定,医疗机构及其医务人员应当对患者的隐私保密。泄露患者隐私或者未经患者同意公开其病历资料,造成患者损害的,应当承担侵权责任。在护理活动中,患者因治疗护理需要提供个人病情资料,有时可能涉及患者个人隐私,如身体秘密、私人生活或私人空间等方面。护士应对患者的有关信息注意保密,未经患者同意不得公开。

(4)患者利益兼顾社会利益的义务。患者利益与社会利益原则上应该是一致的,并且护理人员为患者服务也就是为社会服务,二者是统一的。但有时候也存在少数患者的个人利益会同社会利益发生矛盾,此时,护理人员有义务把社会利益放到首位,说服患者,同时坚持原则,努力使患者利益服从于社会利益。

四、护患关系的道德规范

(一)热爱本职,自尊自强

护理人员应当充分认识到护理工作在医疗工作中的重要地位。护士要热爱本职工作,坚定献身护理事业的信念,把护理工作作为为千百万人幸福所需要的崇高事业,为护理事业的发展作出贡献。

同时,护理人员要自尊、自爱、自重、自强,发扬无私的奉献精神,以从事护理工作为荣,尊重自己的职业。工作中,护理人员应当不断刻苦钻研业务,追求熟练的业务技能,具有精湛的技术,向患者提供最佳护理服务,能够及时、无误地发现并判断患者病情的变化;谨慎、周密地处理各种复杂的临床护理问题,操作中做到准确、快捷、高效,最大限度地减轻患者的痛苦,用沉着、冷静、灵巧、敏捷的行为去赢得社会的理解、信任和尊重。

(二)举止端庄,态度热情

随着医学模式的转变,护理已从单纯的疾病护理转向对患者的身心整体护理。护士举止端庄可获得患者的信任和尊重,态度热情可使患者产生亲切感和温暖感,同时也体现了护士内在的文化修养。因此,护士应严格规范自己的各种行为,举止端庄、得体、文雅、适度,符合身份与场合。在我们的日常护理工作中,操作时应做到动作轻巧,节奏明快;坐姿谦逊端庄,上身挺直,双腿并拢后收;行走时抬头挺胸,步履轻盈,抢救患者时忙而不乱,紧张有序,这样才能使患者产生信赖感。因为,一支训练有素的护理队伍,表现为体态有良好的站姿、端庄的坐姿、稳健的行姿、典雅的蹲姿、熟练而有序的操作等。并且,护理人员的礼貌待人可使患者在与护士的交往中心理上呈现快乐、期望、羡慕等情绪反应,从而对身体康复起到积极的作用。

护理人员的态度热情表现为同情、关心和体贴患者，和蔼诚恳地对待患者。因为，护士热情的态度可以给患者一份温暖、一份自信和一份安全感。作为一名护士，爱心是态度热情的前提，如果没有爱心，热情也不会保持下去。所以，要求护理人员用一颗仁爱之心抚平患者躯体和心灵的伤痛，为生命之舟保驾护航；用一张微笑的脸化解患者的烦恼，架起护患之间的桥梁；用一种鼓励的眼神传递信心和力量，带给患者战胜病魔的勇气；让爱心传递，直至生命的远方。只有这样，才可以使患者产生亲切感和温暖感，也有利于建立良好的护患关系。

（三）尊重患者，一视同仁

医院工作中，医务人员与患者之间，是相互依赖，相互促进，对于互相依赖共求生存发展的两种人群，应该相互尊重、相互信任。因为尊重别人就等于尊重自己，尊重患者，就是尊重职业。不随意将医者的意志强加于患者，实施医疗行为应以尊重患者人格为前提。在护理工作中要注意患者病情和感情的变化，始终保持诚心、爱心、细心、耐心的原则，做到对患者的极端热忱，对工作的极端负责，对技术精益求精。尽量满足患者的需求，保证患者的安全和舒适。

护理人员应具有高尚的医德，不论患者的就医背景如何，无论患者富贵贫穷、善恶好坏；无论职位高低、病情轻重、远近亲疏、自我护理能力强弱，都必须做到一视同仁，真诚以待，平等施护，激励他们战胜病魔。

（四）语言贴切，保守秘密

护士的语言是影响他人心灵和行为的语言，是包含着道德要求的一种特殊职业道德语言。它既传递着护患的情感，也传递着疾病的状况、发展、转归的信息。因此，护士在语言表达时，要用普通话，主题贴切，讲究科学性、严谨性，通俗易懂，使患者清楚明白自己的病情、治疗方法及护理措施，各种检查程序、方法、注意事项等问题，使患者能平静乐观接受治疗。

在护理活动中，要尊重患者的权益，保护患者的隐私，对某些诊断（如性病、恶性肿瘤的诊断）应正确处理好诊断的科学性与治疗的保护措施关系。特别应注意患者的情绪和心理状况，尊重家属的意见。依据不同的具体情况选定时间，并准确选择用词，告知患者及其家属真实病情。同时，对患者患病表示同情、理解，鼓励患者，使其心理得到平衡，情感上得到满足，以增强抗病能力。

（五）认真负责，任劳任怨

护理工作是一门科学性、技术性、服务性很强的专业，是保护人民健康、预防疾病、护理患者、恢复健康、救死扶伤的一门学科。因此，要求护士应具有高度的责任心。高度的责任心是护理工作认真负责、一丝不苟的必要心理条件。在临床工作中，作为一名护理工作者，必须具有高度的责任心，全面掌握患者病情，认真落实各项治疗和护理措施，从患者的一些细小微妙的变化中捕捉到反映某种疾病的发展趋势，护士必须深入病房密切接触患者，仔细观察患者疾病的症状和体征，及时、准确地发现病情的变化，为医疗诊断提供有效依据。

同时，护理工作者不仅是脑力劳动者，而且也是体力劳动者。护士不仅要帮助患者恢复健康，还要帮助和指导恢复健康的人维护健康，更要忍受各种各样的误解。因此，要求护士应做到不辞辛苦、不计个人得失、不厌其烦、不怕脏累、任劳任怨地做好各项工作，只有这样才能体现出护士的献身精神和崇高的道德形象，才能够赢得广大患者的尊重和爱戴。

（六）廉洁奉公，遵纪守法

随着医疗市场的竞争，医务人员的思想观念、行为方式也发生了很大的变化。护理道德要求护理人员必须形成良好的思想品德，树立正确的人生观、价值观、利益观，引导护理人员通过丰富的知识、高超的技术、诚实的劳动和良好的服务，获得应有的待遇和报酬，从而调动护理人员的积极性。决不允许护士利用治疗和处置的手段营私舞弊，用非法或不道德的手段获取个人私利。护士要掌握原则，做到廉洁奉公，抵制各种不符合医疗规范的不正当要求。

遵纪守法就是要求护理人员遵守护理行业法律法规和规章制度。作为治病救人的医务人员，不管业务水平高低，首先要有道德良知，要遵纪守法，要对患者的健康负责，这是一个医务人员行医立本的根基。

护理工作无小事，每一项工作都关系到患者的健康和生命安全。为此，每位护理人员都应维护法纪的权威性，要学法懂法，既要维护患者及他人的正当权益，也要以此保护自身的权益不受到侵犯。

第二节　医护关系伦理

医疗与护理是医院工作中的两个重要组成部分，医护关系是为了患者的健康与安危所建立起来的人际关系，在医务人员的关系中占有重要地位。医生与护士相互尊重与信任、团结与谅解、制约与监督，是不可分割的整体。这不仅因为医护人员在医院工作人员中所占的比例大，还因为医护协作关系影响到整个医院的人文环境，影响着患者治疗的全过程。医生与护士建立良好的医护关系，能够精诚合作，既是医护人员医德修养和医德实践的具体体现，也是完成医疗过程，解除患者疾病，促进患者康复的重要保证。作为新型的医护关系，应是以同心同德、相互支持、真诚合作的道德规范为基础，工作中要互相尊重、互相配合、互相信任、互相支持，维护共同的利益，完成共同的目标，促进患者的康复，为社会输送健康的建设者，维护社会的和谐稳定。

一、医护关系的影响因素

影响医护关系的主要因素如下。

1. 角色心理差位　心理差位是指人际交往的过程中，交往者双方在心理上处于不平等关系，如父子关系、雇主关系等。医护双方各自有自己的专业技术领域和业务优势，为患者提供健康服务的过程中，职责分工不同，双方应该是平等的合作关系。但在临床工作中，由于受传统的主导-从属型医护关系模式的影响，有两种现象比较常见。一是部分护士对医生产生依赖和服从的心理，如在执行医嘱时，只会被动机械地执行医嘱，不能主动、独立地为患者解决问题；二是有部分高学历护士或年资高、经验丰富的护士或专科护士，在本专科患者病情观察与处理、危重患者抢救时能力高于年轻医生，有时会有挑剔或不尊重医生的表现，不能与年轻医生密切配合，这两种现象均可影响医护关系的建立与发展。

2. 角色压力过重　医护人员作为一个特殊的职业群体，其角色的多样性和特殊性决定了他们所承受的工作压力。在临床工作中，医生和护士在各自工作范围内均有独立的角色功能，并承担了各自的职责。对医生而言，在医疗活动中，承担的责任和风险更大，在对患者作出正确诊断的同时还要协助患者处理好心理和社会等方面应面对的问题。而护士工作主要是照顾者的角色，工作时间为昼夜交替，工作被动性较大，在一定程度上影响了生活质量。另外，在处理医嘱等工作中还需要给医生把关，同样也承受着较大的工作压力。当医护分工合理时，各自的角色负担可均衡，彼此之间关系容易协调；反之，就容易发生矛盾冲突。如有些医院由于医护人员比例严重失调、岗位设置不合理、医护待遇悬殊较大等因素，导致护士心理失衡、角色压力过重，心理和情感变得脆弱、紧张和易怒，从而导致医护关系紧张与不和谐。

3. 角色理解欠缺　医疗与护理的学科体系、专业特点及工作模式存在较大的差异，如果双方对彼此的专业及要求缺乏必要了解，则容易产生矛盾。在日常工作中，医护各自期望值不同，也可能出现不协调现象，如医生期望护士能很默契地了解医生的医嘱，能够迅速地执行医嘱及观察治疗的效果，操作技术应熟练并且有较高的医学急救知识；护士期望医生在业务上要精通专业，要有高度的责任心及急救能力，并能指导帮助护士工作，理解、支持、尊重护士的劳动。但少数医生对护理工作的重要性缺乏正确的认识，对护理工作重视不够，盲目自傲，导致工作中相互埋怨、指责，从而也影响医护关系的和谐。因此，医护人员之间的理解主要以认识和了解对方工作的性质作为基础而构建，同时还需要尽最大的能力给对方工作提供支持。护士必须从医生的角度出发为其着想，积极地帮助其开展工作。医生也需要体谅护士工作的辛苦，更多考虑护士的感受。否则，容易导致工作中相互不理解而产生矛盾。

4. 角色权利争议　医生和护士根据医护各自的分工，在自己职责范围内承担相应责任，同时也享有相应的自主权。当护士在临床工作中，对医生所选择诊断依据、治疗方法及用药方式提出疑问，或医生在护士对患者信息收集准确性、病情观察及时性、治疗及护理措施落实等方面不够信任时，医护常常会觉得自己的自主权受到对方侵犯，从而引发矛盾冲突。

二、医护关系的道德规范

医护人员应共同遵守的道德规范如下。

(一)尊重与信任

医生和护士都是医疗的主体,只是分工不同,没有高低贵贱之分。医生的工作复杂、责任重大,需要渊博的专业知识和丰富的临床经验,在诊疗过程中,担负着直接和首要的责任。护理工作具体、繁重,需要极其细致、耐心和一丝不苟的精神,在护理中担负着主要和直接责任。因此,医护之间应相互信任,双方要充分认识对方的职责和作用,要理解对方的工作特点,承认对方工作的独立性和专业性,从人格上相互尊重,从业务上相互关心,支持对方的工作,尊重对方的人格,信赖对方的能力。护士在与医生的接触中,应用礼貌语言,诚恳语气,举止端庄、文雅大方;要尊重和信任医生,主动协助医生完成相应的工作,认真地、主动地执行医嘱,为医生提供及时、准确的患者病情变化信息,使医生的治疗方案通过护士的精良护理技能贯彻执行。医生要重视、信任并尊重护士,在患者面前注意树立护士的威信;应主动热情地给护士传授疾病诊断依据、治疗原则及药物毒副作用等方面的知识,帮助护士提高业务素质。只有这样,医护之间才能同心同德、互相支持、真诚合作;才能相互尊重和配合,共同为患者做好治疗和护理。

(二)平等与协作

提高医疗质量医护必须密切配合,它不仅要依赖每个医护人员的努力,更要靠医护整体的配合。理想的医护关系模式是建立在"以患者为中心"基础上的"并列与互补"关系。因为,医生和护士并肩战斗在临床第一线,并且医生与护士的工作在本质上是平等的,只是各有所侧重,医生的主要任务是能做出正确的诊断并制定恰当的治疗计划;护士的主要任务是主动地执行医嘱,做好基础护理、专科护理与心理护理。在临床工作中,医护之间还应当相互交流协作,密切配合互补。在特殊情况下,如当患者病情突变或紧急抢救时,有些方面的工作医护可相互替代。因此,医护关系是否协调,医护配合是否默契直接关系到患者的切身利益,医护关系的好坏对整个医疗工作有很大影响。

(三)制约与监督

医学的目的是增进人的健康,医护人员承担着救死扶伤、关爱健康的重要任务。因此,医疗行业必须坚持正确的价值取向,共同维护患者的利益,为患者最大利益着想是医护专业最根本的道德规范与责任。达到这一目标医护双方必须相互制约、彼此监督,这既是对患者负责,也是对医护双方负责。在临床工作中,医护之间若有忽略或疏漏治疗和护理措施,因各种原因造成认识上的不一致或遗漏执行医嘱等现象,就应该提醒对方、监督对方并予以纠正,医护双方应虚心接受对方的批评、帮助和监督。护士对医生工作中存在的不足或错误(如医嘱开出不规范、用药有误、违反无菌操作原则等)现象应善意地给医生指出;遇到不清楚的问题,应与医生多沟通,工作中多给医生合理化建议。同样,医生对护士的服务质量与服务态度存在的问题,也应善意地批评帮助。只有医护人员之间有效、密切的配合,才能共同促进临床工作的和谐,才能共同促进医疗质量的稳步提升。

第三节　护士之间关系伦理

护际关系是护士人际关系中一个重要组成部分,是指护士与护士在工作中相互交往的关系。在医疗护理工作中,护士内部的协调与配合是十分重要的。因为,护理工作需要团队的合作,并且工作中的人际关系融洽与否,直接关系到护士的工作情绪和工作积极性,影响到同事之间的团结。因此,和谐人际关系,既可发挥护士的积极性、创造性和主动性,也可提高护理的工作效率,更能够增强护理队伍的凝聚力。但在实际工作中往往有许多因素影响着护士之间的关系,使得工作不协调,甚至形成比较尖锐的矛盾。

一、护士之间关系的影响因素

(一)护士自身的因素

护理工作是一个需要多个医护或护理人员相互协作的活动过程。但由于护理人员在工作中存在不同个性特点、知识水平、工作角色、工作经历、工作能力及待遇等因素而产生不同的心理状态,在处理问题的方式方法上存在不同的差异,如果处理不当,就容易发生矛盾冲突,而影响护士之间关系的和谐。

在护理工作中,护士要与各种不同性格的人交往,如果不能保持平和、理解的心态或不善于与人沟通,就容易导致人际沟通能力下降,而使矛盾、冲突升级。不同学历的护士由于学历、待遇的不同,从而产生心理上的不平衡,导致交往障碍。新、老护士之间由于年龄、身体状况、学历、工作经历等方面的差异,若相互缺乏理解与尊重,就会相互埋怨而导致关系紧张。

(二)医院管理者的因素

影响护理管理者与护士之间关系的因素,主要是管理者与被管理者从不同的角度在要求、期望值上的差异所致。作为护理工作的基层管理者希望所管辖科室的护士要有较强的工作能力,按要求完成各项护理工作;能够服从管理,支持科室工作;能够处理好家庭与工作的关系,全身心地投入工作;希望护士有较好的身体素质,能够胜任繁忙的护理工作。而护士希望护理管理者能严格要求自己,以身作则;具有较强的业务能力和组织管理能力;能够公平公正地对待每一位护士,关心每一位护士;能够在各方面给予自己帮助和指导。在实际工作中,由于护理管理者和护士出发点不同、需求不同,双方的期望和关注点等不同,因此,管理者有时会过分关注工作的完成情况而忽略对护士个人的关心,或因护士过分强调个人困难而忽略科室工作等问题产生矛盾。

二、护士之间关系的道德规范

(一)患者至上,荣辱与共

在临床护理工作中,护士之间在处理相互关系,当个人利益与患者利益相冲突时,应始终将患者的利益放在第一位,决不能因为个人利益而延误患者的治疗和护理,这是每一位护理人员应自觉遵守的法则。另外,护理人员还应该以正确的心态对待荣誉、责任及所承受的压力,要有主人翁的精神自觉维护集体利益,承担自己的责任和义务,为所在团队的发展,为整体护理质量的提高尽职尽责。

(二)相互平等,相互尊重

护理工作是一项护士之间需要密切配合的工作。护士之间的关系既是同事,也是兄弟和姐妹的关系,彼此之间互相尊重与支持,是协调护际关系的重要的道德规范。因此,护士之间应互相爱护、互相帮助、互相尊重、密切配合及协调一致。低年资护士与高年资护士之间学历、资历、经验及专业能力都不同,在工作中,高年资护士要关心和帮助年轻的护士,做好传、帮、带;年轻的护士应尊重老同志,虚心学习她们的严谨工作作风、奉献精神和娴熟专业技能。所以,无论是年轻的护士还是高年资的护士,彼此间应相互尊重、相互学习、共同提高。

(三)分工明确,协作共事

护理工作是一项连续且烦琐、需要多部门配合、多班次衔接及多个人员相互配合才能完成的工作。为了提高工作效率,使护理工作有条不紊,须采取科学高效的管理,应做到责任明确、分工合理、相互协作。在各自承担不同的任务和责任的基础上,主动协作和分担一些力所能及的工作,从而使整个护理工作处于和谐、有序状态。这样可增加护理人员的进取心和对职业的稳定感,同时也是护理工作制度化、秩序化、规范化的重要保证。

第四节　护士与医院其他科室人员关系伦理

随着现代医学科学的发展,现代护理已由以患者为中心的责任制护理模式逐步转变为以人为中心的整体护理模式。由原来的被动执行医嘱转向现在的主动独立的处理患者的护理问题。护理工作的范围也更加广泛，与其他各部门、各科室之间的联系更加密切。护理工作在医院工作中的地位越来越受到重视。因此，协调好护理与其他部门之间的关系也更为重要。在临床护理工作中，护士除了要与患者、医生及护理人员之间保持良好的关系外，还要与医院其他部门的各类人员密切接触，如护士与医技科室之间，护士与行政、后勤等科室之间工作联系也很频繁，其关系融洽与否在一定程度上影响着患者救治速度和治疗效果。因此，正确处理好护士与医院其他科室人员关系也是护理人际关系中重要的内容之一。

一、护士与医院其他科室人员关系的种类

1. 平等-合作型 双方处于平等地位，没有权威与非权威之分，只是分工不同；双方在技术、知识及工作中互相配合、互相支持。

2. 指导-服从型 双方地位存在差异，一方处于主导地位或权威地位，另一方处于被支配或服从地位。

3. 对手-竞争型 双方彼此之间视为对手，在工作方面展开竞争。

二、护士与医院其他科室人员关系的影响因素

(一)护士与医院其他科室人员自身素质

护士与医院其他科室人员在交往过程中，由于对彼此专业认识程度不同，如果工作中缺乏严谨求实的工作态度，不能从人文关怀角度去对待患者，不能从团结协作精神对待同事，则必然会产生矛盾，发生冲突。

(二)护士与医院其他科室人员交往障碍

护士与医院其他科室人员在工作联系中，应注意信息的准确性、及时性和信息的畅通。随着医技科室发展，各种高精尖仪器不断涌现，如何发挥各种检验及检查设备为临床医务人员精确诊断疾病及实施有效治疗与护理提供了强大的技术支持，在一定程度上取决于双方在实际工作中的相互配合、相互学习、相互指导及相互交流的效果。如护士在标本采集中，其采集方法、采集时间及贮存的容器等因素都会影响检查或检验的结果，如果彼此之间缺少必要指导与交流，就会直接影响患者疾病的诊断与治疗，因此，医技人员对临床医护人员的医技知识学习、沟通与交流是十分必要的。

三、护士与医院其他科室人员关系的道德规范

(一)彼此信任、共同维护

护士与医院其他科室人员在相互交往中，应彼此信任、共同维护患者利益。彼此信任是互相协作的基础和前提。护理人员要立足于本职，从自我做起，以自己的积极工作和优异成绩去赢得同事的信任。在与其他科室人员协作中，应以“患者利益至上”为工作的出发点，这也是所有医务人员应共同遵守的道德原则。这个原则要求护理人员与医院其他科室人员均应理解和同情患者，关心患者的生理、心理需要，以和蔼的态度、诚挚的语言和高度负责的精神进行诊治和护理，使患者有温暖感、信任感和安全感；对任何损害患者利益或人格的言行，都要敢于抵制和批评。

(二)彼此理解、互相尊重

护士与医院其他科室人员之间，虽然工作目标是一致的，但专业性质不同，工作职责及要求也不同。因此，双方应加强沟通与了解，相互为对方的工作提供方便、支持和帮助。且应尊重同事的才能、劳动和意见，以增进彼此间的理解与尊重。例如，护士在与医技科室工作配合中，要了解医技科室工作内容、特点、规律及要求，而医技科室工作人员应考虑到患者的需求，体谅临床护士工作的繁忙，及时、准确地为患者提供辅助检查结果、治疗所需的药品和材料，以保证患者能得到及时的治疗和护理。护士在与行政、后勤人员之间工作联系时，要客观反映临床一线的需要，需要行政、后勤人员解决实际问题时，应理解行政、后勤人员的压力和难处。而行政、后勤人员要把医疗任务放在首要位置，协调好各类医务人员之间的关系。遇到有矛盾的地方应以协商、相互尊重、相互理解的态度，以最佳的方式解决问题。

(三)彼此制约、互相监督

医务人员的专业、岗位不同,相互之间工作都具有相对的独立性。但为了维护患者的利益,防止或减少差错、事故的发生,彼此之间的互相制约和监督是对患者和同事极端负责的体现与要求。在诊疗活动中,护士与医院其他科室人员之间应相互制约和监督,双方均有提醒和监督的义务,对彼此工作中出现的差错和不足不能遮掩,也不能相互指责或拆台,要坚持批评与自我批评,从自身工作中找问题、分析原因,找出解决问题的有效措施。只有这样才能更好为患者提供优质、高效、安全的护理服务。

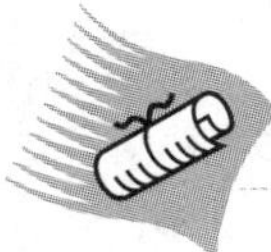

知识链接

护士的工作对象不是冰冷的石头、木头和纸片,而是有热血和生命的人类。护理工作是精细艺术中最精细者。其中一个原因就是护士必须有一颗同情的心和一双勤劳的手。

——弗洛伦斯·南丁格尔

能够成为护士是因为上帝的召唤,因为人是最宝贵的,能够照顾人使他康复,是一件神圣的工作。

——弗洛伦斯·南丁格尔

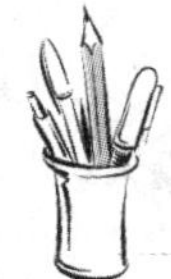

本章小结

(1)护理人际关系主要包括护患、护护、护医、护技以及护士与行政、后勤人员的关系,其中护患关系是核心。

(2)护患关系受诸多方面因素的影响,其中主要影响因素为护理人员及患者,其次为医院及社会等因素。

(3)护患关系应遵循的道德规范为:①热爱本职,自尊自强;②举止端庄,态度热情;③尊重患者,一视同仁;④语言贴切,保守秘密;⑤认真负责,任劳任怨;⑥廉洁奉公,遵纪守法。

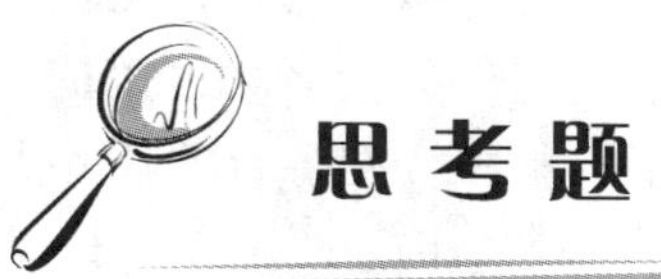

思考题

1.护患关系的基本模式是什么?
2.影响护患关系的主要因素有哪些?
3.患者的权利与义务有哪些?护士的权利和义务有哪些?
4.在护理实践中,护士如何做到护患关系基本道德规范的要求?
5.影响医护关系的主要因素有哪些?
6.护士之间应遵循哪些道德规范?
7.护士与医院其他科室人员关系的道德规范有哪些?

(罗　杰　叶宝霞)

第五章 临床护理伦理

掌握：门诊护理、急诊护理、危重患者护理、特殊护理的道德要求。

熟悉：门诊护理、急诊护理、危重患者护理、特殊护理患者的护理特点。

了解：危重患者、传染病患者、精神病患者的定义。

临床护理工作是医院工作的重要环节，是护理工作的重要组成部分，是患者康复的重要保证。临床护理水平的高低直接影响医院的医疗质量及患者的身心健康。而临床护理工作质量又是与护理人员的护理技术及护理人员的伦理道德水平息息相关的。因此，护理人员必须重视职业道德修养，以高度的责任感和事业心做好临床护理工作。

第一节　门诊护理伦理

患者，男，35 岁，诊断患有精神分裂症，住院治疗，住院期间，护士小李值班，为防止患者自伤、伤人及毁物等意外事件发生，使用约束带对患者进行约束，你认为此种方法是否合适？该护士违背了哪项道德要求？她应该怎么做？

门诊是医院面向社会的窗口，是医疗工作的第一线。门诊护理既是直接对患者进行诊断、治疗和预防保健的场所，又是医院整个门诊工作的重要组成部分。患者对医院的认识往往是从门诊工作开始的。门诊护理质量的好坏直接影响到患者的疾病诊断、治疗，关系到患者的生命安全、医院的声誉和护士形象。因此，门诊护理人员必须掌握门诊护理的特点，具备相应的道德素质，为患者提供优质、高效的服务，使患者得到及时的诊断和治疗。

一、门诊护理的特点

1. 组织管理任务重　门诊是医院接触患者时间最早、来往人数最多、范围最广泛的部门，是患者就医最集中的地方。门诊患者就诊高峰多集中在上午，初诊患者不熟悉医院的环境、分科和就诊程序，但却希望在短时间内得到正确的诊断和有效的治疗，从而造成门诊拥挤、嘈杂等问题。为保证患者有序就诊，获得有效的治疗，护理人员要善于组织，有效管理，认真做好分诊、检查、巡诊工作，力求分科准确、秩序井然、候诊时间缩短，指导患者去检查、缴费、取药、注射和处置等。因此，相对于病房而言，门诊患者的护理组织管理任务繁重。

2. 预防交叉感染难度大　门诊患者集中、病种繁杂、病情各异，人员往返频繁，空气污浊，有些传染病患者也混杂其中。急、慢性传染病患者及带菌者在就诊前难以及时鉴别和隔离，加上患者抵抗力低下，极易造成院内感染。因此，门诊预防交叉感染的难度较大。

3. 服务协作性强　门诊护理虽然也有治疗工作，但大量的是服务性工作。做好患者的挂号、候诊、接诊、治疗等各项具体工作，都需要护理人员提供周到的服务。对不同年龄、文化、病情的患者需提供不同的服务。如初诊患者不熟悉医院环境、制度，需要护理人员热情做好就诊指导；复诊患者未确诊，患者心理焦虑，护士要耐心解释疑虑，同情、理解患者；有些患者情绪紧张，护士要做好心理疏导；有些患者迫切希望早日确诊，护士要耐心解释有关问题；有些患者过于担心，护士要帮助患者树立战胜疾病的信心。同时，门诊护理需要多科室、多专业医务人员相互配合，共同协作去完成。

4. 护患矛盾多 门诊患者多，流量大，患者往往不能及时就医。而患者又都希望能迅速得到诊治，候诊时容易产生焦虑、急躁心理，加之患者比较敏感，如果护理人员语言生硬、态度冷漠、安排就诊不当、服务不周等，很容易产生护患矛盾，从而影响正常诊疗工作的进行。

二、门诊护理的道德要求

1. 热情接待、主动服务患者 门诊患者带着疾病的痛苦和紧张、恐惧、焦虑的心理到医院就诊，很难适应拥挤嘈杂的人群、陌生的环境、不熟悉的规章制度等。尽管患者的病种病情各异，但他们都有一个共同的心理需求，渴望得到医护人员的热情帮助和尽快解除病痛。因此护理人员应做到“五心”服务。①接待患者要热心。对前来就诊的患者主动询问需求，热情指引，及时给予帮助。正确引导患者有序就诊，候诊期间，主动向患者介绍医院的环境、布局、设施、相关医护人员以及疾病相关知识，适时创造宽松的环境，尽可能消除患者的紧张情绪。②解答患者询问要耐心。所谓耐心是一名护士具有较好工作能力、职业素质、心理状态等的一种综合保障，也是考验一名护士能够正确、优质开展护理工作的指标。作为一名门诊护士，面对痛苦和紧张的患者，他们对环境的陌生、对规章制度的不熟悉、焦虑的情绪等往往给护理工作的开展增加了难度，因此具有充足的耐心是强化日常护理行为有效开展的保障。③观察病情要细心。细心也是作为一名护理工作者必不可少的基本素养：一方面对待护理工作各项操作环节和护理指标的严格落实，不得出半点差错；另一方面对待患者要细心，这样护理工作的质量才能得到有效提高。④护理患者要有责任心。责任心对任何职业来讲都是做好本职工作的基本前提，特别是帮助患者康复和确保身心健康的护理工作，责任心更是作为一名优秀护士的基本素质所必须具备的。必须要牢记“三分治疗、七分护理”的工作理念，始终传承“救死扶伤，无私奉献”的南丁格尔精神，将坚实的责任心当做护理工作的前提保障并贯穿始终。⑤对待患者要有爱心。爱心是创造一切美好事物的根本，是衡量护士基本素质的重要指标，同时也是赢得患者及其家属的信任与尊重的前提。作为一名门诊护士，不仅要有精湛的业务素养和无私的奉献精神，对待前来就诊的患者更要有爱心，站在患者的立场想之所想，急之所急，把充满关切、爱护、温暖的心情渗透到每项护理活动中，这样才能进一步提高护理工作成效。

2. 作风严谨、技术扎实过硬 门诊服务对象是各种患者，要求护理人员具有广博的医学知识及精湛的技术。做到作风严谨求实，坚持一切治疗护理的科学性、准确性、及时性，保证患者生命安全。在治疗护理过程中，不可漫不经心，粗枝大叶。护理工作中的任何疏忽，如打错针、发错药，血压、脉搏、体温测量不准确，都可能铸成大错，甚至危及患者生命。门诊患者数量多、流量大，护理人员在工作中一旦出现了差错事故，患者离开了医院，所造成的损害就很难挽回，其社会影响更为恶劣。所以护理人员在治疗、操作中要严格按照规章制度执行，对治疗、护理中的任何细微变化都要认真对待，对患者的病情疑点或出现的治疗反应及意外都不要轻易放过。应审慎从事，一丝不苟，准确无误，严谨求实地做好各项工作。

3. 相互尊重，讲求团结协作 门诊各科室是一个整体，护理人员不仅要处理好与患者的关系，而且还要密切与医生、其他临床科室、医技科室联系，有时还需要密切与陪伴的家属和医疗网间联系。①尊重患者，协调好护患关系。全心全意为患者服务是处理好护理人员与患者之间的最基本的伦理原则。尊重患者，包括尊重患者的人格。不论患者患什么病，也不论职位高低、相貌美丑，门诊护理人员都应该尊重患者，不可有任何歧视；了解患者的心理，理解患者的心情。如烧伤毁容后的痛苦心情、癌症患者的绝望心情，濒临死亡患者的悲观心情，护理人员都应予以体恤，给予安慰。只有一切从患者的利益出发才能搞好护患关系。②平等协作，搞好护医关系。医疗与护理是医院工作中的两个重要组成部分。医生与护士应该相互尊重、相互支持、分工合作。医生要重视护理工作的独立性、系统性、科学性，爱护护士的劳动。护士也应该尊重医生，护士在患者面前要维护医生的威信，不要议论医生技术的高低。护士与医生之间有什么矛盾，应在内部解决，不可在患者面前议论、责难或流露。护士在执行医嘱时应仔细核对，一旦发现错误，应立即反映，及时纠正。③团结协作，搞好护护关系。门诊护士之间应该相互信任、相互协作。经验丰富、有能力的护士要帮助、培养年轻的护士，逐步提高其工作能力；年轻护士要尊重年长者，要勤快肯干。护士之间要相互经验交流，取长补短，不要相互拆台，有了荣誉要谦让。护士之间有意见，不要当着患者议论，说三道四，以免患者感到忧虑、失望，产生不安全感。遇到困难，彼此之间要相互关心、帮助。

4. 环境优美，搞好健康教育 门诊保持环境优美、标示清晰、安静舒适，可以使患者、医务人员产生一种舒适、愉快的心理效应，有利于提高工作效率和诊治效果，缩短患者候诊时间，减轻患者的焦虑感和减少交叉感染，使患者感到亲切，增加对医院的信任感，易于合作。要创造一个优美、安静的环境，一靠医院管理、后勤部门的综合治理，如门诊环境的绿化、美化，门诊路标清晰、科室分布的情况、健康教育阵地的整齐划一等，以及为患者提供一次性水杯、纸、笔，电话、网上预约挂号等便民服务。二靠医务人员和患者的保持，如维护好的就诊环境、就诊秩序，禁止随地吐痰、吸烟及大声喧哗及吵闹行为，加强巡视、使危重患者及时就诊，调整医生间的忙闲不均等，护理人员肩负着重要的责任。门诊是对候诊患者进行健康教育的重要阵地，护理人员要积极开展对候诊患者的健康宣教，主动宣传常见病、多发病的防治知识，通过发放健康教育资料和科普宣传手册，传播卫生保健知识，提高自我保健能力，养成健康行为，消除危险因素，防止疾病发生，增进健康。特别是要积极宣传本科的疾病诊治、预防和护理知识，以有利于患者配合诊治，从而提高疗效和防止复发。

第二节　急诊护理伦理

急诊是医院诊治急症患者的场所，是抢救患者生命的第一线，急诊抢救的目的是在最短的时间里，以最快的速度、最有效的措施，缓解急性发作的症状，为进一步治疗争取时间。其服务质量的优劣，不仅体现和反映了医院的综合服务水平，而且也给患者以最直观和深刻的印象。因此，急诊护理人员必须具有救死扶伤的高尚品质、娴熟的急救技能和丰富的临床护理经验及“急而不躁”、“忙而不乱”的工作作风。急诊护理工作对挽救患者生命，提高医院的信誉和社会认知度具有十分重要的意义。

急救绿色生命通道就是为抢救患者生命，用特殊管理手段和强力医疗措施所构成的非常医疗场所。急救绿色通道是以抢救生命为首要和唯一目的。由最初的“先抢救，后交费”简化入院手续，逐渐演变成在急诊科室、第一时间、首诊地点、跨科联合抢救危重患者。充分发挥就地抢救、分秒必争的“一战式”救命理念和强力优势。

一、急诊护理的特点

急诊医护人员的服务对象大多是需要紧急处理的重急症患者，如各种外伤、急腹症、高热、昏迷、中毒者或短时间内可能出现生命危险者。因此，急诊护理有别于一般护理。其特点如下。

1. 随机性强 急症患者发病突然，因而就诊时间、人数、病种、病情危重程度等都是护理人员事先难以预料的，有很大的随机性。急诊护理人员要时常处于“备战”状态，积极做好人员、技术设备、器械、药品、耗材、用水、用电、用气、车辆、资金等准备，并保证齐全而完好，以随时应对各类情况下的抢救工作。

2. 时间性强 多数急诊患者，病情紧急、危重、复杂且变化快，有的患者神志不清、自我意识模糊或意识障碍，患者和家属及陪送人员均不能提供详细病史，医生也不能按部就班地进行体格检查、化验和其他特殊检查，而只能重点询问病史和重点检查后立刻投入抢救。因此，急诊护士应有丰富的临床救治经验，第一时间准确分诊，迅速报告科主任、相关医师及相关人员到位，密切配合医生全力以赴、争分夺秒地抢救患者，为患者赢得时间，挽救生命。同时要协助患者联系家属或单位。

3. 主动性强 急诊患者病情危重、复杂、变化迅速，往往多个器官同时发生病变，经常需要多学科、多专业医务人员协同抢救。急诊护理人员要有敏锐的鉴别力和多学科知识，能根据病种病情及时通知有关科室的医师诊治和抢救。同时，在医师未到来之前，护士要严密监护、细心观察病情变化，为医师诊治提供依据。对某些病情危急的患者，如各种中毒、出血不止、心跳呼吸骤停等患者，护士应主动予以处理，以免贻误病情失去抢救时机。

二、急诊护理的道德要求

由于急诊患者和急诊护理的特点，急诊护理人员除了应具有门诊护理的道德要求外，还应遵循以下特殊道德要求。

1. 争分夺秒、敏捷果断 在急诊工作中，患者病情危重，抢救必须分秒必争。因此，急诊护理人员要牢固地树立“时间就是生命”、“抢救就是命令”的观念，时刻突出一个“急”字，做到急患者之所急，想患者之所想，即刻启动急救绿色通道，实行先抢救后补办手续的原则，全力以赴地投入救治患者，尽量缩短从接诊到抢救的时间。做到“五快”：快接、快查、快诊、快治、快收。为此，急诊护理人员要坚守岗位，及时做好各项准备工作，养成准确、敏捷、冷静、果断的作风，积极配合医生做好抢救工作。同时，要密切做好病情观察，能应对各种突变，以保证患者抢救成功。护理人员要始终视抢救患者生命为自己的责任，注意观察每一个患者的细微变化，把每一项处置都和患者安危紧密相连，以免延误病情。提高抢救成功率，降低死亡率，把失望变希望，把不能变可能。

2. 高度负责，耐心周到 急症患者抢救常常要冒一定的风险，承担一定的责任。医护人员应从患者利益出发，以患者生命为重，不计个人可能承担的风险，高度负责地抢救患者生命，这就是医护人员应该采取的态度。要根据病情耐心、周到、及时给予救治处置，如洗胃、人工呼吸、心肺复苏、止血、输液等，并详细准确地做好抢救记录。急诊护士可能遇到特殊患者，要从社会公益出发灵活地采取相应措施。①对可疑人或有疑问的患者，要及时向医院值班、保卫部门反映。②遇有突发公共卫生事件要及时上报。③遇有交通事故或有法律纠纷的患者，要公正地反映病情。④遇患有或疑患传染病患者应将其进行隔离。⑤对待意识不清的患者，要有慎独精神，做到周到服务。⑥对待留观患者，不要放松警惕，严密观察以防意外发生。⑦对待打架斗殴致伤的患者，应从人道主义出发，以正确的态度对待他们，以最佳的方案进行救治，争取最佳的疗效。

3. 深切同情、亲切关怀 由于急症患者多为遭受意外伤害或突然病情恶化，患者及家属均无思想准备，容易惊慌失措，可能会出现对医务人员的态度不够冷静，甚至提出某些不恰当的要求或无理指责。面对这种情况，急诊护士必须具备“痛患者之所痛，想家属之所想”的同情心，热情接待，亲切关怀，主动帮助患者和细心照料，多使用安慰、解释性语言，尽快将患者和家属的情绪安定下来。对待特殊患者急诊护士应发挥人道主义精神，积极予以抢救护理，不能歧视、挖苦和讽刺。应以沉着冷静的态度，用最快的速度做出准确的判断，实施最佳抢救方案，争取最理想的疗效。

4. 团结协作、相互支持 重症患者的抢救过程，往往需要几个临床科室的医务人员相互协作，共同完成。所有参加抢救的人员包括医生、护士、麻醉师、其他医技人员等都要精诚团结、密切配合、相互理解、相互支持、齐心协力、配合默契，共同担负抢救患者的重任。如果医务人员相互埋怨，相互推诿，配合不当，就会造成严重的后果，这是医护职业道德绝对不容许的。在医护配合上，急诊护士要发挥积极、主动的精神，不怕苦、脏、累和连续作战的精神，有效地救治急重患者。

第三节 危重患者护理伦理

一、危重患者护理的特点

危重患者是指病情危重、随时可能发生生命危险的各种患者。危重患者抢救护理有以下特点。

1. 护理任务艰巨 危重患者病情表现为：急、重、险、危。急：病情危急，来势凶猛，变化快。重：病情严重，甚至神志不清或意识模糊。险：病情危险，死亡率高。危：生命危在旦夕，甚至不可逆转，需要迅速突然抢救。危重患者痛苦不堪，甚至神志不清而生活难以自理，不仅护理工作量大，而且患者配合医护困难。危重患者和家属顾虑较多，心理活动复杂，需要加强心理护理；以上都表明，危重患者的护理具有艰巨性的特点。

2. 护士素质要求高 危重患者抢救护理任务艰巨，护士必须具有全面的业务素质，良好的身体素质，丰富的临床护理与抢救经验以及较高的职业道德修养。然而，危重患者的抢救护理也为护士提供了表现知识、经验、技术水平和身心健康程度以及高尚道德情操的机会，而且通过护理患者使以上诸方面进一步升华。如果护士的各方面素质达不到应有的高度，就不能担负起危重患者抢救护理工作，勉强担任也难以完成护理任务，甚至会发生意想不到的严重后果。

3. 护理伦理难题多 危重患者抢救护理工作中经常会遇到一些伦理问题，如履行人道主义与经济效益的矛盾；讲真话与保护性医疗的矛盾；知情同意与保护患者利益的矛盾；卫生资源分配与患者实际需要的矛盾；患者拒绝治疗与维护患者健康生命的矛盾；安乐死与现行法律的矛盾等。因此，危重患者抢救护理的伦理决策十分困难。

二、危重患者护理的道德要求

危重患者的病情复杂多变，危险情况常可突然发生。在护理过程中，护理人员必须头脑机警，严阵以待，细心观察，及时发现危重患者中出现的危险信号和险情。一旦发现新的情况，要及时向医生报告，敏捷地投入抢救工作中，以使患者转危为安。如果护理人员粗心大意，对危险信号麻木不仁或行动迟缓，都会导致不堪设想的严重后果。

1. 处事果断，行事审慎 危重患者的病情具有急、险、重、危四大特点，为挽救其生命，护士要头脑冷静，正确判断、胆大心细、当机立断配合医生采取应急措施，要不怕困难和风险，敢于承担责任。但是，果断不等于粗鲁武断、贸然行事，而是要审慎行动，做到胆大心细。即使有些危重患者已渡过险关，也不要掉以轻心，仍须细致观察病情动向，主动预防并发症或复发，以免前功尽弃。如抢救休克患者，虽然血压上升了，但也要注意肾功能的情况。另外，在遇到涉及尚未解决的伦理难题时，护士只能在有限的范围内综合考虑，审慎和辩证地进行处理。

2. 做事勤快，保持恒定 危重患者症状杂，顾虑多，痛苦大，对护理的要求多，依赖性强。这就要求护理人员做到“脚勤、手勤、眼勤、嘴勤”，学会“眼观六路，耳听八方”，养成时时、处处、事事关心患者的习惯和作风。护理工作是一个动态的、不断反馈的、连续而完整的过程，它包括护理评估、诊断、计划、实施和评价五个阶段。危重病护理诊断难度大，疾病复杂多变，护理人员不可能很快获得充分的资料，准确实施对症护理。护理人员不能等资料齐全后才进行治疗和护理，只有进行试验性治疗，在动态中观察确诊。没有持之以恒的精神，是不能做好危重患者护理工作的。

3. 同情理解，任劳任怨 不少危重患者缺乏心理准备和心理负担较重，从而心理不平衡。有时患者或家属可能对护理人员无端指责，甚至出现无理取闹的情况。面对这些情况，护理人员一定要冷静对待，了解患者、家属的心情，宽容患者、家属的行为，耐心地说服，不使矛盾激化。同时，仍要热情、主动和任劳任怨地继续做好护理工作，特别是对悲观绝望的患者要多加安慰和鼓励，对神志不清的患者做到周到服务，相信最终会赢得患者及其家属的理解与信任。

第四节　特殊护理伦理

特殊护理是护理人员对各种特殊疾病患者（包括儿科患者、妇产科患者、老年患者、精神病患者、传染病患者）所进行的全面生理、心理护理。特殊护理道德是医护人员在护理特殊疾病患者时应遵循的行为准则与规范。由于特殊疾病患者的病种众多、症状特殊，致使特殊护理的范围广、难度大、道德要求高、伦理难题多。因此护理人员要有相关的业务能力，良好的身心素质，丰富的临床经验和高尚的职业道德修养。

一、儿科护理伦理

儿童的身心健康直接关系到家庭的幸福和国家的发展，儿童是家庭的中心，祖国的未来和希望。儿科的服务是从新生儿到 14 岁的患者。他们的体格、心理和智力都处于不断发展和成熟时期，在生理、病理、心理、营养、代谢、行为方式及在疾病的发生和发展规律等方面，都与成人不尽相同，儿科治疗护理中一旦发生医疗纠纷，解决难度较大。因此，儿科护理有其特殊性。护理人员在临床工作中必须了解儿科患者的特点，遵循儿科护理的伦理规范。

（一）儿科患者护理特点

1. 护患关系特殊 由于婴儿缺乏语言表达力和理解力，即使年龄稍大的患儿也不会或不能完整、准确地述说病情，不能主动配合治疗和护理，不会主动、及时反映治疗护理效果。加之有些患儿的家长又不能陪伴，于是护士既担负患儿的护理任务，又充当母亲或姐姐的角色。因此，在儿科护理中，护患关系具有特殊性，儿科护士是患儿的直接护理者，是患儿的代言人，也是家长的教育者，更是康复和预防的指导者，必要时还需担当协调者。

2. 护理任务复杂 儿科护理不仅要为患儿进行技术护理、心理护理，而且还要为其进行生活护理。由于患儿生活不能自理，加之比较任性，因此更需要护理人员关心他们的饮食起居、衣着冷暖、卫生和服药，注意他们的安全等。哪一个环节照顾不好，哪个方面管理不周，不但会影响原疾病的诊治和康复，而且会出现新的问题，甚至发生意外。所以，儿科护理工作内容复杂，工作量大。

3. 护理工作难度大 ①患儿在治疗和护理中往往不予合作，甚至哭喊叫骂，拒绝治疗，给护理带来很大困难。②婴幼儿的语言表达能力和理解能力较差，不会或不能完全准确地表达病情、陈述病史，许多情况来自家长的叙说，带有间接性，可靠性差。同时，患儿还不能主动、有效地配合病史采集、体格检查、诊疗和护理。③患儿稚嫩、幼小，接受医护操作的耐受力差，抵抗力差，易感染疾病，因而发病率高，起病急，进展快，病情变化大，给护理带来困难和风险。

4. 护理工作紧迫 儿童处于生长发育的阶段，其免疫力比成年人差，较易感染疾病，而且发病急，病情变化快。若能及时、正确给予诊治，就能迅速控制疾病，使患儿转危为安；否则，将有可能延误病情，增加患儿的痛苦，甚至危及生命。因此，医护工作都有紧迫性，护士需要配合医生尽快地做出诊断，迅速地采取安全、有效的医护措施，以促进患儿的康复和防止并发症的发生。

（二）儿科患者护理的道德要求

1. 关爱患儿，富有爱心 孩子离开妈妈，患病住院后，陌生的医院环境，疾病的痛苦，加之有些患儿曾经有治疗痛苦的经验等，都会使患儿产生紧张、恐惧心理，经常哭闹，拒绝护理、治疗等。这就要求护理人员对患儿态度和蔼，说话要亲切，了解他们的日常生活习惯和爱好，精神上给予安慰和鼓励。护士可对患儿轻拍、抚摸及搂抱，使其产生如在母亲怀中的安全感，逐渐和他们建立感情，让他们适应新的环境。治疗时动作轻柔，在治疗护理中与患儿进行适当的交流，消除患儿紧张、恐惧心理。护士对患儿的正确行为要及时给予表扬和鼓励，对不合作的患儿要耐心劝导、讲解、细心护理。除了治疗护理外，护士还要丰富他们的生活内容，如组织讲故事、玩游戏、看书学习、收看适合儿童的电视节目等。对一些有异常姿势、步态、动作或身体有缺陷的患儿，护士不要取笑他们，避免伤其自尊心，即使患儿暂时不合作，也不要责怪他们。对那些病情迁延、反复及治疗不佳的患儿，护士更要恳切、不厌其烦地多加安慰，在家长的配合下给患儿树立信心。总之，护理人员要关爱患儿，做到言而有信，与其建立友好感情，从而使患儿配合治疗和护理。

2. 细致观察，工作严谨 由于儿童不善于表达其自身的变化，故儿科护士要善于观察患儿的病情变化，特别是夜间值班不能麻痹大意。护士要通过观察患儿的精神状态、体温、脉搏、呼吸以及吸吮能力、大小便性状、哭啼的声音等变化，了解病情变化的先兆和征兆，对观察结果认真分析，做出判断，及时给医生提高病情变化的信息并共同采取处理措施，以免病情加重或因发现不及时而延误抢救。由于儿科护理的特殊性，护理人员工作要严谨，严格遵守各项操作规程。门诊护理人员必须对患儿进行预检和分诊，在病房必须对传染病患儿严格地进行隔离，对体弱、白血病、免疫力低下等疾病要做好保护性隔离。同时，护理人员要严格探视、陪护制度，认真执行卫生清洁、消毒制度和操作规程，使病房内的空气和治疗物品达到卫生标准，使各项操作达到卫生要求，防止感染和交叉感染的发生。

3. 技术求精，处事审慎 小儿发病急，变化快，稍不注意就可能出现险情。因此，护理人员在护理患儿过程中，要求心理素质好，理论水平高，操作技能好，在技术上精益求精。虽然患儿不能对医护行为进行有效的监督和评价。但是，护理人员无论是白班或夜班，有人监督或无人监督，对患儿的护理，都要尽职尽责，始终如一，达到"慎独"境界。

4. 体贴入微，治病育儿 患儿生病住院，心理变化复杂，时而欣喜，时而哭泣，时而顺从听话，时而拒绝治疗等。护理人员应针对每个患儿的特点进行心理护理，要尊重患儿的人格，尽量满足患儿需要。护士一定要做到“言而有信”，切忌为了患儿一时的配合打针或服药而哄骗孩子，要将高度的责任感贯穿于对患儿认真观察、耐心护理的整个过程中，为孩子们提供力所能及的教育，并以自己的一言一行对患儿道德品质形成影响，如不哄骗、恐吓患儿，以免使其染上说谎、不诚实的习惯。总之，护士既要努力尽早使患儿痊愈，又要培养患儿良好的道德品质，即尽到治病育人的责任。

5. 积极沟通，互相理解 当今社会，我国的家庭状况是以孩子为中心，孩子是家庭的希望，一旦孩子患病，家庭的社会状况就被打乱，家长格外紧张和焦虑，护理人员要及时与家长交流信息，全面理解患儿的生理、心理和生活环境情况，耐心解释有关问题，做好开导工作，增强战胜疾病的信心，取得家长的信任和配合。患儿的护理在很大程度上靠家长的理解与支持。

二、妇产科护理伦理

妇产科是直接为妇女健康服务的一门专科医学。妇产科护理的患者心理较为特殊，护理责任重大，涉及面广，技术要求高。它不仅为患病的妇女服务，也为正常的健康妇女服务。妇产科护理不仅关系到妇女性器官的生理和病理变化以及妊娠全过程的各种生理、病理变化，也涉及服务对象的婚姻、生育、家庭等方面，还涉及保护妇女权益、优生优育、计划生育、人流堕胎、性别鉴定、生命质量、国家法律和有关政策等许多社会性问题。因此，妇产科护理人员除具有专业技术能力和相关法律法规知识外，还必须高度重视职业道德。

（一）妇产科患者护理特点

1. 服务对象特殊 妇产科护理的对象涉及两代人，关系到千家万户的幸福和民族的繁衍。妇产科护理既要面向患者（妇女、孕妇、产妇或母亲），又要兼顾到现在或将来对胎儿、新生儿的影响，注射和用药等不但要考虑对母亲的治疗作用和副作用，而且还要考虑到其对胎儿和婴儿的利害关系。

2. 患者心理特殊 妇产科患者包括不同年龄段的女性，她们因内分泌变化的影响，加之疾病、妊娠、手术等，同时患病部位多为生殖系统，会出现一些特殊行为心理变化，往往不易全面述说病史。由于一些妇产科疾病处于难以为医护人员所察觉的潜隐状态，故易延误诊断治疗，而使病情加重。患者在治疗护理时往往伴有紧张、恐惧、羞涩的心理，对疼痛敏感性增高。同时妇女的情感丰富、细腻，对外界事物和医护人员的反应敏感，医护人员的一个眼神、一个微笑都会引起患者的注意。未婚女子妇产科就诊时更感到难以启齿，羞于暴露身体隐私部位，有的因此延误诊治，加重病情。特别是发育异常、未婚先孕的青年女子表现更为明显，担心被人议论、讽刺、耻笑，不能坦率说出实情，甚至拒绝治疗。青年女性担心对家庭、怀孕、生育、性生活造成影响；中青年女性则担心对健康、家庭和社会产生不良影响。她们的心理变化进一步影响疾病的治疗和康复，因此对护理人员也提出了更高的伦理要求。

3. 护理责任重大 妇产科护理不仅关系到广大妇女的身心健康，而且影响到子孙后代的繁衍、健康和成长。对孕妇的护理太差，轻则可能导致孕妇生病，胎儿发育不良，重则可能导致胎儿智力低下甚至发生畸形，这不仅不能给家庭带来幸福、欢乐，反而会给家庭、社会带来负担。在妊娠和分娩过程中，医务人员工作失误可能突然发生严重意外，危及产妇和胎儿的生命。因此，妇产科护理人员的责任异常重大，它直接关系到国家、社会和家庭的利益。

4. 护理涉及面广 妇产科工作不但要为患病妇女服务，也为正常的健康妇女服务。同时，服务内容也在不断扩大，从单一的以治疗为主向预防保健过渡，增大了服务范围和工作强度，因此，妇产科护理社会性强，涉及面广，影响大。

5. 护理技术要求高 由于妇产科工作常常涉及两代人的生命、健康，关系到千家万户的幸福、欢乐，影响到国家、民族的兴旺发达，所以，国家、群众、患者及其家属对妇产科医护人员的技术要求高，希望他们为患者及时确诊，妥善治疗，科学护理，早日痊愈。同时，要求手术要损伤小、痛苦少，不留后遗症，而且尽量保持性功能和生育功能的完整。

（二）妇产科患者护理道德要求

1. 态度诚恳，和蔼可亲 妇产科患者都是女性，情绪波动大，依赖性强，忍耐性差，疼痛阈值低。因此，护理人员要主动关心、体贴患者，态度要和蔼，说话要亲切，言行要礼貌，不要因患者缺乏卫生知识，病史陈述不清而急躁，要耐心引导；不要因涉及隐私，患者掩饰病情而对其横加指责，要予以耐心疏导；不要因患者哭闹叫喊不休而厌烦，要耐心安慰；不要因看到患者血污而嫌弃，要热情及时处理；不要因非婚失身者来院堕胎而讥讽或草率处理，要予以同情，总之护理人员要尊重患者的人格，关心患者疾苦，耐心劝说、解释、宽慰患者，帮助建立自尊心、自信心，增加其对医护人员的信任感和安全感。

2. 行为端庄，作风严谨 妇科患者多患有生殖器官疾病，害羞、惶恐、压抑是普遍的心理状态。所以，对这类患者进行检查或治疗操作时，态度要严肃，行为要端庄，动作要轻柔，不得随意开玩笑，不得有淫思邪念，在病房检查或治疗操作时应避开异性和人群，不得过分暴露身体。操作力求轻柔，避免多次重复检查。未婚女性尽量以肛诊代替妇科检查，医护人员不得以任何方式帮助孕妇非法堕胎，更不能从中牟利。对患者的病情、病史及个人隐私等，绝不能外传或当做谈话资料，尊重妇女的人格。

3. 掌握心理，耐心指导 妇产科患者由于内分泌的变化及因疾病、手术和妊娠等都会出现一些特殊的心理变化，如少女月经初潮的神秘、惊恐；更年期的急躁、忧虑、忧郁、固执等。一些患者就诊治疗的害羞心理，特别是涉及以往非婚同居、妊娠、堕胎、婚外性生活等隐私，更是讳莫如深，不愿吐露，常有隐瞒病史、拒绝检查等情况，护理人员不要讽刺或草率处理，要予以同情，并针对患者的不同心理耐心解释、安慰，鼓励关心，热情帮助。对手术治疗会造成破坏性功能的患者，一定要向患者讲清其利害关系，并征得患者及其家属同意。总之，医护人员应了解患者的心理，以高度的同情心和关心，消除患者的顾虑，增强其信心，减轻其身心痛苦，以利于康复。

4. 工作认真，精益求精 妇产科护理工作关系到两代人的健康和安全，其护理质量的优劣，除直接关系到患者的生命安危外，还涉及第二代的身心素质和安全。同时，妇女从青春期性器官的发育、成熟到结婚、怀孕的每一个过程都牵动着父母和亲友的心。因此，妇产科诊断、治疗和护理必须十分谨慎、细致、认真。对待产妇产程的观察和记录要详细、及时、准确；疾病检查要细心，给患者用药要谨慎，手术动作要熟练，技术要精益求精；接生要尽量保护会阴完整；剖宫产要尽量减少不必要的损伤；做人流手术应按规程实行等。任何疏忽大意和处理不当都会给母婴、家庭以及社会带来不良影响。故而，护理人员必须自觉地意识到自己对患者，对社会的责任，要以高度的负责精神和认真的工作态度对待每一个患者，做好妇女和孕妇保健，做好围产期监护，坚持正规操作，确保母婴安全和家庭幸福。

5. 敏捷果断，敢担风险 妇产科工作因产妇分娩时间无定准，护理人员常常不能按时就餐和休息，加之又常与羊水、粪便、污血、恶露等接触，故而要求护理人员要有不怕苦、脏、累，不计时间，任劳任怨的奉献精神，时刻把患者的利益放在第一位，妇产科患者病情潜隐，疾病急剧，要及时观察病情变化，及时采取有效措施。例如，妊娠合并心脏病突然发生心力衰竭，过期妊娠突然胎心音不好，前置胎盘和胎盘早剥突然大出血，先兆子痫突然发生抽搐，分娩时突然发生羊水栓塞，臀先露突然发生脐带脱垂等，这些都需要医护人员迅速判断病因、病况，果断决定实施措施，敏捷进行处理和抢救。如果怕担风险而又有犹豫或拖延，就会造成不可挽回的损失和后果。因此，护理人员还应有当机立断的魄力和敢担风险的精神。

6. 保守秘密，勿露隐私 在工作中，与诊疗无关的患者隐私，医护人员不必过多询问，患者就医中吐露的隐情私事，也要保守秘密，不得向他人（包括患者丈夫）随便泄露，更不得作为医护人员闲谈的笑料，尤其不能单纯凭借处女膜和宫颈的形状主观判断其是否为处女，以免造成严重后果。

三、老年护理伦理

随着社会经济和医疗保健的进步和发展，人的寿命不断提高，老年人所占比例不断增加，人口老年化已成为21世纪一个重要的社会问题。世界卫生组织规定，65岁以上为老年人，欧美及发达国家采取了这一标准。我国根据国人的平均寿命、身体状况、退休年龄以及社会经济发展水平等多方因素，规定60岁以上者在我国为老年人。我国老年人口绝对数居世界第一位，在1999年10月进入老年型社会，也就是说，当时我国60岁以上的老年人口达到了总人口的10%。2010年11月第六次人口普查显示，我国60岁以上的老年人口数已达1.78亿，占总人口的13.26%，提示老年人口增长速度快。根据预测，2020年我国老年人口将达到2.48亿，占总人口的17.17%。

随着老年人口数目的增加，伴随而来的老年性退行性疾病、慢性病也相应增加，使老年人生活质量下降。老年人在过去的几十年中为社会作出了巨大贡献，晚年仍在继续以新的方式创造新的价值。因此，老年人的健康问题应引起社会的普遍关注，老年人患病后理应得到社会和医务人员的热情关怀和最佳的医疗保健服务，以便使他们健康长寿和安度晚年。

（一）老年患者的护理特点

老年期是人生中的一个特殊时期，在这个特殊时期内，老年人各类疾病尤其是慢性病患病率呈上升趋势，同时易产生各种心理障碍，严重影响老年人的生活质量。因而，在护理上显得尤为重要。

1. 护理任务重 老年人器官、组织、细胞生理性的自然衰老，人体内各脏器的储备能力减退，对内、外环境改变的适应和反应能力及对感染的防御能力减退，往往发病率高，症状和体征常不典型，病程长、重、慢，并发症多，且伴有多病性及多脏器病变，易留下各种后遗症。同时，老龄化带来的各种疾病，如心/脑血管疾病、呼吸系统疾病、糖尿病、恶性肿瘤及老年性的精神关怀和临终关怀的需要也明显增强，从而增加了老年慢性病护理需要，对护理工作也提出了较高的要求。从某种意义上说，老年患者的护理比治疗任务更繁重、更重要。因此，护理人员要更好地履行工作职责，保证患者得到最佳的护理。

2. 护理难度大 老年人患病后，神经系统和全身应激反应迟钝，敏感性降低，体温调节中枢功能降低和疼痛的阈值增高，患病时体温升高不明显，对于疼痛的反应不敏感，所以起病隐匿，常常缺乏典型的症状和体征。有的老年人患多种疾病，它们之间相互影响，复杂多变；有的老年人听力下降，记忆力差，可以造成主诉不确切，回答病史含糊等。以上特点均可造成延误诊治或误诊、漏诊。慢性疾病的老年人多表现为依赖性增加，自理能力差，固执不合作。因此，老年患者护理难度大，要求护理人员不但应掌握老年患者的生理、心理特点，还应掌握老年患者的临床特点和护理规律，善于观察病情变化，从不明显、不典型的体征中做出正确的判断，及时采取有效的护理，才能保证护理质量。

3. 心理护理要求高 老年人的心理健康问题，已成为医疗、护理界共同关注的焦点。老年人来院就诊或住院治疗时，常常表现出精神过度紧张、顾虑、忧郁、焦急、惊恐不安等心理特征。加之五官失灵、行动不便，心理上常常处于痛苦不堪的状态。在临床治疗、护理过程中，老年患者往往向护理人员探问自己的病因、病情、治疗、用药和安全性。有的老年患者还对医护人员治疗的正确性持怀疑态度，不信任以致发脾气。因此，要求护理人员必须掌握老年患者的心理变化特点，加强老年患者的心理护理，正确对待患者的询问、质疑和发怒，实事求是地回答提问，尽量消除患者疑虑，尽可能满足老年人对护理的较高心理需求，帮助他们保持心理健康。

（二）老年患者护理的道德要求

1. 尊重和理解老年患者 老年患者阅历深，知识和经验丰富，工作上有成就，在家庭、社会中有地位、有名望，因而自尊心较强。老年患者离开了长期工作的岗位，离开了和亲人团聚的温暖家庭，住进了陌生的医院，由一个有支配力的人，突然转变为处处受医院、病房规章制度约束及医护人员指挥的人，心情忧郁、焦虑，并产生了不同程度的压抑感和孤独感，希望被人尊重和了解。对医护人员有高度的警觉性，尤其对接触频繁的护理人员的态度表情观察十分细微和敏感。因此，护理人员要尊重和理解老年患者，称呼要得体，言行要礼貌，举止要文雅，心态要大度；对他们提出的护理要求和建议，要耐心倾听，认真对待，能做到的尽力予以满足，限于条件不能做到的要予以诚恳的解释，使他们产生安全感、舒适感和信任感，以消除各种不利的心理因素，绝不要冷淡他们，更不能奚落和讽刺他们。

2. 关心和帮助老年患者 老年患者年迈体弱，力不从心，缺乏自理能力，对诊断、治疗的疑虑较多，对预后更加担心。因此，护理人员应主动关心帮助老年患者，细心做好生活护理。如对于消化功能减弱的老年患者，协助他们进食营养丰富易消化的食品；对于自理能力缺乏的老年患者，经常帮助他们洗脸、梳头、修剪指甲、穿脱衣服等日常生活料理；对于老年患者服药应详细交代服药方法，对记忆力衰退或神志模糊、经常忘记服药或多服药的患者，护理人员应亲自管理服药，指导按时、按量服药；对于怕孤独、不耐寂寞的老年患者，要多接近、多询问、多安慰、多鼓励，使他们感受到家庭般的温暖和舒适。

3. 耐心和细致地对待老年患者 老年患者身心衰老，谈话啰嗦、重复，口齿不清或语无伦次，动作缓慢，反应迟钝；有些老年患者性情固执，情绪烦躁、激动，遇到一点不如意的事就被激怒，不能很好地配合治疗和护理。因此，护理人员应多关心、体贴老年患者，切忌急躁，流露不耐烦和厌恶的情绪，要同情、理解他们，经常主动地与他们进行沟通，做好安慰工作。护理人员应学会耐心倾听，帮助老年患者保持开朗和乐观向上的良好心理状态和培养自我调节能力，促进患者早日康复。

4. 观察和积极护理老年患者 老年患者由于组织器官衰老，机能退化，感觉迟钝，常会掩盖病情，使得一些疾病的表现症状、体征不典型，一旦发病病情可迅速恶化，甚至导致死亡。护士必须仔细观察患者病情，尤其在夜间更应高度重视，勤巡视、细观察，不放过任何疑点和微小的变化，并积极采取治疗、护理措施，防止差错事故的发生。老年患者因用药数量多、种类多，易发生药物不良反应，应严密观察用药后的副作用或过敏反应。

四、精神病护理伦理

精神病患者是指由于各种内外致病因素的作用，导致大脑功能发生障碍的患者。与其他患者相比，精神病患者无自知力，不承认自己有病，甚至拒绝治疗及有异常行为等。因此，精神病患者护理难度大，不但需要较高的护理技巧，而且需要高尚的护理道德情操。

（一）精神病患者护理特点

1. 人道性和开放性 18 世纪以前，由于人们对精神病缺乏认识，加之迷信、宗教的影响，把精神病患者视为“鬼魂附体”或“犯罪后神给予的惩罚”等，因此，经常采用名为“治疗”而实为野蛮、残酷的惩罚手段，如抛进大水桶中，缚在特制的铁圈上转动，用烙铁烧炙皮肤或用长针穿舌头等。直到 18 世纪法国大革命后，医生比奈尔提出：精神病患者绝不是罪人，绝不应惩罚他们，而必须给予人道待遇。此举可称为精神病学上的第一次革命。19 世纪后半叶，俄国的科萨科夫主张精神病院应采取合乎人道主义的精神护理方法等。现今，虽然还存在残余的旧观念、旧习俗，但是，精神科的护士把精神病患者视为更痛苦的患者，给他们提供丰富多彩的文体、劳动、学习等活动，并根据患者的病情尽量满足其允许范围内的兴趣和爱好，解除了患者的陌生感和恐惧感，而且患者的心情愉快，体质增强，提高了对生活的信心和勇气。故而精神科护理更富有家庭化、人道性。

2. 自觉性与主动性 急性或严重的精神病患者，由于精神活动的失常，不可能正常地反映客观事物。有些患者还可能出现意识障碍而难以感知周围的事情。因此，患者对医务人员的工作难以进行监督和恰当的评价，全靠医护人员自觉、主动工作。如有些患者生活不能自理，对饮食无主动要求，不知饥饱，给吃就吃，不给吃也不要，全靠护士的自觉、主动关心和帮助。因此，自觉性与主动性也是精神科护理的特点。

3. 理智性和安全性 精神病患者的症状复杂多样，有的患者受“钟情妄想”的支配，表现出对异性医务人员的追求；有的患者你我不分；有的患者受幻觉、妄想的支配而发生自伤、伤人、毁物行为。对此，护士都要理智地对待患者，以严格的规章和措施保障患者的安全。即使恢复期的患者，由于他们对工作、生活、学习缺乏信心，有可能发生自杀行为，因此护士也不可放松警惕。总之，理智性与安全性护理贯穿在精神科护理的始终和各个方面。

（二）精神病患者护理的道德要求

1. 理解患者，尊重人格 尊重精神病患者的人格与权利是护理人员应遵循的首要的伦理道德规范。精神病患者对外界事物反应非常敏感，对挫折和不幸的承受力差，精神病患者的怪异思维，无礼的言语和粗暴的行为，是精神疾病所致的病态表现。患者失去正常理智，又不能控制自己，孤独冷漠，不近人情，难以使人接受。尽管如此，在疾病状态下，精神病患者的人格仍应受到尊重和保护，并享受与其他患者同样的医疗权利。无论患者的表现如何，护理人员都要尊重他们的人格和权利，应当对其深表理解、同情与关怀，并应时刻体现在实际护理工作当中。护理人员不能因患者的无礼、粗暴，表现幼稚、愚蠢，或赘述烦人而斥责患者，或拿患者的病态表现当作谈笑话题，侮辱人格，更不应与患者口角、争辩；要注意保护患者的人格尊严不受侵害，要正确对待精神病患者提出的问题和要求，合理要求尽量满足，不合理要求要婉言解释；而不能都认为是“病态”不予理睬。对患者的称谓要呼其尊称，谈话中要平等相待，注意文明用语，耐心听取患者的意见，答应给患者办的事，一定要办到，办不到的也要解释清楚，不能哄骗患者；同时，除病情和治疗需要外，不要轻易地约束患者，更不能将约束作为报复、威胁、恐吓患者的手段，否则就是对精神病患者人格和权利的贬损与侵犯。给异性患者做检查时，应寻求与其同性别人员的陪同，保护患者的同时也保护医务人员，防止患者因病态思维支配不能自控。

2. 保守秘密，恪守慎独 精神病患者的病情复杂，与个人经历、家庭教养、社会环境以及各种因素的影响有关，病史往往涉及患者的隐私。因此，保密隐私是医务人员应当遵循的职业道德规范。在尊重患者人格的基础上，护理人员要恪守保护性医疗制度的原则，绝不能向任何无关人员泄露病情隐私。如果违反这一原则，将产生严重的不良后果。如果患者知道自己的隐私被泄露，痛不欲生，可能萌发自杀的意念，或因精神挫折，加重病情。在病情恢复期由于精神负担，自罪、自卑，在出院后可能影响正常工作生活，或发生意外。同时，护理人员不可在患者面前泄露医院内部情况，不可谈论工作人员家庭问题，或将私人地址告知患者，以保守医院内部机密，保证工作人员的安全，防止意外的发生。由于精神病患者的精神活动失常，患者不可能正确地反映客观事物，有时患者还可能出现意识障碍，难以感知周围的事物，对医务人员的工作无法给予客观评价。精神病患者自我保护意识差，反应迟钝，所以，护理人员要恪守慎独，不管患者是“清楚”还是“糊涂”，无论有无监督，都要按科学程序自觉、主动、定时、准确地完成治疗护理任务，不得马虎从事。若没有职业责任感约束自己，护理人员就可能不认真执行消毒隔离制度和技术操作规程，而使患者发生严重感染，也极易造成交叉感染。

3. 举止端庄，作风正派 保持良好的护患关系是做好护理工作的关键，但这种关系是同志式的工作关系，精神科的护理人员尤应注意。与患者交往，态度要自然大方，举止端庄稳重。女医护人员不要过于打扮，要保持自尊、自重、自爱，对异性患者不可过分的殷勤，以免使其产生误解，导致不良后果。因为患者受病态思维支配，不能控制自己的正常感情和理智，护理人员应高度警惕。给异性患者做心理治疗谈话时，护理人员对患者生理特殊部位进行护理时，最好由同性护士去做，一旦没有同性护士，也需要两位护士在场。

4. 工作严谨，保证安全 精神病患者的护理异常繁杂，要求精细、严谨。精神病患者携带的财物，护理人员要认真保管，并向家属或单位交代清楚，不可利用患者价值观念上的倒错，而取得物质上的利益。有些精神病患者受幻觉、妄想的支配，常可发生冲动伤人或毁物行为，护理人员要正确对待，想方设法终止其冲动和破坏性行为，而不能借医护之机报复患者。精神病病房管理极为重要，除应注意清洁、舒适，带有家庭气息外，还应特别注意患者的安全，特别注意有些患者存在自伤、自杀企图以及伤人毁物的行为。护理人员要严格病房的安全管理制度，定期巡回护理，检查病房有无刀、剪、绳、带等危险物品，注意了解每个患者的心理状况，密切观察患者的行径。对兴奋躁动、冲动的患者，护理人员要沉着机智，大胆处理复杂环境发生的意外。对于实施电痉挛治疗、胰岛素治疗及进行约束的患者，也要注意副作用和并发症的发生。总之，护理人员要严加防范，保证患者的安全。

精神病患者也是人，而且是更痛苦的人，理应得到人道待遇。除了得到护理人员的关心、帮助外，还要号召全社会的人都来同情、关心、尊重精神病患者，坚决扭转社会上少数人与家庭歧视、虐待和侮辱甚至摧残、折磨精神病患者的现象，使精神病患者获得人间的温暖，并尽早康复。

五、传染病护理伦理

传染病(infectious diseases)是指由各种病原体引起的能在人与人、动物与动物或人与动物之间相互传播的一类疾病。传染病除了给患者带来身心痛苦外，还可以传染给他人，甚至造成暴发流行，严重危害广大人民群众的健康，影响国家的建设、信誉和社会的安定。因此，护理传染病患者，有其特殊的道德要求。

(一)传染病患者护理的特点

传染科护理应根据其独特的传染性、流行性、季节性、规律性和临床症状特异性等进行周密细心的护理，其特点如下。

1. 病房管理要求高 传染病医院(科)是各类传染病集中的场所，每一个传染病患者都是传染病源，可通过一定途径传染给他人，严重的可在人群中引起流行。为了控制传染病源，切断传染途径，保护易感人群，护士应加强病房管理，严格执行消毒隔离制度，包括患者入院时衣物、生活用品以及分泌物、排泄物等的消毒；对患者要严格进行隔离，不允许互串病房，严格探视制度；防止将传染病病房内的污物、污水传播到社会、家庭等。因此，严格消毒隔离制度，是传染科护理的重要工作。

2. 心理护理任务重 传染科患者精神压力大，心理错综复杂，常见的心理问题是紧张、焦虑、忧虑，因隔离治疗会产生被限制感、孤独感、自卑感和不安全感等。此外，不同年龄、性别、职业、病情等的患者还有个性表现，例如：急性期传染病患者，常因发病急骤、思想缺乏准备而进入隔离病房，易产生焦虑情绪；慢性患者、常因恢复较慢而悲观失望，或情绪随病情变化波动。因此，为使患者在处于最佳的心理状态时接受治疗和护理，心理护理成为一项重要的护理任务。护理人员应帮助患者消除顾虑和心理负担，增强战胜疾病的信心，促使患者尽快康复。

3. 社会责任大 在传染病的护理中，护士不仅要对患者个体负责，而且要对他人、整个社会人群负责。如果护士工作不负责，消毒隔离制度不严格易造成院内感染，在一定条件下会引起传染病的暴发、流行，从而造成严重社会后果。例如，当前的性病，特别是艾滋病，作为特殊的传染病，如不抓紧性健康教育，预防检测及综合治理，就会造成性传播疾病的流行，对社会、人群危害极大，应引起社会有关人员的重视。因此，社会责任大，是传染科护理的又一极为显著的特点。

（二）传染病患者护理的道德要求

1. 热爱专业，勇于奉献 在传染病的护理过程中，护士和传染病患者朝夕相处，除要做常规护理、观察病情外，在抢救危重患者特别是接触和清除具有传染性的分泌物、呕吐物和排泄物等时，尽管有防护措施，但受感染的机会仍然比其他科室医务人员多。有人调查：长期在传染病病房工作的医务人员，鼻咽部易培养出金黄色葡萄球菌和铜绿假单胞菌；在传染病病房工作的医护人员患肝炎的概率达70%。护理人员面对这种特殊的工作环境和重要的责任，必须具有高尚的职业道德和无私奉献的精神以及全心全意为患者服务的人道主义精神。要同情、理解、关怀、尊重传染病患者。在工作中护理人员既要学会保护好自己，注意避免被传染，也要全身心地投入到救治患者的工作中，在祖国和人民的利益受到损害时，需要护理人员不顾个人安危，勇于献身。因此，传染科护士要把热爱自己的专业同责任感、事业心紧密结合起来，树立无私奉献精神，为传染病的防治作出自己的贡献。

2. 尊重患者，调节心理 传染科护士，要设身处地为患者着想，要充分体谅他们，理解他们需求，尊重他们的人格和权利。同其他患者相比，传染科患者的心理压力较大，心理需求也较多，护士应千方百计创造条件并以自己的高尚道德情感，运用多学科知识，针对不同患者的心理问题，做好心理护理。如对有孤独感的患者，护士要向患者讲清隔离的道理，使之认识到隔离是防止传染病传播的重要措施，并理解隔离是暂时的，主动配合医务人员；应向患者讲清传染病传播方式及预防措施，以科学的态度对待传染病；对自卑患者，护士应主动亲近，温和而热情地帮助患者解决生活中的困难，让患者得到宽慰。总之，护士要使患者拥有良好的心境，从而接受治疗和护理，达到尽快康复的目的。

3. 争分夺秒，控制蔓延 传染病患者大多具有发病急、病情进展快、病情危重的特点。但大多数传染病患者是可以治愈的，这就要求护理人员树立强烈的时间观念，既重视传染病的治疗工作，又要控制传染源，一旦发现病情要及时切断传播途径和保护易感人群。做到早发现、早报告、早隔离、早治疗，争取在第一时间内及时、准确地救治患者，将病情控制在最小范围内，从而防止病情蔓延，造成更大的危害。

4. 预防为主，服务社会 政府为防治传染病提出并贯彻了“预防为主”的方针，不少传染病得到消灭或减少，已不再是威胁人类健康的主要疾病。但是，必须看到有些传染病还有上升趋势，特别是早已被消灭的性传播疾病死灰复燃，而肝炎等传染病也大有蔓延的趋势。因此，要树立“大卫生概念”，动员全民重视传染病的防治工作。在传染病的防治中，医护人员既有治疗、护理患者的义务，又有控制传染源、切断传播途径和保护易感人群的责任。为此，首先，护士要积极主动参与预防接种，做好儿童计划免疫工作，以及向人民群众普及传染病知识，如传播途径、早期症状、防治方法，使人们了解不文明、不健康行为可以导致传染病。其次，护士应加强对传染病患者的严格管理和可疑患者的隔离观察，发现传染病要及时报告，严格执行各项规章制度，要按照卫生标准做好灭菌消毒工作，防止院内交叉感染。再次，护士应配合卫生员、后勤人员对病房内的污水、污物进行妥善处理：污水必须消毒，净化后再排放；对污物，如患者用过的一次性注射器、针头要集中销毁；传染病患者出院后剩下的物品要消毒灭菌处理等。医务工作者一定要对人群、社会负责，切忌将未经过处理的污水、污物随便排放。因此。做好传染病的防治工作，搞好“三废”处理，这不仅是传染病护理的职业道德，而且是保护环境的社会公德和美德。

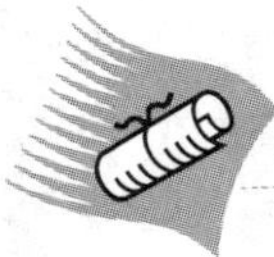

知识链接

1. 护士要有奉献自己的心愿，有敏锐的观察力和充分的同情心。

——弗洛伦斯·南丁格尔

2. 慎独有做各种坏事的可能的时候，不做任何坏事。

——刘少奇

3. 5级国际预检系统(national triage system，NTS)

(1)预检系统室应用预检标准对患者进行快速、有序地分类挑选的框架。该系统的核心是4个正确：正确的时间、正确的地点，给正确的患者正确的医疗护理。

(2)5级国际预检系统(5 - LNTS)把患者分为5级。

1级：患者马上需要救治。

2级：需要做多项检查。

3级：在2级的基础上有生命体征改变。

4级：需要做1项检查。

5级：不需要检查的患者。

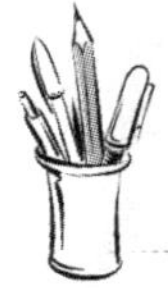

本章小结

(1)门诊护理具有组织管理任务大，预防交叉感染难度大，服务协作性强，护患矛盾多的特点，要求护理人员必须热情接待、主动服务患者，具有作风严谨、技术扎实过硬及相互尊重，讲求团结协作精神，尽力创造优美的就诊环境，同时做好健康教育的道德规范。

(2)急诊是诊治急症患者的场所，是抢救患者生命的第一线，急诊抢救的目的是在最短的时间里，以最快的速度、最有效的措施，缓解急性发作的症状，为进一步治疗争取时间。护理人员应做好人力、物力、技术等准备，随时处于备用状态；遇到危重患者应迅速启动绿色通道，争分夺秒，全力以赴的抢救患者。

(3)特殊护理是护理人员对各种特殊疾病患者(包括：儿科患者、妇产科患者、老年患者、精神病患者、传染病患者)所进行的全面生理、心理护理。特殊疾病患者的病种众多、症状特殊，致使特殊护理的范围广、难度大、道德要求高、伦理难题多。因此，护理人员要有相关的业务能力、良好的身心素质、丰富的临床经验和高尚的职业道德修养，根据不同的患者采取不同的护理。

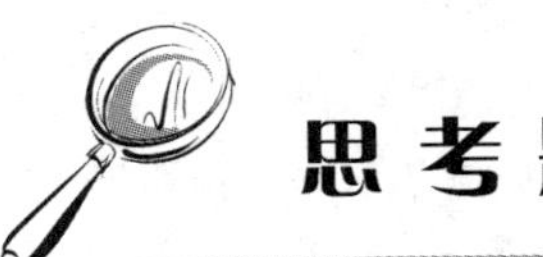

思考题

1. 门诊、急诊护理各有何道德要求?
2. 危重患者护理的特点及道德要求是什么?
3. 精神科、传染科、妇幼与老年人护理有何特点与道德要求?
4. 何谓急救绿色通道? 急诊抢救的目的是什么?

(罗　杰　张天荣)

第六章 医院感染

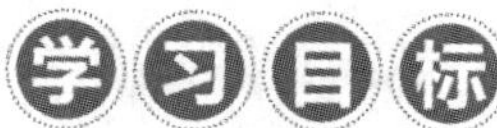

掌握：医院感染的定义及传播途径，医院感染控制的特点、伦理原则和道德要求。

熟悉：医院感染的危险因素，内源性感染和外源性感染的定义。

了解：医院感染的形成和发展。

医院感染是指住院患者在医院内获得的感染，包括在住院期间发生的感染和在医院内获得出院后发生的感染，但不包括入院前已开始或者入院时已处于潜伏期的感染。医院工作人员在医院内获得的感染也属医院感染。

医源性感染：在医学服务中，因病原体传播引起的感染。

医院感染暴发：在医疗机构或其科室的患者中，短时间内发生 3 例以上同种同源感染病例的现象。

消毒：用化学、物理、生物的方法杀灭或者消除环境中的病原微生物。

灭菌：杀灭或者消除传播媒介上的一切微生物，包括致病微生物和非致病微生物，也包括细菌芽孢和真菌孢子。

医院感染与医院相依并存，有医院就有医院感染。医院感染已成为现代医学发展的羁绊，严重影响医疗质量和效果，威胁着患者、陪伴人员、医务人员甚至全人类的健康和幸福。医院感染一旦发生，不仅会增加患者的痛苦，延长住院时间，甚至导致患者残废死亡，引发医疗纠纷，并加重社会、单位及个人的经济负担，还会影响医院的病床周转率，造成不良的社会影响，同时给医院和国家造成巨大经济损失，甚至导致医院停业。因此，护理人员必须充分认识到医院感染的危害性，应具备良好的护理伦理道德。在工作中，一丝不苟地严格执行医院关于感染管理相关的法律法规，减少医院感染的各种危险因素，降低医院感染的发生率，保证患者、陪伴人员和医务人员不发生或少发生交叉感染，防止医院感染的暴发流行。

第一节　医院感染的形成和发展

一天中午，重症监护病室李护士和梁护士值班，梁护士在给 3 床患者吸痰时，发现 2 床患者呼吸困难，考虑痰液阻塞，为了尽快给 2 床患者吸痰，解除阻塞，梁护士在未更换手套及洗手的情况下，立即用 3 床患者的吸痰管为 2 床患者吸痰，使其呼吸困难得到缓解，此时李护士正在周围病床巡视患者，发现梁护士在未更换手套、洗手及用物的情况下未予提醒、阻止。你认为此种操作可导致什么样的严重后果？梁护士和李护士应该怎么做？从伦理道德要求上应承担什么责任？

作为一种相对特殊状态的感染和疾病发生形式，医院感染是伴随着医院的产生和发展而产生和发展的。而从科学的角度来全面认识医院感染，认识预防医院感染重要性，对医院感染进行监控、管理以及进行与之相关的研究实践活动，则是随着医学科学的发展逐步开展起来的。

在现阶段，研究医院感染的发生和发展规律，提高医院感染监测、控制和管理水平，有必要了解医院感染管理发展简史。

医院感染管理发展简史以抗生素的发现和应用为标志，可将其分为抗生素前时代和抗生素(现代医学)时代。

一、抗生素前时代

作为医疗场所的医院在世界上最初出现的时候，它主要起两种作用：一是在传染病流行时作为传染病患者的收容所；二是为经济水平低的人及贫民提供医疗服务。这种医院条件很差，传染病在其间暴发、流行，医院感染非常严重。

我国对某些疾病可以相互传染很早就有论述。在明朝李时珍(1518—1593)所著的《本草纲目》中，就有对患者穿过的衣服进行消毒的记载，即蒸过的衣服再穿就不会传染疾病。这是我国在400多年前实行的消毒灭菌防止疾病传播的办法。不过，当时只是根据实践经验，并没有什么科学理论依据。

近代医院开始于"文艺复兴"之后。欧洲16—17世纪生产力的发展促进了科学技术的发展，医学摆脱了宗教的统治和唯心主义的束缚，与当时的科学技术相结合，出现了近代医学和近代医院。医院已成为社会医疗的主要形式，尽管还存在大量非医院的医疗形式，但无论从技术水平、医疗能力和物质条件来说，医院都处于领先地位。在医院发展的过程中，医院感染问题逐渐被认识并提到议事日程上来，但是这一认识经过了十分艰难的历程。

当时的情况是，交叉感染在医院里横行肆虐，患者遭受着巨大痛苦，甚至造成了大量的死亡，而医务工作者面对这些现象，却不知所措。比如记载中对于18世纪末法国巴黎Dieu医院的描述："这是一个最大的医院，住着大量患者，而它同时也是一个最富有和最可怕的医院。"当时在这所医院里，医生、护士在给患者伤口换药时，是使用同一块纱布，在没有消毒措施的情况下，连续地为不同患者清洗伤口，感染从一个患者传给另一个患者，从而使医院内交叉感染蔓延开来，结果是截肢后的死亡率高达60%。该院的产褥热更是司空见惯。前面的描述与医院感染的影响有着密切关系。

19世纪早期英国成立了"发热患者专科医院"(即传染病院)，对发热患者进行隔离治疗，效果很明显。如一份比较观察报告说明：在伦敦发热患者专科医院收治的1080例斑疹伤寒患者，发生27例医院感染(2.5%)，死亡8人(0.74%)；而在69所综合医院收治的272例斑疹伤寒患者，却发生了71例医院感染(26%)，死亡21例(7.7%)，综合医院的医院感染率较"发热患者专科医院"高10倍。

可以说，对于医院感染的研究开始于产褥热，并取得了很好的效果。18世纪末建立产院后，产褥热大量发生，而且无法控制，使之成为人所共知的一种致死病，导致极高的死亡率。产院也因此而被称为"死亡场所"、"产妇死亡之门"，给人们造成深深的恐惧心理，以致稍有条件的人家都不愿到医院去生产，而宁肯在家里分娩。Holmes根据大量观察，采取了一些预防措施，降低了产褥热的发生率，并于1843年在英国首先向波士顿医学促进会提出了自己的看法。他认为医师在做过尸体解剖之后即检查产妇，会把尸体上的病原从手上传播给产妇。现在看来，这一认识无疑是正确的。但在当时条件下，他的见解却没有被医务界注意和接受。

之后，奥地利维也纳Allegemeines医院的产科主任Semmelweiss(1818—1865)对产褥热进行了系统研究，为控制产褥热做出了很大贡献。他注意到医院里由医师或实习医学生接生的产褥热病死率高于10%，由助产士接生的病死率是3.0%，进一步发现，做过尸体解剖的医师在离开解剖室时手没洗干净就去处理产妇，而助产士从不接触尸体的检查工作，而且也比较注意手的卫生。他还发现，在他自己的医院里，如果医师们在做尸体解剖之后用漂白粉溶液冲洗双手，病死率能大幅度降低到1%。在研究和实践过程中，他先后提出下列观点："引起死亡的原因并非伤口本身，而是伤口被感染"，"产褥热不但经尸体材料传播，也可经活着的患者传播"。后来他又发现产褥热的暴发与再次使用污染的被服有关。1847年他提出一项规定：所有做完尸检的医生或医学生，要在漂白粉溶液中刷洗手，直至手上的尸体味消失为止。这项措施收到了显著效果。Semmelweiss的研究成果《产褥热的病原学观点和预防》于1861年发表。尽管他已经有了这些重要的发现，但尚未认识到疾病的发生是由于微生物在患者之间传播的结果。

在预防外科术后感染方面，Lister做出了划时代的贡献。那时人们尚未认识到伤口化脓感染以致发生脓毒败血症是细菌作用的结果，而认为创伤后发生化脓性感染是不可避免的，致使当时的外科手术感染死亡率高达70%。Lister在寻找防止术后感染方法的探索中，受到巴斯德理论的启发(后者证明，空气中含有大量微生物，发酵和腐败都是微生物生长繁殖的结果。)，指出术后切口化脓是微生物作用的结果，若将微生物杀死，感染可以得到控制和预防。他提倡：在进行手术或更换敷料的时候，用苯酚消毒空气，用苯酚浸湿的纱布覆盖伤口来防止感染；患者的皮肤、医生的手、使用的器械都要用苯酚消毒。通过这些消毒措施，他所做的手术病死率从45.7%降低到15%。其著名的外科无菌操作制度的论文于1867年发表。后来，Halstead首先在手术中使用了橡胶手套。外科无菌操作制度和橡胶手套沿用至今。再后来，无菌术和消毒开始在医院中大量应用，卓有成效地降低了术后感染的发生率。

近代护理学创始人英国的南丁格尔(Nightingale，1820—1910)曾于1854—1856年在战争中率领护士到前线医院为伤病员服务。由于当时的医院管理不善、不卫生等原因，伤病员的死亡率高达42%，而在她的管理之下，很快死亡率降低到2.2%，这是一个非常突出的成果。南丁格尔强调了医院卫生条件在减少患者死亡中的作用，建立了医院管理制度，加强护理，做好清洁卫生，采取隔离传染病患者、病房通风等措施。她还建议建立病房护士应负责记录医院死亡病例和进行上报的制度。南丁格尔所做的工作开创了护士负责医院感染监测工作的先河。

在对造成不同医院感染的各种危险因素的调查研究中，有两项工作值得一提。Simpson为证明大医院的死亡率高于小医院的，选用不同规模医院内及未住院截肢病例进行研究。结果显示，医院规模越大，截肢患者感染死亡率越高；同时也说明，医院规模越大，医院感染发生的机会也越多。Dukes在1929年研究了与插管有关的尿道感染问题。他观察到所有留置导尿管的直肠手术患者都发生了尿道感染，在详细论证之后，他提出了根据尿中白细胞数来判定尿路感染的诊断方法和标准。

二、抗生素(现代医学)时代

现代医院是随着科学技术和医学的发展而建立起来的，能为患者提供较高水平的医疗服务。它的显著特点就是具有现代管理水平，同时普遍应用各种药物和先进设备；但是也使医院感染出现了新的特点。由于抗生素的发现，发挥了巨大作用，并从未间断使用，因此这一阶段可称为"抗生素时代"。

1928年英国的弗莱明在实验中发现了青霉素，并于1929年7月在《英国医学杂志》上发表了他的研究成果。然而青霉素的发现并没有引起应有的重视。第二次世界大战爆发后，澳大利亚病理学家弗罗雷(Florey，1898—1968)和德国病理学家钱恩(1906—1979)从旧文献中发现了弗莱明那篇早已被忘却的论文，从而引起了人们对青霉素的密切关注。通过大批科学家的通力合作，经过大量的实验室研究和动物实验，青霉素终于得以进入临床应用阶段。1940年青霉素在英国应用于第一个患者，肯定了它的疗效。之后投入市场大量使用，从此开始了抗生素时代。其后一系列抗菌药物的发现，为预防和治疗各种感染症提供了有力的武器，一度缓解了医院感染问题，也一度削弱了对无菌技术的重视。长期使用抗生素，使细菌产生了耐药性，疗效降低，用药后仍继续发生感染。在寻找和使用新的抗生素的过程中，人们发现，每种抗生素无论开始应用时多么强有力，不久总有耐药菌株产生。实际上，几乎没有一种细菌对常用的抗生素不产生耐药性。在此期间，医院感染的菌株也发生了显著变化。20世纪40年代前的医院感染的原因几乎都是革兰阳性球菌；进入50年代，人们发现革兰阳性球菌已对许多抗生素(如青霉素、链霉素等)具有耐药性；从60年代起，革兰阳性球菌作为医院感染的主要病原地位逐渐下降，并被革兰阴性杆菌、肠球菌及其他细菌所代替。人们从耐药问题研究中发现，细菌的耐药质粒(plasmid)具有传递耐药性的功能，并因此形成特殊的医院耐药性菌株。

在现代阶段，对医院感染研究起到很大促进作用的是20世纪50年代在欧美首先发生的耐甲氧青霉素金黄色葡萄球菌(MRSA)感染。这种感染发展很快，在世界上许多国家流行。1958年在美国疾病控制中心(CDC)召开了关于MRSA感染的学术会议。会议分析了造成流行的原因，并制定了一系列预防措施。这次会议从微生物学和流行病学监测、控制措施到医院感染管理都建立了雏形，从此揭开了现代医院感染管理研究的序幕。广大医务人员再次把注意力转向无菌技术和其他各种措施上来，并且和抗生素治疗相结合来解决医院感染问题。

在MRSA感染得到控制后，免疫抑制剂应用和插入性操作等危险因素在医院感染中产生的巨大影响也引起了人们的关注。在20世纪70年代后期免疫抑制剂出现后，器官移植有了长足进展，但同时由于机体免疫功能受到严重抑制，条件致病菌引起的各种感染已成为十分棘手的问题。为诊断和治疗目的而采用的各种插入性操作，如各种插管和内窥镜等，损伤了机体防御系统，增加了病原体的侵入途径，也大大增加了医院感染的机会。此外，其他各种危险因素也不同程度地影响着医院感染的变化特点。

为了全面地控制医院感染的发生，世界各国，首先是在西方发达国家开始有组织地开展医院感染监测活动。美国于1963年召开医院感染学术会议，建议用流行病学方法建立医院感染监测系统，并强调了对医护人员教育的重要性。20世纪60年代末，CDC组织8所医院参加的医院感染监测试点，雇用了专职的医院感染控制护士。取得基本经验后，于1970年召开了第一次医院感染国际会议，重点探讨医院感染监测的重要性。之后，建立了世界上第一个约有80所医院参加的全国医院感染监测系统。此系统一直坚持到现在，保证和推动了全国医院感染监控工作。1974年开始的“医院感染控制效果的研究(SENIC)”证明了这是一个十分有效的医院感染监控方法，从而在全世界推广应用，取得了令人振奋的成果。在全面监测的基础上，国际上又开始了针对各种危险因素的目标监测。

近些年来，医院感染已成为全球医学界的研究课题，国际上医院感染管理研究工作发展很快，管理研究队伍不断扩大。很多国家成立了相应的学会，如英国和日本的“医院感染学会”、美国的“医院感染工作者协会”，以及我国卫生部下属的“医院感染监控学会”和“医院感染管理学会”等。1958年美国的医院感染工作者协会建议每所医院均应设立感染管理委员会，并提出了其职能和成员职责等要求。不少国家成立有专门的管理研究机构，国际上有“国际医院感染联合会”，美国有“疾病控制中心(CDC)”及“医院评审联合委员会(JCAH)”。这些管理研究机构制定了分析医院感染的各项原则，还拟定了医务人员操作规范和医疗保健机构的各种管理条例，采取了有效措施来监测管理医院感染。很多国家在医学院校开设了医院感染课，美国JCAH在1985年制定了“医院感染控制标准”，并把它列为评价医院的标准之一。不少国家出版了专著及杂志，如美国的《医院感染管理》、《综合医院隔离技术的应用》、《美国感染控制杂志》、《感染控制》，英国的《医院感染杂志》，我国的《中华医院感染学杂志》等。世界卫生组织非常关注医院感染问题，编印了有关预防医院感染的图书，制定了《医院感染预防和监测指南》、《医院感染检验方法指南》等，还推荐美国CDC的《医院感染的判定和分类准则》供各国参考，举办了许多培训班。

在现代医学时代，在同医院感染作不懈斗争的过程中，我们必将能找到合理的方法，采用更有效的措施，控制医院感染，并使医院感染管理研究不断向前发展。

第二节　医院感染的基本概念

一、医院感染的定义

医院感染，又称医院内感染，是指住院患者在医院获得的感染，包括在住院期间发生的感染和在医院获得出院后发生的感染，但不包括入院前已开始或者入院时已处于潜伏期的感染。医院工作人员在医院内获得的感染也属医院感染。广义地讲，医院感染的对象包括住院患者、医院工作人员、就诊患者、探视者和患者家属等。这些人在医院的区域里获得感染性疾病均可以称为医院感染。但由于就诊患者、探视者和患者家属在医院的时间短暂，获得感染的因素多而复杂，常难以确定感染是否来自医院，故实际上医院感染的对象主要是住院患者和医院工作人员。

二、医院感染的分类

医院感染可按病原体来源、感染部位、感染的微生物种类等来分类，一般采用前两种方法分类。

(一)按病原体来源分类

医院感染按病原体来源分类，可分为内源性医院感染和外源性医院感染两大类。

1.内源性医院感染　又称自身感染，是指各种原因引起的患者在医院内遭受自身固有病原体侵袭而发生的医院感染。病原体通常为寄居在患者体内的正常菌群，通常是不致病的，但当个体的免疫功能受损或抵抗力下降时则会成为条件致病菌发生感染。内源性感染由于发生机理较复杂，涉及患者的基础病、诊疗措施等多种因素，目前难以预防，但通过预防措施可降低感染概率。

2. 外源性医院感染 又称交叉感染，是指各种原因引起的患者在医院内遭受非自身固有的病原体侵袭而发生的感染。外源性感染病原体来自患者体外，通过不同途径进入患者体内，进而发生感染。比如微生物通过各种被污染的器械、被污染的植入物、医务人员的手进入患者体内，继而黏附、聚集、定植于患者不同部位，在患者免疫力下降时发生感染。外源性感染可呈现暴发，但可通过规范无菌技术操作，加强消毒、灭菌、隔离措施得到控制。

（二）按感染部位分类

人体全身各器官都可能发生医院感染。按感染部位划分，医院感染可分为呼吸系统医院感染、手术部位医院感染、泌尿系统医院感染、血液系统医院感染、皮肤软组织医院感染等。

（三）按感染的微生物种类分类

可将医院感染分为细菌感染、病毒感染、真菌感染、支原体感染、衣原体感染及原虫感染等，其中细菌感染最常见。每一类感染又可根据病原体的具体名称分类，如柯萨奇病毒感染、铜绿假单孢菌感染、金黄色葡萄球菌感染等。

三、医院感染的传播过程

医院感染的发生必须具备三个基本条件：感染源、传播途径和易感宿主，三者构成感染链。这是就外源性感染而言，而内源性感染则有所不同。它的传播过程是感染源自身、传播途径和易感宿主，必须从微生态角度进行描述。

（一）感染源

医院感染的感染来源是指有病原体存在的处所，包括生物性的传染源及非生物性的杂物两类。患者、病原携带者、已感染的动物等为生物性传染源。非生物性传染来源包括患者衣物、食品、医疗器械、医疗预防制品及有利于微生物生存的环境等。

1. 患者 医院为患者集中地，各种患者是医院感染最重要的传染来源。患者排出的脓液、分泌物中的病原体，其致病力较强，常具有耐药性，容易在另一易感者体内存留。如尿道感染的大肠杆菌，有报告认为其具有对黏膜的特殊亲和力，易在黏膜上存活。

2. 病原携带者 即携带病原体的人或动物。在产房，葡萄球菌的传染来源主要是医护人员，该菌聚集在呼吸道黏膜和手表面。自身感染，也是一种带菌感染，感染的病原体早已在患者体内定植。有的是正常菌群，在肠道、上呼吸道等处寄居。有的是条件致病菌，从外环境中进入人体，可在人体寄居，一般并不引起临床症状，一旦机体抵抗力降低或由于治疗器械经过该部位（如呼吸道、尿道或静脉插管、气管切开或手术等），则可发生感染。这是医院感染的一个特点。因此对一些重症或免疫机能缺损的患者进行监测性细菌学检查，及时了解其体内定植菌种类及耐药情况，对控制医院感染有一定意义。

3. 动物 动物传染源在医院感染中主要是鼠类。由鼠类污染食品，导致医院内鼠伤寒沙门菌感染暴发，已有多次报告。此外，变形杆菌、梭状芽孢杆菌、流行性出血热病毒等均可由鼠传播。因此，医院内注意灭鼠十分必要。

4. 生存环境 医院中的某些潮湿环境适合病原体存活和繁殖，如气体过滤瓶、空调器、注射器械、血液、血液制品、食物、饮用水等，常可能存在病原体，有的病原体还能繁殖，称为“环境储源”。由它们引起的医院感染也称环境感染。

（二）传播途径

医院感染传播途径呈多种形式，有接触传播、空气传播、共同媒介物及生物媒介传播四种类型。各种疾病或微生物的播散有各自途径，控制和预防方法因之不同。

1. 接触传播 医院内病原微生物从一个人传给另一个人的常见方式是接触传播。其特点是：感染常在感染源周围发生。按其传播方式不同又分为三种。①直接接触传播。②间接接触传播。③飞沫传播：人在咳嗽、打喷嚏、说话时，可从口腔、鼻孔喷出很多微小液滴（俗称飞沫或唾液），其内含有呼吸道黏膜分泌物的病原微生物。据观测，一次咳嗽或喷嚏所产生的飞沫颗粒约有 105 个以上，粒径为 0.1～100 μm，多数粒径为 15～100 μm。由于飞沫颗粒较大，在空气中悬浮的时间不长，很快就撒落在地面，撒落的范围一般在半径为 1 m 的圆圈以内。

2. 空气传播 以空气为媒介的传播称为空气传播。它是由空气中带有病原微生物的微粒子，随空气流动被吸入或黏附于体表形成的感染（也称气溶胶传播）。根据空气微生物气溶胶的来源，又把空气传播分为飞沫传播（dropled nucles）和菌尘传播（dustborne spread）两种基本类型。

在医院里有一种特殊类型的空气传播，即医源性气溶胶传播。它是由某些治疗器械装置（如湿化器、雾化器）、微生物实验室操作或中央空调系统等所产生的微生物气溶胶引起的。

3. 共同媒介物传播 在医院内的水、食物、血液及血液制品、药品及各种制剂、医疗设施等，是全院各科室患者公用的，一旦受到病原微生物污染后，常可在短期内同时引起多人感染。这种传播就称为共同媒介物传播。它常可导致院内感染暴发，因此预防共同媒介物传播具有重要意义。

4. 生物媒介传播 由病媒动物通过叮咬、吸血活动引起感染发生。医院中要重点灭杀的病媒动物主要有老鼠、蚊虫、跳蚤、虱子、苍蝇、蟑螂、螨虫等。根据医院收治病种不同，杀灭的对象各有侧重。预防流行性乙型脑炎、疟疾、血丝虫病、登革热传播的重点是灭蚊防蚊；预防急性肠道传染病传播的重点是消灭苍蝇、蟑螂；预防鼠疫、地方性斑疹伤寒的杀灭重点对象是老鼠、跳蚤。

（三）易感宿主

对感染性疾病缺乏免疫力而易感染的人包括：①机体免疫功能受损者；②婴幼儿及老年人；③营养不良者；④接受免疫抑制剂治疗者；⑤长期使用广谱抗菌药物者；⑥住院时间长者；⑦手术时间长者；⑧接受各种介入性操作的患者。

医院患者既可能是感染源，也可能是易感宿主。宿主是否感染取决于病原体定植的数量、部位与宿主正常的防疫功能。

四、医院感染的危险因素

医院感染的危险因素包括主观因素和客观因素。

（一）主观因素

主观因素包括：医务人员对医院感染及其危害性认识不足；建筑布局不合理；不能严格地执行无菌操作技术、消毒隔离制度和医务人员手卫生规范；医院规章制度不全；医院缺乏对消毒灭菌效果的有效监测，不能有效地控制医院感染的发生；医务人员不能有效地执行标准预防，导致工作人员自身感染。

（二）客观因素

客观因素主要有四个方面的因素：宿主方面因素、现代诊疗技术和侵入性检查治疗方面的因素、直接损害免疫系统功能方面的因素和其他因素。

1. 宿主方面的因素 医院感染的宿主指暴露的危险人群，或者住院的患者。宿主方面的因素包括患者的年龄、性别、基础疾病、意识状态等。

（1）年龄因素：主要是老年人和婴幼儿。欧美国家把年龄大于或等于 65 岁定为老年，亚洲国家把年龄不小于 60 岁定为老年。老年人随着年龄的增长，各种器官功能老化，机体免疫功能降低，抵抗力下降，各种慢性疾病不易彻底治愈，出现医院感染后临床表现不典型，而且易与原发病、慢性病互相混淆。婴幼儿主要是半岁以上、3 岁以下的小儿。母体免疫消失，各种器官和免疫功能发育不完全，易发生医院内外感染。

（2）性别因素：有人认为性别也是医院感染的危险因素，但多数学者并不肯定这一点。

（3）基础疾病因素：造成机体抵抗力下降的原发病和基础疾病包括恶性肿瘤、血液病、糖尿病、肝硬化、慢性阻塞性肺疾病。恶性肿瘤常引起人体细胞免疫功能下降，而且为了治疗所采用的手术、化疗、放疗及动脉插管药物灌注等方法的应用，又进一步使人体正常的免疫防御功能遭受破坏。尤其晚期肿瘤患者，全身情况差，营养不良或长期卧床不起等因素均能造成医院感染的发生。医院感染对肿瘤患者是一个很大的威胁，它已经居基础疾病之首。免疫功能缺陷或紊乱的疾病如艾滋病、乙型病毒性肝炎、系统性红斑狼疮等，是医院感染的危险因素。

(4)意识状态因素:昏迷患者易发生误吸而引起吸入性肺炎,或长期卧床引起肺部感染,昏迷患者的鼻饲也是引起感染的原因。引起昏迷的原发病或基础疾病也是引起医院感染的危险因素。

2. 现代诊疗技术和侵入性检查治疗方面的因素 它包括器官移植、血液净化、大血管插管、留置导尿管、气管切开和插管、人工机械辅助通气等因素。这些因素破坏了皮肤和黏膜的屏障,损害了宿主的防御系统,为致病菌侵入创造了条件。

(1)器官移植:器官移植中以同种异体肾移植开展较多,感染是肾移植常见的并发症,也是造成手术失败的患者死亡的主要原因。肾移植受者术前即有严重肾功能不全、贫血、凝血机制障碍、低蛋白血症等病症,从而导致免疫功能低下;肾移植手术又是较大血管及泌尿系统手术,手术中组织破坏严重,各种诊疗性插管和引流管多,术后应用大量免疫抑制剂。这些都是医院感染的危险因素,极易发生医院感染。

(2)血液净化:包括血液透析和腹膜透析,是治疗肾功能不全、尿毒症的重要手段。正如上述,这些患者本身就存在免疫功能低下的基础条件,再加上各种有创性诊疗操作,都是引起医院感染的危险因素。

(3)大血管插管:包括大静脉置营养管、右心漂浮导管(swan—gang)监测、左心室造影、肝动脉栓塞化疗、支气管动脉栓塞化疗等。这些有创性检查治疗不但会破坏皮肤黏膜屏障,而且检查器械直接进入血液,再加上注射化疗药物,形成危险因素,易引起医院感染是可以理解的。

(4)留置导尿管:这是引起泌尿系统感染的直接原因。国外报道医院感染中泌尿系统感染占首位的原因,也认为与留置导尿管有直接关系。改进插管技术、控制使用留置导尿管,泌尿系统感染的发生率就会下降。我国的医院感染中占首位的是呼吸道感染,泌尿系统感染仅占15%～19%,这可能与我国应用留置导尿管不广泛有关。

(5)气管切开或气管插管:应用呼吸机的患者、心/胸外科手术患者或全麻患者气管插管留置时间过长,会破坏呼吸道屏障和保护防御功能,使口腔及咽部的定植菌侵入下呼吸道,尤其不利于痰液排出,易发生医院内肺炎。

(6)人工机械辅助通气:应用人工机械通气的患者本身的基础疾病就很严重,还必须进行气管插管或气管切开,尤其是人工机械通气持续较久的患者,极易引起肺部感染。

3. 直接损害免疫系统功能方面的因素 包括放射治疗、抗肿瘤化疗和肾上腺皮质激素的应用。

(1)放射治疗。随着科学技术的发展,尤其应用计算机技术以后,虽然放射治疗的目标是针对肿瘤的,但仍不可避免多少要破坏机体的正常组织。一方面,恶性肿瘤与正常组织在解剖位置上并不易严格区分开;另一方面,放射治疗要杀灭肿瘤不能不通过正常组织。放射线损害的肿瘤组织及正常组织,以及这些组织被吸收,都直接损害了机体的防御功能和免疫系统功能,表现在血象的降低和免疫功能指标的下降。这些表现不仅出现在放疗期间,还出现在放疗后相当一段时间内。这些均是医院感染的因素。

(2)抗肿瘤化疗。抗癌药物,包括烷化剂类、抗代谢类、抗肿瘤抗生素,以及其他类抗肿瘤药物都是细胞毒类药物,主要作用机制是分裂细胞,包括肿瘤细胞和正常细胞,因而出现各种毒副作用,直接损害和破坏了免疫系统和其他脏器的功能。

(3)肾上腺皮质激素的应用。肾上腺皮质激素在临床上应用广泛,对治疗急危重症、结缔组织疾病及过敏性疾病起到了重要作用,但应用不当或时间过长则易引起副作用。因为皮质激素本身就是一种免疫抑制剂,掩盖了潜在性感染,也抑制了免疫系统功能,易导致发生医院感染。

4. 其他因素 包括外科手术、各种引流、住院时间和抗生素的应用等。

(1)外科手术和引流。手术可以治疗各种感染,但外科手术本身对机体就是一种打击、一种破坏,尤其有污染的手术切口或手术时间长易引起医院感染,特别是手术部位感染。手术自身在医院感染中是保护因素,手术与医院感染呈负相关关系。研究表明在诸多危险因素中除去混杂因素后,手术本身对医院感染不但不会构成危险性,而且能治疗医院感染。如加强其他因素的处理,手术将成为保护因素。但手术时间过长、操作不细致等,又是医院感染的危险因素。同样道理,各种引流,包括脑室引流、T形管引流、切开引流等,一方面能治疗医院感染,另一方面如果引流放置过久会引起逆行感染。

(2)住院时间。住院时间长与医院感染互为因果关系。住院时间越长,发生医院感染的危险性越大;反之,医院感染又使住院时间延长。因之,降低医院感染率,控制和减少住院时间是重要措施之一。

(3)抗生素应用。在预防和控制医院感染的实践活动中,医院感染的危险因素——抗生素的临床应用,不但是危险因素,在一定条件下还是保护因素。抗感染药物确实能治疗许多感染性疾病,从而避免了许多患者死亡。从这个意义上讲,抗感染药物是医院感染的保护因素。但当前滥用抗感染药物比较普遍,包括无适应证的预防用药、术前用药时间过早、术后停药过晚,有的剂量过大及联合用药过多,使患者体内正常菌群失调,耐药菌株增加和二重感染,说明抗感染药物应用不当成为医院感染的危险因素。合理应用抗感染药物在控制医院感染中具有决定性意义。

五、医院感染的预防与控制原则

医院感染的控制和预防工作主要是通过各种监测了解和控制感染发生的传播因素,加强以医院感染管理为中心的全面医院质量管理工作,力争把医院感染的发病率限制在低状态。其基本原则如下。

(1)医院感染预防工作的对象。医院感染预防工作是以“人”为重点。医院感染的发生和流行,人占重要地位。因为患者和工作人员是病原体寄生的宿主,病原体的传播与人的活动、医护活动密切相关,而感染对象也是患者和医院工作人员。预防和控制人与人之间的感染传播是关键因素。因此,加强对医护人员及患者的教育、训练、管理和监测尤为重要。

(2)建立医院感染管理组织机构。医院内感染的预防和控制工作,有赖于多部门的通力合作,做好协调管理。必须首先建立医院感染管理委员会和具体的办事机构,这个机构可以是感染管理科或办公室,配备专职人员从事专门工作;其次是建立全院感染监控网络,层层实行责任制管理,调动临床医护人员全面参与医院感染监控与管理工作。

(3)全面开展医院感染综合性监测工作。全面开展医院感染综合性监测工作是预防医院感染的基础。医院感染的监测主要内容为:感染病例的报告和登记及统计、分析,将结果反馈给有关部门,以便采取针对性的措施控制医院感染。全面综合性监测是对全院所有患者和工作人员的医院感染及其有关因素(如环境带菌情况)进行综合性监测。这种监测往往是在开展监测工作的开始阶段采用的,目的是了解全院医院感染的情况。通过监测可以了解各科室的感染率、各感染部位的感染率、各种感染的易感因素、病原体及其耐药情况;同时可以了解导致医院感染的各种危险因素,如不合理或不够完善的消毒隔离制度、缺乏抗生素合理使用制度、灭菌器械及物品的质量控制制度以及不认真执行无菌操作制度等。除了发现这些问题以外,还对全院各类人员进行感染知识的宣传教育,让他们了解医院感染存在的问题,给患者带来的痛苦和造成的经济损失,使他们自觉检查工作方法中的不合理部分,从而不断改进。

(4)消毒隔离。消毒隔离是消灭感染源、切断传播途径和保护易感人群的重要手段,也是控制医院感染的关键环节之一。消毒是预防感染的基本手段。能否防止或控制感染的扩散往往取决于消毒工作的质量。不论有无感染发生,各类用具都应根据具体情况和实际需要规定消毒的时间,不能任意更改;一旦发生感染,还应增加消毒次数。除定期消毒的用具外,对某些物品还必须做好随时消毒、预防性消毒和终末消毒。例如:餐具每餐消毒,便器一用一消毒;患者的床单位清洁消毒,被褥、枕头和床垫终末消毒等。在使用物理或化学方法进行消毒灭菌时,感染管理人员必须熟悉针对不同对象和不同要求来选用有效的消毒灭菌方式,并对其效果进行监测。医院感染的隔离目的除保护患者不受外界细菌的感染以外,同时也防止患者自身携带的细菌感染。

(5)制定医院感染监控管理制度。《中华人民共和国传染病管理法》、卫生部颁发的《消毒管理办法》以及《医院感染诊断标准(试行)》等都是必须严格遵循的法规,各医院和各单位必须结合本院实际,即根据监测情况制定阶段性医院感染管理计划并组织实施。

(6)发挥临床微生物学实验室在监测、控制和预防医院内感染中的作用。

第三节　医院感染的伦理道德

护理工作在医院感染管理中具有本身的特殊性和重要性。医院感染的预防和控制措施贯穿于护理活动的全过程,涉及护理工作的诸多方面,世界卫生组织通过调查提出了有效控制医院感染的关键措施,即消毒、灭菌、无菌操作，实际上这些都是护理工作的基础。因此护理工作者应该成为预防和控制医院感染的主力。国内外调查结果显示，医院感染中有30%～50%与不恰当的护理操作和护理管理有关。因此，研究护理程序、护理技术和医院感染的发生规律以及它们之间的关系，探索预防、控制感染的理论与方法，用有效的护理技术，最大限度地降低医院感染的发生率。

一、护理伦理学与医院感染管理的关系

护理人员的伦理道德与医院感染有着密切关系，两者相互作用、相互影响。医院感染管理是针对诊疗活动中存在的医院感染、医源性感染及相关的危险因素进行的预防、诊断和控制活动。护理伦理学是伦理学与医学交叉的学科，是用伦理学理论和方法研究和解决医疗护理工作中医患关系的道德传统和医疗卫生服务的道德本质，研究医务人员与患者、医疗机构和社会大众的关系，研究护理伦理学的基本理论以及医学中应用的伦理问题、生命伦理问题、死亡的伦理问题、临床医疗服务中的伦理问题等。从二者的概念涉及范畴来看，护理伦理学关注护理实践中护患关系和医德素质等内容，目的是提高护理质量。而医院感染管理是护理质量的重要内涵，所以它也是护理伦理学关注的范畴之一。医院感染管理伴随着医院的诞生而诞生，护理伦理学也是伴随着医学的诞生而诞生。它们有着相同的诞生背景与条件：医院感染管理贯穿于护理活动的全过程，而护理伦理学也贯穿于护理活动的始末，它们是一对关系密切的兄弟，形影不离。如果没有履行感染管理措施，就无法体现对患者生命的尊重，对患者是一种(或者是潜在的)伤害，使患者在就医过程中受到了不公平待遇，也就违反了伦理学的四大基本原则。

二、医院感染的特点

1. 可控性 相当多的医院感染是可以预防的。外源性感染可通过规范无菌技术操作，加强消毒、灭菌、隔离措施和宣教工作得到预防和控制。内源性感染可采取预防措施控制感染发生，其措施如下：①避免扰乱和破坏患者的正常防疫机制；②严格执行合理使用抗生素规定，注意保护正常菌群抗定植的能力，尤其是尽量减少使用广谱抗生素，必要时实施限制使用抗生素制度；③明确患者的潜在病灶(如龋齿、窦炎、胆囊炎等)及金黄色葡萄球菌、沙门氏菌等带菌状态，并及时给予适当治疗；④对感染危险指数高的患者，采取保护性隔离和选择性去污染等措施，控制内源性感染的发生条件。

医务人员对工作过程中实行标准预防等措施，可以预防50%～75%的导管相关血流感染、50%的呼吸机相关肺炎和50%的手术部位感染、60%～90%的耐甲氧西林金黄色葡萄球菌引起的感染。严格实施正确的洗手规范可减少20%～30%的医院感染。世界卫生组织于1986年向全球推荐的五类措施包括：消毒、隔离、无菌操作、合理使用抗菌药物、监测并通过监测进行感染控制的效果评价。2007年6月在美国第34届感染控制和流行病协会(APIC)感染控制年会上，与会者提出对医院感染“零容忍(zero tolerance)”。它不仅意味着降低发生“率”，更在于可能避免每个可预防的医院感染病例的发生。因此，通过采取有效的措施是可以预防和控制医院感染的发生。

2. 危害性 医院是患者密集的场所，医院环境最容易被病原微生物污染，从而为疾病的传播提供外部条件，促进医院感染的发生。医院感染无论对社会还是个人均带来严重危害。医院感染不仅增加患者的痛苦，延长住院时间，甚至导致患者残废和死亡，引发医疗纠纷，增加医务人员的感染危险，加重社会、单位及个人的经济负担，而且还会影响医院的病床周转率，造成不良的社会影响，同时给医院和国家造成巨大经济损失。由于医院感染的暴发甚至导致相关人员行政撤职、吊销执业资格、医院停业等严重处罚，严重制约了医疗护理质量的提高。目前国外及中国部分城市已开始实行医院感染发生的费用由医院负责。据报道：医院感染造成的额外病死率为4%～33%，病死率最高的是医院内肺炎(HAP)。阿根廷的研究显示，尿路感染(UTI)、导管相关BSI(CA-BSI)血流感染、呼吸机相关性肺炎(VAP)增加，病死率分别为5%、25%、35%。另据报道，美国每年发生医院感染超过200万例，产生40亿美元的额外费用并导致8万病例死亡；英国估计每年发生10万例医院感染，造成5000病例死亡，额外支出16亿欧元。发达国家的研究显示，每例医院感染的额外费用为1 000～4 500美元(平均1800美元)，但新生儿感染的额外费用可超过10 000美元。我国的研究结果显示：一位肺部出现感染的患者，平均需要延长住院日34.29天，增加治疗费用3.2万元；一位泌尿系统出现感染的患者，会因此延长住院日6.92天，增加7 436元治疗费用；一

位颅内感染患者，需要延长住院日 19.11 天，增加治疗费用 1.7 万元。

3. 广泛性 医院感染指发生在医院的所有感染。医院感染的对象包括住院患者、医院工作人员、门急诊就诊患者、探视者和患者家属等。医院感染与医院的每个部门、每位人员都相关，包括医院领导、临床医护人员、药剂人员、医技检验人员、后勤人员等。防止感染措施包括医院的组织管理机构、建筑布局、规章制度、操作规程及流程等。任何一点疏忽都可导致医院感染。因此，感染具有广泛性。

4. 复杂性 医院感染发病机理较为复杂。①患者身患疾病，机体免疫力低下，发生感染的临床症状易与原发病相混，易误诊。②发生感染途径、部位多，任何感染途径都可能导致全身各器官、各部位发生医院感染。③感染的菌群复杂，包括细菌感染、病毒感染、真菌感染、支原体感染、衣原体感染及原虫感染等，其中细菌感染最常见。有些患者同时可发生多重感染，由于菌群复杂导致多重耐药菌发生，加上不断有新的菌群发生，加大了控制感染的难度，增加抗生素使用的复杂性，部分患者因感染难以控制而危及生命，导致残疾或死亡。

三、医院感染控制的伦理原则和道德要求

（一）医院感染控制的伦理原则

（1）医院感染控制的伦理原则与社会主义的基本医德原则相一致，因此必须遵守救死扶伤、防病治病、实行人道主义的社会主义基本医德原则。对患者认真负责，对技术精益求精，处处想着患者，避免造成感染的一切可能。使患者得到正确诊断与治疗而迅速康复，转危为安。

（2）认真执行《中华人民共和国传染病防治法》、《医院感染管理办法》、《消毒管理办法》、《医疗机构医务人员手卫生规范》、《中华人民共和国献血法》等医院感染相关的法律法规。

（3）坚持社会效益第一、患者利益至上和尊重生命价值的原则。中国卫生事业是具有福利性质的公益事业。医院感染威胁医患双方和国家的利益，因此医院感染管理应把患者的利益放在第一位，以患者的生命和健康为医务工作的准则，坚持社会效益第一原则。

（4）实行防治结合、预防为主的原则。做好医院感染的监测工作，防治医院感染的暴发流行。发现医院感染病例，应积极治疗并及时做细菌培养，寻找感染发生的原因和易感因素，并提出预防措施，做到防治结合，避免给患者造成身体、心理的伤害和经济上的损失。

（5）坚持团结协作、协调一致的原则。医院感染管理涉及医院的方方面面，从临床科室医技科室、医院职能部门到后勤部门，从抗生素的使用到消毒管理，医用垃圾及污水、污物的处理，无不涉及医院感染管理的内容。

（6）认真钻研业务，对工作认真负责，保护易感人群。医院工作人员应认真学习医院感染的相关知识，对工作认真负责，对自己岗位上发生的医院感染进行研究，找出薄弱环节加以克服，只有这样才能更好地做好医院感染管理工作，使感染率降到最低，保护儿童、老人、免疫功能低下的人等易感人群。

（二）医院感染控制的道德要求

1. 预防为主，主动履职 医院感染重在预防，严格认真地执行消毒、灭菌、无菌技术和隔离技术，是预防医院感染的重要保障，也是每位护理人员的责任和义务。护士从事护理事业的第一天开始，最基本的操作就是消毒隔离技术，临床操作过程的每一个环节都涉及患者安全，不得有一点马虎。一般来说，护理人员接受的控制感染的基本教育和训练比医生要多。护士与患者接触最多，包括基础护理、专科护理及病情观察。护士一旦发现患者有严重感染的危险时，有权将患者实行隔离。这种责任要求护士熟悉并掌握一些疾病及其隔离的必要条件。在医院里只有护士与患者朝夕相处，接触患者频繁。对一些没有确诊的传染病患者、感染患者、危重患者或是免疫功能低下的老龄患者、早产婴儿等，护士必须细心配合治疗及护理，稍有疏忽就可能造成医院感染，甚至导致患者死亡。

香港的有关机构总结了感染监控工作的经验与教训，认为一个合格的感染监控护士，应该扮演着多种重要角色：专职者（掌握病原体特征及其传播途径，并有针对性加以预防和控制）、执行者（理论与实际并重，不仅掌握清洁、消毒、灭菌理论与方法，并能付诸实践，严格执行无菌技术与隔离方法，有效地控制医院感染的发生）、监察者（督促全院医护人员行动一致，互相提醒）、教育者（指导卫生员、护工及探访者等非专

业人员，普及有关疾病传播和预防交叉感染等知识）、发现者（高度警惕、密切观察，及时发现感染者及引起感染的潜在危险因素，并尽快予以控制）、研究者（研究医院感染的发生、发展规律，探讨针对感染的预防控制措施）和保护者（既是患者健康的保护神，又必须保护工作人员免受感染）。监控护士集 7 个角色于一身，这充分说明护士的突出作用，同时也描绘出护士所担负的职责与任务。

2. 恪守规章、医德意志 医院感染管理涉及的诸多法律、规章、规范要求，是医学活动的最基本的规范标准，也是最基本的医德要求，仅满足医德底线的要求。医院感染管理工作几乎渗透到护理工作的每一个环节，每一项操作，每一个需要护理的患者中。只有高度重视，每一个护士掌握了熟练的知识，有控制医院感染的意识，医院感染才能被有效控制。“医院感染防控关键在依从”，护理人员需要培养医德情感，磨炼医德意志，始终遵循伦理学的“有利”原则，树立将患者利益放在第一位的理念。医德情感是指医者在一定的医德认知基础上形成的对医疗事业和患者的内心体验和主观感受。它主要包括对医务工作的热爱和对患者的同情，只有对医疗卫生事业抱有真挚的情感，才能对感染管理工作产生责任感，才能不感到是一种负担。“一个人做点好事并不难，难的是一辈子做好事。”如手卫生是控制感染扩散最简单、最方便、最经济方法之一，手卫生是我们每一个人的事，如果不执行，将把感染传播给患者、同事、家人和朋友。洗一次手容易，一天洗几十次手难，这需要坚强的医德意志来坚持。医德情感和医德意志的目的在于习惯的养成，通过长期的约束与实践，使医务人员自然而然地按照控制感染规范去行事，才能给患者和医务人员提供安全的环境。

3. 团结协作，相互监督 预防和控制医院感染成为全球患者安全联盟主题，第 57 届世界卫生大会，成立了患者安全国际联盟，提倡“清洁的医疗照顾是更为安全的医疗照顾”。其重点为 5 个“C”（Clean 清洁）：①清洁的双手；②清洁的操作过程——遵循无菌操作技术、遵循操作程序；③清洁的产品——所用的产品必须符合国家标准，有相关证书，复用物品须严格按要求清洗、消毒或灭菌；④清洁的环境——环境整洁，物表染菌量少；⑤清洁的设备——医疗设备必须符合国家标准，有相关证书，并按要求做好清洗、消毒或灭菌工作，并做好维护。

提供医院感染的预防与控制工作需要全员参与，其贯穿于医院每一位员工的工作。只要医院每个部门、每位员工共同努力，就能有效预防和控制医院感染的发生。没有医务人员（医师、护士、医技人员、后勤人员、工人）可以绝缘于医院感染之外。同时，在每项工作过程中，要相互监督，及时提醒，避免不规范的行为发生。在某些紧急救治过程中，少数护士常会因时间紧迫而忽略无菌原则，其他护士则必须坚持，并提醒少数护士，以防止医院感染的扩散。

4. 自律慎独，自我约束 医德中的“慎独”，是指护理人员在单独工作无人监督时，仍能坚定医德信念，履行医德原则和规范的要求，自觉进行反省，绝不超越医德底线。在感染控制工作中，如手卫生、清洁、消毒、灭菌及无菌技术操作等工作的落实，靠自律、慎独自我约束来完成，反映出护理人员的医德品质。如侵入性诊疗器械的消毒灭菌、消毒剂浓度的配制等，不存在技术难度，只要具有责任心就可以保证质量，这种重视就是对患者的重视，就是对自我医德的检验。操作前的洗手，独立操作时违反无菌操作后应立即纠正。手术中的无菌操作，标准预防的落实，既保护自己又保护患者等，这些都是看似无形的医德在工作中的有形体现。道德伦理屏障是医院感染管理不可或缺的屏障之一，因为任何制度不可能覆盖全部的行为，再完美的技术也无法取代人的责任心、医德素质。道德伦理屏障既可以自我监督与约束对制度的践行，也可以弥补制度的不足，只有筑起慎独的道德伦理屏障，发挥医务人员的积极主动性，弥补制度、规范的疏漏与盲点，才能与制度、技术共同构成完备的医院感染防护屏障，克服环境及硬件的制约及困难，从而推动感染管理工作的发展。

5. 奉献精神，不断进取 预防和控制医院感染是一项保障患者安全、提高医疗护理质量以及维护医务人员职业健康的重要工作。护理人员每天接触患者，暴露在有菌的环境中，同时各种操作又存在受伤和感染的危险，如被医疗锐器刺伤，患者血液、体液、分泌物、排泄物污染。护理人员要有无私奉献的敬业精神，既要保护好患者，又要保护好自身，积极为患者提供优质的护理服务，促进患者康复。医院感染预防知识和技能与医学发展一样，需要不断学习和研究新的知识、方法，满足医院感染预防和控制的需要，防止医院感染给患者生命造成的危害。

知识链接

1. 医院不能给患者带来伤害。这是医疗活动的底线。

——南丁格尔

2. 医院感染管理法律法规、规章制度

法律

2004 年《中华人民共和国传染病防治法》

法规

2003 年《医疗废物管理条例》

2006 年《艾滋病防治条例》

规章

2002 年《消毒管理办法》

2003 年《医疗卫生机构医疗废物管理办法》

2004 年《医疗废物管理行政处罚办法(试行)》

2005 年《医疗机构传染病预检分诊管理办法》

2006 年《医院感染管理办法》

3. 规范及标准

2001 年《医院感染诊断标准(试行)》

2003 年《医疗废物分类目录》

2003 年《医疗废物专用包装物、容器标准和警示标志规定》

2004 年《抗菌药物临床应用指导原则》

2004 年《内镜清洗消毒技术操作规范》(2004 年版)

2004 年《医务人员艾滋病病毒职业暴露防护工作指导原则(试行)》

2005 年《医疗机构口腔诊疗器械消毒技术操作规范》

2005 年《血液透析器复用操作规范》

2008 年《卫生部办公厅关于加强多重耐药菌医院感染控制工作的通知》

2009 年《医院感染暴发报告及处置管理规范》

4. 2009 年卫生部发布的 6 个技术标准

《医院消毒供应中心管理规范》

《医院消毒供应中心清洗消毒及灭菌技术操作规范》

《医院消毒供应中心清洗消毒及灭菌效果监测标准》

《医务人员手卫生规范》

《医院隔离技术规范》

《医院感染监测规范》

5.《血液净化标准操作规程》(2010 版)

6.《基层医疗机构医院感染管理基本要求》(2013 版)

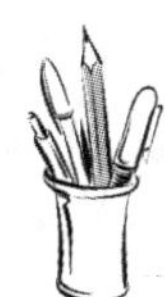

本章小结

(1)医院感染　住院患者在医院内获得的感染,包括患者在住院期间发生的感染和在医院内获得出院后发生的感染，但不包括入院前已开始或者入院时已处于潜伏期的感染。医院工作人员在医院内获得的感染也属医院感染。医院感染的发生必须具备三个基本条件：感染源、传播途径和易感宿主。感染源主要有患者、病原携带者、已感染的动物和环境储源。感染途径有空气传播、接触传播、共同媒介物及生物媒介传播。易感宿主包括：①机体免疫功能受损者；②婴幼儿及老年人；③营养不良者；④接受免疫抑制剂治疗者；⑤长期使用广谱抗菌药物者；⑥住院时间长的患者；⑦手术时间长的患者；⑧接受各种介入性操作的患者。医院通过消灭传染源，切断传播途径，保护易感宿主预防和控制医院感染的发生。

(2)护理人员的伦理道德与医院感染有着密切关系，两者相互作用、相互影响　医院感染的特点有可控性、危害性、广泛性和复杂性，要求护理人员：必须遵守救死扶伤，防病治病，实行人道主义的社会主义基本医德原则；认真执行《中华人民共和国传染病防治法》、《医院感染管理办法》、《消毒管理办法》、《医疗机构医务人员手卫生规范》、《中华人民共和国献血法》等与医院感染相关的法律法规；坚持社会效益第一、患者利益至上和尊重生命价值的原则；坚持防治结合、预防为主的原则；团结协作，协调一致，认真钻研业务，对工作认真负责，保护易感人群；遵循预防为主，主动履职，恪守规章、医德意志，团结协作，相互监督，自律慎独，自我约束。

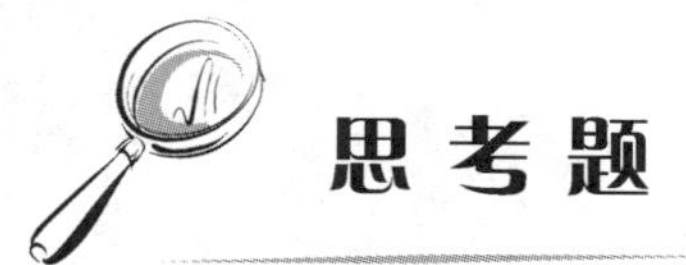

思考题

1. 何谓医院感染、内源性感染和外源性感染？

2. 医院感染发生必须具备哪三个基本条件？

3. 医院感染的危险因素有哪些？

4. 简述护理伦理学与医院感染管理的关系。

5. 你认为一个合格的感染监控护士，在医院感染中应扮演哪些角色？

6. 简述第 57 届世界卫生大会，提倡“清洁的医疗照顾是更为安全的医疗照顾”中 5 个“清洁”的主要内容。

7. 试述医院感染的特点及伦理原则和道德要求。

（罗　杰　张天荣）

第三篇

医学实践中的伦理问题

第七章 美容整形护理伦理

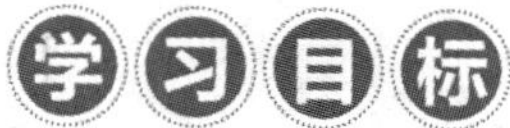

掌握:再造整形的护理特点和护理道德要求。

熟悉:美容整形外科患者的特殊要求、美容护理的道德要求、美容整形的误区。

了解:美容整形外科的治疗范围、治疗特点。

整形外科是第一次世界大战之后出现的一个医学名词。整形美容的早期是整形外科的一个分支,是整形外科衍生出来的新学科。在现代国际整形外科学术范畴里,整形外科又分为再造整形外科和美容整形外科。

再造整形外科主要是以组织、器官移植为主要手段,对人体的先天性缺陷或各类后天性缺陷进行修复或再造,从而恢复正常外形和功能的一门学科。如先天性畸形、各类创伤造成组织缺损、瘢痕增生畸形等。

美容整形外科是用外科手术或其他医疗手段(组织代用品置入),对人体组织、器官的缺损、畸形进行修复和再造,以及对正常人容颜和形体美的重新塑造,以达到形态的改善和美化及功能的重建。如除皱、除斑、隆胸、隆鼻等。

再造整形外科的目的是对那些先天畸形者或后天因工伤、事故造成身体缺陷者进行容貌及形体美的重塑,这种手术无可厚非,不会引起太大的争议。而美容整形是集外科、整形、心理学、美学及医学伦理学为一体的新型医学科学,是带有一定创伤性和侵入性的医学美容,是对正常人体容貌及形体美的重塑,其目的是使正常人更年轻、更美丽。因此,人们对此产生了较大的伦理争议。

第一节 再造整形护理伦理

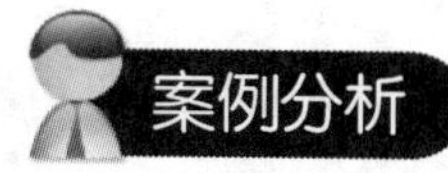

患者刘某,男,25岁,患有易性癖,认为自己应该是个女性,其穿着均按女性打扮,就诊时医生询问病史以了解其心理性别和生理性别发生冲突,另外,患者承受较大的社会压力,一直有强烈的变性欲望。

此时,作为一名医护人员,你该如何对其进行心理护理?如何改变他的想法?

一、美容整形外科的治疗范围

美容整形外科的治疗范围较广,主要包括对皮肤、肌肉、骨骼等的创伤、病损、残缺和畸形进行修复、重建或再造。

(1)先天性缺损或畸形的整形,包括人在不同时期的生长发育过程中组织器官出现的畸形、形态或功能的缺陷。如颜面部畸形、尿道下裂、阴道闭锁、多指(趾)或并指(趾)等。

(2)损伤导致的缺损或畸形,因物理、化学、机械等因素导致的组织器官形态和功能的缺损或畸形。如损伤导致的皮肤缺损、烧伤后引起的瘢痕挛缩等畸形。

(3)体表肿瘤切除后皮肤缺损后的修复,如巨大血管瘤、脂肪瘤、纤维瘤等。

(4)感染所致的缺损或畸形的整形,因炎症引起组织坏死后留下的缺损如天花、伤口感染所致瘢痕等。

(5)容貌体型的重新再塑造,通过整形外科技术对正常人进行艺术化的雕塑,以满足个人需要,以提高生活质量。如眼睑下垂、单睑、鞍鼻、乳房下垂等。

(6)某些疾病所致的组织器官畸形、功能障碍,如类风湿关节炎引起的关节畸形、面神经麻痹引起的上眼睑下垂等。

(7)体像认知障碍者的治疗,指应用整形外科技术治疗身体某个部位的"缺陷或畸形",而消除对自身体像不满意者的心理知觉。

二、美容整形外科的治疗特点

(一)治疗范围广

整形外科是在外科等多学科和有关学科的基础上发展起来的边缘学科。其治疗范围包括全身各部位,年龄上也没有限制。

(二)治疗时间和治疗效果的选择

整形外科手术多数是择期手术,治疗时机的选择则会影响患者的功能康复和身心康复的效果。如先天性畸形最佳治疗时机是婴幼儿期;严重烧伤所致的瘢痕,最佳治疗时机是在瘢痕挛缩引起关节畸形前。

(三)形态和功能的统一

整形外科手术不但要解决患者的功能障碍,而且要最大限度地改善患者的外形,以达到体表解剖上的恢复和功能上的重建,达到最佳效果。

(四)计划性强

对创伤所致的多部位、多器官的畸形患者,应根据患者的具体情况制定合理、全面的治疗计划。

(五)组织移植和组织代用品的应用

组织移植包括皮肤、黏膜、神经、血管、脂肪、肌肉、肌腱等。组织代用品有硅胶、钛钉、钛板等。

(六)康复治疗

功能锻炼是整形外科手术后康复期的关键环节,其目的是在手术恢复形态和矫正治疗的基础上重建功能,包括物理治疗、运动疗法、作业疗法、言语矫治、心理疗法、康复工程、康复护理等。

三、再造整形外科的护理特点

(一)专科性强,护理特色明显

手术治疗是主要的治疗方法,因此各类手术的围手术期护理是重要的工作,同时各类各处的移植物护理也是专科护理的主要范畴。

(二)患者心理反应变化大,心理护理要求高

接受整形外科手术的人多数是儿童和青年男女。他(她)们往往因容貌异常、功能障碍而产生自卑、敏感、孤僻、心理失衡,有一种被冷落的悲愤心理,不愿参加任何社交活动;同时在学习、工作、恋爱和婚姻等问题上不能如愿以偿而更加烦恼。而后天畸形或缺陷的患者,他们因意外事件导致某些功能丧失或容貌改变,容易出现情感障碍,有时缺乏继续生活的勇气,有时敏感、多疑等。总之,接受手术者心态复杂,而且都有一个共同愿望,期望通过手术达到或接近正常人,但又担心手术带来的痛苦及手术后效果不满意,甚至担心手术失败。受术者的这种复杂多变的心理反应,给医护人员提出了更高的要求。如何使患者树立良好的心态,心理护理是护理人员工作的一个重要组成部分。

(三)多学科护理交叉,基础护理工作量大

整形外科病种复杂,治疗内容多,手术涉及的解剖遍及全身,且与其他外科交叉,联系密切。从服务对象来看,整形外科护士不但要具备多学科医学基础知识和护理技能,而且还要掌握整形外科的基本理论和护理技能,才能胜任护理工作。另外,整形外科的患者都有一定程度的功能障碍,术后日常生活不能自理,

需要他人协助进食、服药、穿衣及大小便等,因此,基础护理内容多、工作量大。

(四)审美意识强

整形手术是一种医学美的艺术,需要遵循美学的观点和规律。在护理过程中,护士要有较强的审美意识和审美知识,以审美观去审视和护理受术者,并且理解和支持他们对美的追求。

四、再造整形护理的道德要求

(一)尊重患者,调节心理

整形外科受术者因生理上存在某种缺陷,自卑感强,内心十分敏感。因此,在护理过程中,护士要提前对受术者进行沟通和交流,以了解和发现受术者的心理状态和心理需求,介绍成功病例,从而有的放矢地做好心理护理。另外要理解、同情、体贴他们,尊重他们的人格,消除他们心理压抑和情绪低落等心理痛苦的情绪。密切和医生配合完善各项手术准备工作,最大限度地满足受术者对美的需求。

(二)关心受术者,减轻疼痛

受术者术后均会出现疼痛,而整形美容手术后的患者,需要移植相关组织,要求供给移植组织的部位与接受移植组织的部位在一段时间内保持一定的姿势,如固定头部、上臂或下肢,甚至固定躯干,一般需3～4周,因此,护理人员应关心体贴受术者的痛苦,教会患者用深呼吸、听音乐等方法分散其注意力,必要时根据情况提前采取镇痛措施以防止发生疼痛性休克。另外,还要密切观察病情变化,防止发生其他意外情况。

(三)不辞辛苦,任劳任怨

整形、美容外科治疗范围广,病种复杂,属于精细和微创手术,护理量大,因此对护理工作要求高。如术前行皮肤准备时,因备皮区有陈旧性瘢痕,皮肤表面不平整,而且还有窦道和隐窝,清洗这些部位时难度很大;有时需在术前3～5天开始每日用热水浸泡瘢痕,使其软化,另外还要彻底清除备皮区的毛发和污垢,并要确保皮肤无破损,为手术成功创造良好的条件。护理人员不但要做好围手术期的护理,而且还要做好大量的生活护理,因此必须要具备不怕累、不怕脏、不怕苦、任劳任怨的精神,并且时刻以患者为中心。

(四)积极钻研业务,做到精益求精

整形外科与耳鼻喉科、眼科、口腔科、皮肤科、肿瘤科、泌尿科、妇产科、烧伤科和胸外科等均有直接或间接的联系。从事整形外科手术护理的人员,不但要熟练掌握整形外科的理论知识和护理技能,而且还要熟悉相关学科的知识,同时还要不断学习新业务、新技术等新知识,以适应学科发展的需要,更好地为服务对象服务。

(五)尊重患者,知情同意

护理人员应客观、详细地告知服务对象及家属手术的风险、效果、费用、成功率等情况,让他(她)自主同意,并签手术同意书;反对为了招揽患者,夸大手术效果等对患者不负责及对自己不负责任的做法。

五、美容整形外科护士的基本素质

(一)思想道德素质

(1)热爱祖国、热爱人民、敬业爱岗,具有为人类健康服务的精神。

(2)树立良好的医德医风,具有救死扶伤、忠于职守、廉洁奉公的品质。

(3)具有良好的人文修养和高尚的思想情操,做到自爱、自尊、自强、自律。

(二)科学文化素质

(1)在精通本专业的同时,对基础医学、护理心理学、医学伦理学和社会学等相关知识要有所了解,另外,还要掌握一定的美学理论知识和审美能力及艺术鉴赏力;并且能正确客观地对手术效果进行评估和解释,使患者以积极、平和的心态接受手术后的效果。

(2)从事整形外科的护士要具备专科以上学历、3年以上的护理工作经历。

(3)具有高度的责任感和法制观念,熟悉相关的法律法规要求。

(三)专业素质

(1)有合理的知识结构,掌握较合理的护理理论知识和较强的实践技能。

(2)随着美容整形外科技术的迅速发展及各种新业务、新技术、新的医用材料的应用,给护理工作提出了更高的要求。

(3)具有创新意识,有一定的护理教育和护理科研能力。

(四)身体素质

身体健康,精力充沛,仪表、举止端庄大方,热情真诚,有良好的个人习惯。

(五)心理素质

(1)心理健康,性格开朗,心胸开阔。

(2)有较强的上进心,不断学习新知识,丰富和完善自己。

(3)团结同事,协助精神强,有良好的人际关系。

(4)责任心强,有较强的适应能力、忍耐力和自我控制能力。

六、美容整形外科患者的特殊要求

1. 对美容整形医生的道德修养的特殊要求 多数患者咨询时,对医生的技术水平、审美观和道德修养等持怀疑态度。因此,作为整形外科护士除要全面了解美容医生的业务水平等情况外,还要熟悉美容整形手术的步骤、影响因素和手术后的预期效果,向咨询者进行客观实际的介绍,消除咨询者的疑虑,增强对医生的信任。

2. 对美的特殊要求 美容整形外科护士应提高自身美学修养,注重心理、伦理、艺术和行为科学知识的学习,了解不同患者的目的和愿望。根据患者的年龄、文化背景、教育程度、自身情况和不同的美容手术,做好正确引导和个案护理。

3. 对安全的特殊要求 美容整形患者是特殊的求医群体,对手术安全特别关心,担心手术是否成功、术中是否疼痛、术后是否影响功能等。因此要求护士有高度的责任心,严格遵守手术操作规程,配合手术时要认真、严谨、细致,不谈论与手术无关的事;做好心理护理,了解患者的紧张、焦虑。关心患者的感受和体验,使患者感到手术的安全性和可靠性。

4. 对保护隐私的特殊要求 大多数美容整形患者都希望医生为其保密,部分患者希望手术前后反差不要太大,以免引起周围人的关注。因此,护士对其想法应给予理解和认同。若未取得患者同意,不得把患者手术前后的照片作为宣传资料,避免侵犯隐私。

第二节　美容护理伦理

爱美之心,人皆有之,追求美是人的天性。随着社会的发展及人民生活水平的不断提高,人们社会观点也随之发生改变,越来越多的人开始注重自己的外表,因此美容整形行业迅速兴起。随着该行业如火如荼的发展,对我们的生活影响也越来越大。如今,越来越多的人抱着憧憬和梦想走进美容整形外科,希望自己在正常、健康的基础上能更漂亮、更帅气英俊一些。但并非人人都能如愿以偿,有些人本希望变得更美,但事实是手术一次次的失败,身心遭受极大的伤害。针对此行业给人们带来的利弊,众说纷纭。因为,美容整形就像一把双刃剑,实施过程中会牵涉很多伦理问题,它既可能给我们带来"善"的东西,也可能给我们带来"恶"的东西。由于市场机制进入医疗卫生保健中,给传统的医患关系产生强烈的冲击。而美容整形外科作为商业化最浓重的医疗行业,争议也越来越多,就不可避免地面临较多的伦理问题。

一、美容护理的特殊性

美容,是使容貌变得更加美丽的一种艺术,包含有容貌美丽和美化容貌两种含义。"美容",在西方源于古希腊的“kosmetikos”，意味“装饰”。我国古代典籍《楚辞・九章・惜往日》描述：“虽有西施之美容兮，谗妒入以自代。”句中的“美”是美化和改变的意思，“容”指脸、仪态和修饰。

随着社会的发展、科技的进步、美容的内容和形式都在发生变化。根据其内涵，美容可分为医学美容和非医学美容两大类。

医学美容，我国只能在医疗美容机构开展，是指运用药物、手术、医疗器械及其他有创伤性或侵入性的医学手段和方法，对人的容貌及各部位的形态加以修复和再塑，以达到维护人的生命活力美为目的的一类医学技术。

非医学美容(即生活美容)，是指用手法技术、器械设备并借助化妆、美容护肤等产品，为人体表面进行无创伤性、非侵入性的皮肤清洁、保养、化妆修饰等，以修饰和美好人的容貌与体形为目的的一种服务性操作。

(一)中国美容医学的发展

新中国成立以后，特别是党的十一届三中全会后，随着人们生活水平的提高和思想的解放，美容医学更是得到了空前的发展。20 世纪 80 年代以来，在我国美容医学兴起的同时，许多相关的医学学科逐渐分化出相关的分支学科，如美容外科、美容皮肤科、美容牙科、美容中医科等，将这些新兴的美容分支学科组合起来，则形成了完整的一个医学学科，即美容医学。

(二)国际医学美容发展的现状

1986 年，国际医学美容协会成立，会员遍及 26 个国家和地区，总部设在中国香港。协会下设医疗美容、整形美容、生活美容等七个研究委员会，在中国台湾与华夏医院合作开设了规模较大的医学美容部。之后相继成立了国际美容外科学会、国际美容牙科医学联盟、国际美容皮肤科学会、国际医学美学学会等具有世界性、权威性的学术组织。美容医学就其各个分支学科的现状来看，国外有许多先进之处，但从美容医学学科的整体学科来看，我国处于国际领先水平。

二、美容护理的道德要求

美容医学是一门新兴的专业学科，是社会进步和文明的重要标志。改革开放后，我国的医疗美容业发展十分迅速，成为社会关注的焦点之一。目前，中国美容医学行业从业人员达到十余万人，机构近 9000 家，进入了前所未有的蓬勃发展时期，但是，由于美容医学蕴藏着巨大的经济利益，使得美容医学的学科建设和发展面临着严峻考验，一些不顾职业道德危害美容者利益甚至生命的做法，已经严重限制了美容医学业的发展。如何解决好“经济利益与伦理道德”这个矛盾，是我国美容医学必须解决的问题。

中华医学会美学与美容学分会、中华医学会医学伦理学分会，于 2004 年 5 月发布的《美容医学伦理宣言》称“美容医学是维护健康美与生命美的崇高事业，是医疗保健事业的重要组成部分”，并要求每一位美容医学工作者在执业中遵循以下道德要求。

(1)在医疗美容实践中，每一位美容医学工作者都有义务维护医学的纯洁性，自觉遵循医学伦理学原则和职业道德准则。

(2)以科学性、艺术性、道德性相统一为美容医学的基本原则；以健与美的高度和谐与统一为美容医学的终极目标。

(3)以仁慈之心，关怀美容就医者，尽力给予全身心的关爱。

(4)在合法经营的同时，倡导经济援助和无偿技术服务等社会公益活动。

(5)严格掌握各项医疗美容技术的适应证和禁忌证，对所实施技术项目的优点、缺点、并发症等情况有说明的义务，在双方自愿的原则下签订知情同意书，切忌滥施美容治疗。

(6)遵守国家的各项法律法规，不使用未经国家有关部门批准的各种医疗器械和人体植入材料等。

(7)在美容医疗技术操作过程中，力求创伤最小，审美效果最佳。

(8)尊重美容就医者的隐私权和肖像权，未经美容就医者同意，不得在非学术刊物及各种媒体上使用术前和术后照片等资料。

(9)以诚信为本，不在论文、报告及广告中弄虚作假。

(10)尊重同行,团结协作,实事求是,发扬学术民主。鄙视抬高自己和贬低别人的不道德行为。

第三节　整形美容的误区

整形美容是一把双刃剑,在给人们带来美丽的同时也有可能带来毁容。近年来人们对美的追求逐步在提升,然而对整形美容的了解却没有得到相应的提升,因而常常会陷入以下一些误区。

一、整形美容概念不清

美容有生活美容和医学美容之分。生活美容限于不侵入人体组织、不损伤出血的美容手段,如一般皮肤清洁护理、做面膜等,常设在美容院或美发店。而医学美容属于整形外科的一部分。整形外科是大型综合医院的一个三级学科,它包括整形再造外科和美容整形外科,前者是对因先天畸形、发育异常、外伤、感染或肿瘤等造成的人体结构异常进行手术修复,如唇裂(兔唇)修复、烧伤整形等。而美容整形外科是为了改善外观和自信,对人体的正常结构进行手术再塑形,如吸脂减肥、隆胸、隆鼻、面部轮廓改变等,这就是所说的医学美容。医学美容必须由整形外科专科医师在有医疗执业许可证的医疗单位完成。如果在美容院、美发店等非医疗机构进行医学侵入性美容,甚至包括文眉、文眼线等,是极其危险的,同时也是非法的,因为美容机构连避免肝炎、艾滋病等交叉感染的消毒隔离措施都没有。人们对自身美的追求是永恒的,而且随着生活水平的提高,美容外科市场需求也会迅速扩大。但我国在人才培养、行业管理、科普知识宣传等方面还较落后,不能满足需求,甚至造成美容市场混乱、美容事故频频发生。

二、凭广告宣传来选择就医

目前各种整形美容广告充斥媒体,难免鱼龙混杂,甚至美容院等非医疗单位也明目张胆做起医学美容广告,上当受骗者众多。即使是某些医疗单位的广告宣传,也由于利益驱动或本身专业水平的限制,传达很多错误信息误导求医者。而真正有条件开展美容整形的大医院很少有做广告宣传的,这其中的主要原因是国有大型综合医院在体制上不可能进行这种市场运作行为。真正受过专业培养的整形外科医师应该改变观念,主动向求医者进行科普知识的宣传,提高求医者的鉴别能力。

三、只要是医生就可以做美容手术

整形外科专科医师和有医疗执业许可证的医疗单位是美容手术的两大要素,缺一不可。整形外科医师和其他如脑外科、心脏外科医师一样,医学院校毕业后,还需要长达5～8年的专科培养才能胜任不同难度的手术。我国真正受过系统专业培养的整形外科医师并不多,难以满足近年来迅速扩张的美容需求。另外,整形美容和口腔科一样,很容易切入市场,可以开诊所或以承包方式依附于医院,有利可图。某些如普外科、烧伤科、五官科等医师,未经系统的专业培养,纷纷改行从事整形美容,这就难以保证医疗质量。有些医生仅仅凭在学习班的短期培训就操刀营业,这种非整形专业的医师进行美容手术是法律所不允许的,不符合医师法,是造成美容事故的主要原因。因此求医者在选择医师时,要提前了解相关信息。在大型综合医院内,分科明确,专病专治,有严格的三级医师负责制度。专科医师资格经政府卫生人事部门核定,不存在疑问。具有医疗执业许可证的医疗单位是美容手术的另一要素。即使整形专科医师到没有医疗许可证的美容院做手术也是非法的。美容手术同样要注意空气、物表、器械的消毒和灭菌。即便如此,也不能绝对保证没有感染的风险。试想在那种“白天是手术室,晚上是卧室”的个体诊所或美容院做手术能有什么保障？医术再高明,也会受到客观条件的限制。

四、盲目选择最新技术

临床医学进展比较慢,并不像计算机技术那样是日新月异,而且新技术的开展需要科学谨慎。另外,医疗市场上热衷于新技术炒作,除具有吸引力外,新技术可以高收费恐怕也是主要原因之一。例如整形美容某些新型注射植入材料的应用,目前还没有得到学术界的认可,在政府大型医院都不敢使用,欧美国家也同样持观望态度，而大多数营利性医疗单位甚至美容院已经在大规模使用。再比如广告宣称的一种新技术叫“高分子双眼皮”，原来就是最普通的“尼龙”缝线。

五、盲目相信无风险、不住院、不开刀、无痛苦的美容方法

整形美容手术都是有代价的，而且要冒一定的风险，这是不争的事实。得与失需要就医者和医师认真权衡。虽然到正规大医院，选择最好的专科医师也不可能绝对避免手术风险，但一个资深的医师就表现在他能够及时发现问题并正确处理，并将这种风险降到最低。住院开刀伴有疼痛是很多人都害怕的，某些所谓新技术也正是抓住了这种普遍的心理。可是如果不顾安全性和远期效果，图一时方便，最终受害的还是就医者本人。因此，就医者必须权衡多方面的利弊。实际上，现代医学技术的发展，采取超前镇痛和无痛技术可使手术中和手术后的疼痛感大大减轻。

六、手术收费越高，水平越高

目前，我国已开始实行营利性和非营利性医疗单位的分类管理。国有大型综合医院都为非营利性医院，执行政府非营利性收费标准，不可违规。而营利性的医院、门诊部或诊所规模一般比较小，其收费不受政府物价部门的限制。收费的高低并不反映医疗水平的高低。而某些营利性的单位甚至美容机构，更是盲目热衷于开展所谓新技术或故意混淆概念，以牟取暴利。

七、手术实行“包工包料”

整形美容常借助植入异体异种材料或人工材料，如隆乳、隆鼻、隆下巴等。因材料性质和来源不同，其优劣程度和价格也相差很大。很多接受整形美容手术的患者，对植入材料的来源和性质等一无所知，甚至出了问题后才想到去查植入材料的相关资料，但却无任何记录可查。这就是采取的“包工包料”制，即双方仅仅认可一个手术费用总额，而植入材料完全由手术者选择，最多只是告诉就医者笼统的材料种类。“包工包料”制有可能导致以次充好，以国产材料替代进口材料。因此在准备接受这类手术之前，就医者必须了解植入材料的性质种类、品牌、生产商、生产和经营许可证、进口许可证、质量保险等，不要被新材料、新名称、洋名称所蒙骗，并妥善保存手术方式和植入材料的详细记录。

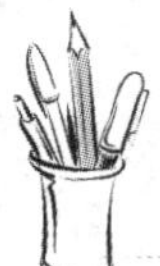

本章小结

整形外科包括再造整形外科和美容整形外科。它是一门技术性较强的外科医学专业。而医疗美容是一门医学与美学交叉和结合的医学学科。随着整形外科的迅猛发展，新技术、新方法和新理论在临床实践中不断广泛应用，要求护理人员不但要掌握相关的护理特点和道德要求，还要熟悉整形美容外科患者的特殊要求和患者对整形美容认识上存在的误区等，对提高整形美容行业的发展具有重要意义。

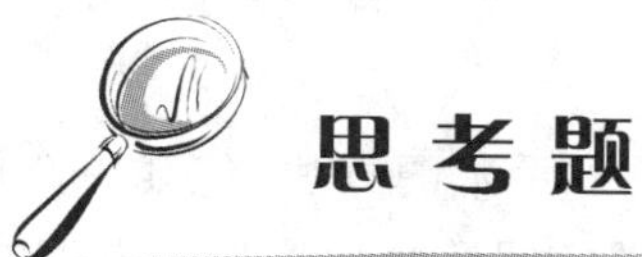

思考题

1. 再造整形外科和整形美容外科有什么区别？
2. 整形美容外科的治疗范围和治疗特点有哪些？
3. 再造整形外科的护理特点是什么？
4. 整形美容外科患者的特殊要求有哪些？
5. 美容医学工作者应遵守哪些道德要求？

（叶宝霞　段桂仙）

第八章 器官移植护理伦理

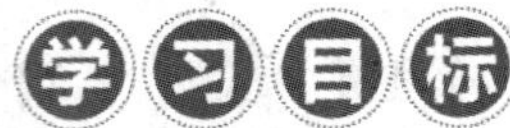

掌握：器官移植定义、器官移植的伦理原则。

熟悉：器官移植的分类、器官移植的道德要求。

了解：器官移植的发展、我国器官移植的现状。

人的一生该有多长？“听天由命”也许是过去几千年来最受公认的答案。但医学发展到今天，人生的长短却有一部分可以由我们自己掌控。器官移植是生物医学工程领域中具有划时代意义的技术，它延续了不计其数的生命，对于挽救终末期器官功能衰竭的患者的生命有重要意义。器官移植作为一种新型的医疗模式，使人类改变了传统药物治疗方式和外科只切不建的习惯定式，给医学领域带来了革命性的变化。器官移植术在挽救大量生命垂危阶段患者的同时，因手术自身的特性、移植器官的来源和供求矛盾等问题，引发了大量的伦理问题甚至伦理争议，给医护人员提出了更高的伦理道德要求。

案例分析

2001 年 1 月 15 日，我国留学加拿大的一位 22 岁学生在剧烈运动后感到不适，一度心脏骤停。经医生确诊为病毒性心肌炎，造成心肌坏死。医生采取体外循环的方式维持其生命。但体外循环最多仅能维持 72 h，经加拿大政府多方努力并在美国找到与之匹配的心脏，当心脏运至加拿大西部的阿尔伯塔大学附属医院时，医院里还有几位需要做心脏移植手术的患者，后来经医生考虑和采取无记名投票，决定将唯一可用的心脏移植给生命垂危的中国学生。

请问：

1. 该案例属于器官移植的分类中的哪一类型？
2. 该案例中医生的做法是否符合伦理规范？
3. 该案例遵循了器官移植医学伦理原则中的哪些原则？

第一节 器官移植的概况

器官移植(organ transplantation)是指通过手术的方法，将某一个体的活性器官移植到另一个体内，使之迅速恢复原有的功能，以代偿受者相应器官因致命性疾病而丧失的功能。通常将移植的器官称移植物；提供移植物的个体称供者或供体；接受移植物的个体称为受者或受体。根据供体和受体遗传学上的关系，将器官移植术分为自体移植、同质移植、同种移植和异种移植；根据植入部位的不同分原位移植和异位移植。

一、器官移植的分类

(一)按供体和受体的遗传学关系分类

1. 自体移植 供体和受体为同一个体，移植后不会引起排斥反应，如断肢再植、自体皮肤移植。

2. 同系移植 供体和受体虽非同一人，但供者、受者有完全相同的基因，移植后不会发生排斥反应，如同卵双生间的器官移植。

3. 同种异体移植 供体和受体种系相同而基因不同，如人与人之间的器官移植，是目前临床应用最广泛的移植方法。由于供者、受体的抗原结构不同，术后即使用了免疫抑制剂，移植后也会发生排斥反应。

4. 异种移植 不同种族间的组织或器官移植，移植后可引起强烈的排斥反应。目前处于动物实验研究阶段，如 1984 年，美国加州一名婴儿在接受狒狒心脏移植后存活 20 天。

（二）按移植物植入的部位分类

1. 原位移植 在受体器官的原解剖位置植入移植物。

2. 异位移植 在受体器官原解剖位置以外部位植入移植物。

3. 原位旁移植 在受体器官原解剖位置旁植入移植物。

（三）按移植物是否存活分类

1. 活体供体移植 移植物来自依法自愿捐献自身器官的自然人。活体供体移植又分为亲属活体供体移植和非亲属活体供体移植。

2. 尸体供体移植 移植物来自脑死亡供体。

（四）按移植器官的数量分类

1. 单一或单独移植 每次仅移植单个器官，如肝、肾或心脏移植。

2. 联合移植 两个器官同时移植到同一个体的体内，如肝肾、胰肾、心肺联合移植等。

3. 多器官移植 同时移植 3 个或更多的器官到同一个体的体内。

在联合移植或多器官移植中，如果两个或多个器官只有一个总的血管蒂，整块切除后，在植入时只需吻合其主要动静脉主干，称为器官簇移植。多见于肝、肠联合移植及肝、胰、胃、肠联合移植。此种移植比单一器官移植排斥反应轻，具有免疫学方面的优势。

二、器官移植的发展

器官移植术是 20 世纪医学发展最杰出的成就之一，是未来医学的重要组成部分，也是生物医学领域中具有划时代意义的技术。很久以前，人们就认识到人体健康或生命之所以不能维持，往往并不是机体所有器官均受到伤害或丧失功能，而是因为部分组织或个别重要器官功能丧失所致，因此逐渐产生器官移植的设想，经过多年的努力，取得了不小的进展。1954 年，Murray 等在同卵孪生兄弟之间进行了活体供肾的肾移植获得成功，标志着器官移植进入临床应用阶段。20 世纪 60 年代第一代免疫抑制药物（硫唑嘌呤、泼尼松和抗淋巴细胞血清）的问世及器官保存技术与外科血管吻合技术的改进，使器官移植获得稳步发展；特别是 20 世纪 70 年代末至 80 年代初，新型免疫抑制剂环孢素 A 问世，使移植物的存活率和器官移植的临床疗效大为提高。进入 21 世纪，临床移植技术的研究和应用又被再次推向高潮，被公认为是挽救脏器功能衰竭的最佳治疗手段。

器官移植是人类关于自身生命科学的伟大成果之一，先后经历了三个阶段。

1. 幻想阶段 在我国战国时期的《列子》书中，就有扁鹊为两人互换心脏治病的故事。中国《聊斋志异·陆判》中记载有盗丽人之头移植给黄脸婆。古代的欧洲记载有意大利的奴隶为主人献出自己的鼻子。文艺复兴时期有想象移植肢体的油画。印度神话故事里讲到毁灭之神将一头犯禁大象的头砍下来移植到一个年轻人的躯体使之复活成为半神半人。

2. 实验阶段 18 世纪开始，就有学者进行组织或器官移植的动物实验。如 1824 年爱尔兰医生比格(Biggey)给两只小羚羊进行同种异体角膜移植。此外，还有皮肤、肌腱、神经等移植，因当时的移植不吻合血管，所以移植物难以存活。1905 年，美籍学者卡雷尔和古斯里创立了血管缝合技术，把一只小狗的心脏移植到大狗的颈部，成为器官移植的先驱。此后的器官移植因宿主排斥而未能长期存活。

3. 临床阶段 1954 年移植医学上首次获得长期有功能存活的病例，美国波士顿的莫雷在同卵双生子之间首次进行肾移植，使受术者生活了 8 年。这是移植医学史上首次获得长期存活的成功移植手术，开创了人类历史上器官移植的新时代。1959 年，他又和法国的汉波格各自完成了异卵双生子间的肾移植。

1962 年，莫雷又改用硫唑嘌呤作为免疫抑制药物，进行肾同种异体移植取得成功。1967 年南非医生巴纳德成功实施了世界上第一例心脏移植手术，将一位死于车祸的 24 岁女性的心脏移植给一位心脏功能衰竭的男性。此后，随着器官移植技术水平的不断提高和对抗器官移植后免疫排斥反应的高效免疫抑制剂的问世，器官移植已成为脏器功能衰竭终末期的有效、常用的治疗手段。特别是 20 世纪 90 年代后，肾脏移植存活率达 95% 以上，心脏、肝脏移植的存活率分别达 90% 和 80% 以上。

三、我国器官移植的现状

我国器官移植于 20 世纪 50 年代开始。1960 年著名医学专家吴阶平教授在国内率先开展了首例肾移植手术，因当时免疫抑制剂效果不佳，受术者存活时间不长。到 20 世纪 70 年代末，器官移植技术水平提高较快。进入 20 世纪 90 年代后，因多种新型免疫抑制剂的研发应用，并借鉴国际器官移植的成功经验，我国的器官移植水平得到蓬勃发展。

2009 年 9 月 26 日，第七届亚洲移植免疫论坛（ATIF）在北京举行。论坛主题是为接受器官移植患者"延续希望之光"，讨论重点是器官移植领域的新进展和移植排斥的处理，内容涉及肾移植、肝移植、心肺移植和骨髓移植等领域。在此次大会上，我国器官移植领域著名专家黄洁夫，就医疗体制改革下我国当前器官捐献和移植发展做了专题报告，回顾了中国器官移植过去几十年的历程，总结了我国器官移植在规范化和法制化上取得的进步，并展望了今后我国器官移植规范化发展道路。

在过去十年，中国的器官移植取得了瞩目的进展。无论是肾移植、肝移植、心肺移植还是骨髓移植，在数量和技术上，都已接近甚至达到国际先进水平。中国目前已累计开展器官移植超过 10 万多例，成为仅次于美国的第二大器官移植大国。我国每年开展的器官移植手术已超过 1 万例。而其中开展最多的是肾移植，目前每年进行肾移植手术 6 000 例左右，累计约 86 800 例。肾移植患者十年存活率已经超过 60%，存活时间最长达 32 年。

我国肝移植总数将近 16 000 例，存活时间最长达 12 年。20 世纪 90 年代，我国的肝脏移植患者一年存活率为 40%，三年存活率已经从 37%升至 75%左右。据联合器官分配网络（United Network for Organ Sharing，UNOS）的资料，在美国，肝移植一年存活率为 82.2%，有的肝移植中心的肝移植、一年存活率可达到 90%以上；5 年存活率为 70%～75%，最长生存时间达 30 年。

在 2003—2007 年间，我国心脏移植手术有 717 多例，存活时间最长的接近 16 年；肺移植有 165 例，存活最长时间达 8 年。

第二节　器官移植的护理特点

一、器官移植手术的护理伦理规范

（一）维护"捐献者"和"接受者"权益

器官移植立法时应考虑捐献者的利益，特别是活体捐献。从人道主义的角度考虑，社会应对其风险负责。目前，我国尚没有器官移植的统一准则，我国参考执行的是 1986 年国际移植学会发布的活体捐赠肾脏和尸体器官分配的准则。因此，护士和其他医务人员均应按照准则执行，尤其是移植小组的人员，对"捐献者"和"接受者"及进行器官分配时都要有高度负责的精神。因此特别强调对活体捐赠者，坚持符合标准、无任何压力、明确利弊和出于利他动机的情况下摘取器官，并尽量避免或减少并发症；对接受者，坚持医疗动机是为了接受者的利益，并争取移植手术的成功。同时，护士应做好器官移植手术的护理，这对器官移植手术的成功非常重要。

（二）公正分配卫生资源

目前器官移植存在严重的供需失衡。全国可供移植的器官仅能满足 10%～20%的患者需要。多数患者在漫长的等待中死亡。为了使器官分配更加公平、公正、科学、合理，以挽救更多人生命，我国于 2013

年9月1日起，正式施行《人体捐献器官获取与分配管理规定(试行)》，要求捐献器官必须通过器官分配系统进行统一分配。

(三)坚持知情同意

为了保证器官来源的合法性及分配的公正性，加强捐赠者的知情权和同意权，并确定其有了解器官移植的可行性和手术过程及撤销捐献人体器官的权利。对尸体捐赠者，坚持亲属知情同意，医务人员准确无误判定死亡后摘取器官，但抢救人员不得参加移植手术。

(四)反对器官商品化

器官移植是人类的一种自愿互救的行为，体现了高尚的人道主义精神。人体器官不是法律上的物品，不具有财产性，不能交易。如进行买卖则会构成犯罪并追究刑事责任。因此，禁止以任何方式买卖人体器官。

二、器官移植的护理伦理特点

器官移植手术是一个需要团队合作才能完成的工作。患者从入院后，与患者接触最多、最频繁和时间最长的医务人员就是护理人员，因此护士不但要承担着大量的沟通、信息交流和协调等工作，而且还要承担围手术期的准备、治疗落实、健康教育等护理工作。

(一)以人为本，以患者为中心

人是身心统一的生物有机体，受生理、心理、情绪以及能力、人文、环境、社会、文化等因素的影响。器官移植护理工作可以通过尊重人、关爱人的护理服务保证手术的成功。如手术室巡回护士术前到病区进行访视，同患者进行沟通交流，了解情况，并对患者生理、心理进行评估，向患者介绍手术室的环境和成功病例等，减轻患者的心理压力。手术当天手术室护士要热情接待、问候患者，消除对手术的恐惧感，以最佳状态配合手术。摆放手术体位时，在充分暴露手术部位的同时尽量使患者舒适。术后患者清醒后告知患者手术成功，鼓励患者继续配合治疗。与病房护士做好交接班，介绍术中情况及应注意的问题。

(二)尊重患者，对待患者一视同仁

因器官移植患者的社会地位和经济条件各不相同，不论其地位高低、经济条件好坏，护理人员均应一视同仁对待患者，并维护患者尊严，使患者得到平等、热情周到的服务。

(三)换位思考，维护患者权益

器官移植手术费用昂贵，多数患者经济压力非常大，有的甚至倾家荡产。因此护理人员应有同情心。当遇到患者及其家属对治疗、护理工作不配合或者提出不合理的要求时，护士应做到换位思考，站在患者和家属的角度去考虑，使患者更好地配合治疗，从而取得较好的治疗效果。

(四)精心护理，满足患者心理需要

器官移植患者多数心理负担重，容易产生敏感、焦虑、怀疑、紧张等心理反应。护理人员应与患者进行沟通，了解患者的心理状态并进行相应的心理护理，告诉患者或家属良好的心理状态对疾病恢复的重要性。同时避免在患者面前谈论病情和费用情况，给患者提供安静、舒适的休息环境，并指导患者听一些喜欢的歌曲，放松心情。

(五)真诚奉献，任劳任怨

因器官移植手术难度和风险均很大，术后并发症较多，患者恢复慢，尤其可能出现排异反应，使病情加重。甚至有的患者不配合治疗等，使护理人员工作量及难度更大。因此，护理人员要具备任劳任怨和真诚奉献的精神。

(六)团结协作，使患者康复

在器官移植手术和护理过程中，在医护之间、护护之间、各科室之间必须有团队协作精神，才能共同完成好此项工作。

(七)不断学习新知识，提高专业技术水平

护理人员既要学习相关专业知识外，又要学习人文、社会、心理学等方面的知识，才能使自己的知识结构更加丰富，更好地为移植患者提供更加专业、优质的护理服务。

第三节　器官移植的道德要求

一、背景知识

人体器官移植的问题不仅限于医学方面，而且还存在广泛的社会伦理问题，包含着道德领域的冲突。因此，受到世界各国普遍关注，世界卫生组织和一些国家相继出台了一些关于器官移植的规范。

1986 年 5 月举行的第 39 届世界卫生大会期间，许多国家提交了关于人体器官移植的决议草案，特别地提出了器官移植的伦理问题。翌年的第 40 届大会上通过了决议，制定人体器官移植指导原则。

1989 年世界卫生大会对人体器官移植指导原则予以确认后供会员国参照执行。摘录要点如下：得到按法律要求的任何赞同；可能的捐献者已经死亡，但确定其死亡的医生不应直接参与该捐献者的器官摘取或以后的移植工作；捐献人不应受到任何不正当的影响和压力，同时应使其充分理解并权衡答应捐献器官后的危险、好处和后果；不得从活着的未成年者身上摘取移植用的器官；人体及其部件不得作为商品交易的对象；对需要或可得到的器官进行广告宣传应予以禁止；如果医生和卫生专业人员有理由相信有关的器官是从商业交易所得，则禁止他们从事这类器官的移植；对任何从事器官移植的个人或单位接受超出合理的服务费用的任何支出应加以禁止；对患者提供捐献的器官，应根据公平和平等的分配原则以及按医疗需要而不是从钱财或其他考虑。

1986 年国际移植学会公布了有关活体捐赠、捐献肾脏的准则：只有在找不到合适的尸体捐赠者或有血缘关系的捐赠者时，才可接受无血缘关系者捐赠；接受者(受植者)及相关医师应确认捐赠者系出于利他的动机，而且应有社会公正人士出面证明捐赠者的"知情同意"不是在压力下签字的；也应向捐赠者保证，若切除后发生任何问题，均会给予援助；不能为了个人的利益而向没有血缘关系者恳求或利诱其捐出肾脏；捐赠者应已达法定年龄；活体无血缘关系的捐赠者应与有血缘关系的捐赠者一样，都应符合伦理、医学与心理方面的捐赠标准；接受者本人或家属，或支持捐赠的机构，不得付钱给捐赠者，以免误导器官是可以买卖的，不过补偿捐赠者在手术与住院期间因无法工作所造成的损失，与其他有关的开支是可以的。捐赠者与接受者的诊断和手术必须在有经验的医院中施行，而且希望义务保护捐赠者权益的公正人士也是同一医院中的成员，但不是移植小组中的成员。

2012 年 5 月底，欧盟通过了规范器官移植的法规指南；6 月，欧盟理事会实施此项指南；7 月，欧盟成员国将该指南转变为国家法律。

2007 年 3 月 21 日，我国国务院常务会议正式通过《人体器官移植条例》，此条例包括总则、人体器官的捐献、人体器官的移植、法律责任、附则五个方面。按照自愿、知情同意、公平公正、技术准入、非商业化、自主决定等原则对我国人体器官移植进行了规范，该条例于 2007 年 5 月 1 日起实施。

2009 年，我国卫生部下发 126 号文件《关于规范活体器官移植的若干规定》。此规定的目的是为了加强活体器官移植管理，确保活体器官捐献人和接受人的生命安全。《人体器官移植条例》对有关事项规定如下。

(1)活体器官捐献应当遵循自愿、无偿的原则。公民享有捐献或者不捐献其人体器官的权利，对已经表示捐献其人体器官的意愿，有权予以撤销。任何组织或者个人不得强迫、欺骗或者利诱他人捐献人体器官。捐献人体器官的公民应当年满 18 周岁且具有完全民事行为能力。

(2)活体器官捐献人与接受人仅限于以下关系。

① 配偶(仅限于结婚 3 年以上或者婚后已育有子女的)。

② 直系血亲或者三代以内旁系血亲。

③ 因帮扶等形成亲情关系：仅限于养父母和养子女之间的关系、继父母与继子女之间的关系。

(3)从事活体器官移植的医疗机构应当要求申请活体器官移植的捐献人与接受人提交以下相关材料。

① 由活体器官捐献人及其具有完全民事行为能力的父母、成年子女(已结婚的捐献人还应当包括其

配偶)共同签署的捐献人自愿、无偿捐献器官的书面意愿和活体器官接受人同意接受捐献人捐献器官的书面意愿。

② 由户籍所在地公安机关出具的活体器官捐献人与接受人的身份证明以及双方第二代居民身份证、户口本原件。

③ 由户籍所在地公安机关出具的能反映活体器官捐献人与接受人亲属关系的户籍证明。

④ 活体器官捐献人与接受人属于配偶关系，应当提交结婚证原件或者已有生育子女的证明。

⑤ 省级卫生行政部门要求的其他证明材料。

从事活体器官移植的医疗机构应当配备身份证鉴别仪器，并留存上述证明材料原件和相关证件的复印件备查。

(4)从事活体器官移植的医疗机构及其医务人员在摘取活体器官前，应当履行下列义务。

① 查验活体器官捐献人与接收人按照本规定第三条要求提交的相关材料的真实性，并确认其关系符合本通知第二条规定。

② 评估接受人是否有接受活体器官移植手术的必要性、适应证。

③ 评估活体器官捐献人的健康状况是否适合捐献器官。

④ 评估摘取器官可能对活体器官捐献人健康产生的影响，确认不会因捐献活体器官而损害捐献者正常的生理功能。

⑤ 评估接受人因活体器官移植传播疾病的风险。

⑥ 根据医学及伦理学原则需要进行的其他评估。

⑦ 向医疗机构人体器官移植技术临床应用与伦理委员会(以下简称伦理委员会)提出摘取活体器官申请。

(5)伦理委员会在收到摘取活体器官审查申请后，应当召集由伦理委员会全体成员参加的专门会议，对下列事项进行审查和讨论，在全体委员一致同意并签名确认后，伦理委员会方可出具同意摘取活体器官的书面意见。

① 活体器官捐献人和接受人按照本规定第三条要求提供的材料是否真实、合法，其关系是否符合本规定第二条要求。

② 活体器官捐献人的捐献意愿是否真实。

③ 有无买卖人体器官的情形。

④ 器官的配型和接受人的适应证是否符合人体器官移植技术管理规范。

⑤ 活体器官捐献人的身体和心理状况是否适宜捐献器官。

⑥ 对本通知(4)④的评估是否全面、科学。

⑦ 捐献是否符合医学和伦理学原则。

医疗机构应当存留完整的伦理委员会会议记录备查。

(6)从事活体器官移植的医疗机构在伦理委员会出具同意摘取活体器官的书面意见后，应将相关材料上报省级卫生行政部门，根据回复意见实施。

(7)在实施活体器官摘取手术前，应当由主管医师协助手术室工作人员再次确认活体器官捐献人身份。

(8)完成活体器官摘取和器官移植手术后，负责活体器官移植的医务人员应当在 72 h 内完成以下工作。

① 向伦理委员会提交手术报告，包括活体器官摘取和移植简要过程、术中和术后是否发生不良事件或者并发症及处理措施等。

② 按照要求向相应的移植数据中心上报人体器官移植数据。

(9)从事活体器官移植的医疗机构应当保存活体器官捐献人的医学资料，并定期对其随访。

(10)医疗机构及其医务人员有下列情形之一的，由所在地省级卫生行政部门依照《中华人民共和国执业医师法》、《医疗机构管理条例》、《人体器官移植条例》的规定，对医疗机构及相关责任人予以处罚；涉嫌犯罪的，移交司法机关查处。

① 摘取未满18周岁公民活体器官用于移植的。

② 为不符合本规定第二条要求的捐献人与接受人进行活体器官摘取、移植手术的。

③ 摘取活体器官前未按照本规定第四、五条要求履行查验、评估、说明、确认义务的。

④ 未经省级卫生行政部门及医疗机构伦理委员会审查同意，擅自开展活体器官摘取、移植手术的。

⑤ 完成活体器官摘取、移植手术后，未按照本规定第八条要求报告的。

⑥ 买卖活体器官或者从事与买卖活体器官有关活动的。

(11)各级卫生行政部门要严格按照本规定及有关文件要求，进一步加强本辖区内医疗机构开展活体器官移植工作的监督管理；对于未能依法履行职责、监管不力，导致辖区内器官移植工作管理混乱的卫生行政部门，将依法追究直接责任人及相关责任人的责任，并予以通报。

二、器官移植的伦理规范

人体许多重要器官的相互移植早已成为临床现实。这一领域的开拓无疑是对人类的一大造福，随之崛起的各种器官保存中心正在蓬勃发展。许多国家在器官移植方面已有大量开展；我国的器官移植成功者也日益增多，但总的来说阻力仍然不小。为扶持这一新生事物的成功，需要我们从医学伦理方面加以论证支持，并合理规范引导其正确实施和发展。器官移植规范既涉及器官的提供者、接受者，也涉及器官的保存者和医务人员，均需要以时代、社会的性质为背景予以规范。其具体规范有以下几点。

1. 助人为乐，不计报酬 这是贡献器官者应持有的态度，为了帮助患者重建器官功能而免于永久残废或死亡，自觉自愿贡献自己器官的高尚情操。

2. 妥善保存、高质供应 作为器官保存中心来说，必须有完善的保存各种器官的仪器并随时做好仪器及所存器官的消毒，一旦需要可立即向接受者提供新鲜器官，不滥竽充数，这样才能保证手术的成功。

3. 严肃认真，精心手术 医务人员一定要认真选择适应证，选择所植器官的合适规格和质量，组织得力的手术班子，选择最佳手术方式和操作方法，提前评估可能发生的问题并制定相应的应急措施，做好手术前的一切准备，对术后如何对抗机体排异、控制感染、促进吻合口的迅速愈合等都应严肃认真地周密考虑，制定出完善的移植手术的医疗和护理方案。

4. 人人为我，我为人人 器官的提供者、接受者和医务人员都应具有这种精神，尤其对接受器官者来说更应具有这种胸怀，不论移植成功与否都应正视别人为自己所做的巨大贡献和付出的巨大力量，那么就应理所当然地为别人做出同等甚至更大的贡献。

三、器官移植的伦理原则

随着现代医学的进步，血管吻合技术、低温生物学的发展及新型高效的免疫抑制剂的产生，器官移植技术日趋成熟并被越来越多的人接受。由于器官移植产生的一系列伦理学问题没有得到完全解决，在很大程度上影响和制约着这一技术的应用和发展。为了使器官移植技术得到很好的开展，作为护理工作者，应遵守以下伦理原则。

(一)知情同意原则

知情同意原则是实施器官移植术所必须遵循的首要伦理原则，也是所有医疗活动中医护人员和患者所必须遵循的伦理原则，该原则包括人体器官移植的供者和受者双方的知情和同意两个方面。活体捐献一般来源于与受者有血缘关系的家属、无血缘关系的配偶及自愿无偿献出器官的健康者；从尸体上摘取器官和组织，一定要有死者生前捐献的书面或口头遗嘱。术前的知情同意说明，应该在医院伦理委员会或者相关机构的监督下进行，对于受者及其家属应知晓以下内容。

(1)受体的病情和严重程度，可能采取的治疗措施及预后。

(2)某一活体器官移植术的现状。

(3)活体器官移植术的手术过程。

(4)器官切取时可能发生的危险。

(5)有关这一技术远期疗效及并发症发生率。

(6)出现并发症后可能采取的救治措施。

(7)术后须长期使用免疫抑制剂以及有可能带来的毒副作用。

(8)实施器官移植术和移植后的相关费用。

对于供者及其家属,也应知晓以下内容。

(1)摘取器官的用途。

(2)摘取器官对供者健康的近期和远期影响。

(3)摘取器官时可能发生的风险、术后的注意事项、可能发生的并发症及其预防措施。

(4)活体器官移植术的程序。

(5)判断死亡的标准(针对尸供者)等。

医护人员必须清楚,在实施器官移植术时,无论对于受者还是供者,都必须充分尊重他们的知情权,取得其自主同意时,还应客观判断受者本身或其监护人有无自主行为能力。受者必须签订书面的知情同意书。

(二)生命价值原则

尊重生命原则是生命伦理学的最高原则。生命价值原则包含尊重生命和尊重生命的价值两方面。它强调生命的神圣性和生命质量的统一性。在活体器官移植中,这一原则的中心意思是要求人们不仅要尊重供体的勇于奉献的高尚道德,而且要尊重受体生命的神圣性,还要考虑受体术后的生存时限及生活质量。这一原则的具体要求就是要严格掌握选择供、受体和移植手术适应证。

1.选择供体的伦理原则 在供体选择方面,除了恪守自愿原则外,还应该有客观的指标可供掌握。供体本人健康与否,直接关系到活体器官移植术的成败,术前必须对供体施行全面的体检,只有当满足以下条件时方可最后确定为供体:①全身无重大器质性病变和传染病;②全身主要脏器功能良好;③全身无感染性疾病;④肝脏储备功能良好,既往无肝病史,又无长期酗酒史;⑤血型及组织相容性良好;⑥拟切取器官及其主要血管和胆管形态结构正常、无重大变异;⑦年龄在20～50岁之间。

2.选择受体的伦理原则 针对人体器官资源的稀有性,医生在选择受体时主要依据医学上的适应证和禁忌证标准。同济医科大学制定的《器官移植的伦理原则》里对医学标准作了三条界定,即:①在生命器官功能衰竭而又无其他疗法可以治愈,短期内不进行器官移植将告死亡者;②受者健康状况相对较好,有器官移植术适应证,机体心理状况和整体功能好,对移植手术耐受性强且无禁忌证;③免疫相容性相对较好,移植手术后有良好的存活前景。在此基础上还要考虑社会标准,即生命价值标准,主要指根据受体对社会价值的大小来获得器官的资格。受体对社会的价值可以通过多种指标来加以衡量,根据患者对社会的贡献(包括现实的贡献和潜在的贡献)大小进行等级对待,贡献大者优先。家庭角色、支付能力、科学价值也是需要考虑的因素。美国医院伦理委员会制定了若干准则,如照顾性原则、前瞻性原则、家庭角色原则、科研价值原则、余年寿命原则。此外,还有广为采用的中性原则,即排队原则。

(三)效用原则

效用原则就是要比较"代价—收益"、"风险—收益"、"眼前利益—长远利益"。在进行某一个器官移植时,经权衡比较,当收益大于代价和风险,长远利益大于眼前利益时才有意义,也就是要比较患者的"失"和"得"。因此在选择受体时,首要的标准就是受者的生存质量、生活质量、康复前景和余年寿命等。这一原则的具体要求就是要严格掌握供体、受体和移植手术适应证的标准,不做弊大于利的手术。国际移植学会发布的关于活体捐赠肾脏和尸体器官分配的伦理准则中,重点强调如何保障器官的有效利用。

(四)公平原则

公平原则主要是指在众多等待器官移植的患者中,公平、合理地选择最合适的移植器官获得者。目前,人体器官移植过程中存在严重的供体不足。因此,人体器官移植领域黑中介之所以屡禁不止,最大的根源在于供需失衡。中国每年因病需器官移植者约有150万,而合适的供体仅能满足1%,甚至不足1%。欧盟国家同样如此,每年有6万多名患者在等候器官移植,平均每天有12名患者在等待中死亡。器官移植作为国家(或地区)的稀有卫生资源,如何实现公平分配的问题是该医疗技术健康发展的关键。对于每一个急需移植的患者而言,都有获得器官的理由。但现实条件是器官来源的极大缺乏,如何公平、公正地分配这些器官就成为一个问题,在器官分配中应通过公平原则,确定谁有获得稀有器官的优先权。

（五）分配原则

任何一个国家，都是先有器官移植后有分配准则。分配体系建立的原因就是能够大幅度地提高效率，在更大范围内为器官找到最需要的人。从 2013 年 9 月 1 日起，我国《人体捐献器官获取与分配管理规定（试行）》正式施行，要求捐献器官必须通过器官分配系统进行统一分配。这个中国器官分配与共享系统由潜在器官捐献者识别系统、器官捐献登记及器官匹配系统、器官移植等待者预约名单系统三个子系统组成。

系统分配主要根据地域、病情、等待时间和血型匹配等要素，不会包含等待者的财产、地位等信息。同时子系统彼此隔离，有关人员在按键之前，并不知道这个器官会分配到谁身上，而系统操作的每一个步骤都被 24 h 监控，一旦发现可疑之处，能立刻展开调查。

中国器官分配与共享系统的首要目标就是"降低等待名单的死亡率"；除此之外，"提高受体术后的总体生存率"与"消除核心排序政策对于不同疾病与不同生理条件产生的不公平性"也是其主要目的。该分配系统包括六个原则。①区域优先原则：在分配器官时，系统会先遵循就近原则，即优先考虑捐献者所在的移植中心的等待患者，依次往后是省级等待名单与全国等待名单。②病情优先原则：在配型成功的条件下，进行移植排名的首要原则就是医疗紧急程度。根据患者的临床数据，系统会根据 MELD/PELD 公式打分进行排名。③年龄优先原则：在病情与地域都相同的情况下，系统会遵循年龄优先的原则，即儿童比成年人更享有器官移植的优先权。④等待时间原则：在以上情况都相同时，系统将会遵循"等待时间原则"，即在系统中等待时间较长的患者享有器官移植的优先权。⑤捐献者优先原则：除了以上原则以外，器官分配系统也会遵循"器官捐献者直系亲属优先原则"与"已登记自愿捐献器官者优先原则"。

（六）患者健康利益至上原则

该原则指在人体器官移植技术的应用中，必须把符合患者健康利益作为判断人体器官移植行为是否合乎伦理的首要评判标准。患者健康利益至上是一切医学行为的基本道德原则，人体器官移植技术也不例外。对于部分医疗机构和医务人员，开展人体器官移植术还具有试验性的治疗，显然未把救治患者、维护患者健康利益放在第一位。绝对不允许以发展、为了掌握人体器官移植医学技术为借口，让患者承担不应该的风险及遭受不必要的损害。医疗机构和医护人员应严格掌握适应证，选择合适的移植器官和质量，组织得力的手术人员，做好手术前的一切准备，选择最佳手术方式，对术后抗排斥、抗感染等治疗和护理措施均应有详细的方案。

（七）唯一性原则

唯一性原则指针对受体的所有治疗方案中，器官移植是目前唯一具有救治希望的方案。其原因是在当前的医疗技术水平下，其他的治疗方案已经不能使患者继续存活，所以必须采取器官移植技术。根据这一原则，器官移植应作为最后的治疗手段来使用。

（八）保密原则

保密原则指要求开展人体器官移植的医务人员对供体、受体的个人资料和移植手术相关的所有信息均应严格保密。保密的内容一方面包括对社会和他人保密，如摘取的器官种类和数量、移植对象及接受情况、移植后的健康状况等；另一方面包括尽量使供者和受者之间保持"双盲"。

（九）尊重和保护供者原则

在器官移植中，人们的注意力更多地放在受者身上，很容易忽略供者的利益。对于尸体供者，医务人员在摘取器官时，态度应严肃认真，表情肃穆，内心应充满对死者的敬意。对于活体供者，除了应予以尊重外，还要给予必要的保护，促其伤口早日愈合，恢复健康。

（十）伦理审查原则

要求在摘取活体器官前或尸体器官捐献人死亡前，负责进行器官移植的医生，应向所在当地的人体器官移植技术临床应用与伦理委员会提出申请，该委员会要对此进行审查，以保证人体器官移植符合医学伦理。

四、器官移植的道德要求

(1)严格遵守国家法律、法规和医学规范。

(2)维护公民的权利,器官捐献遵循自愿、无偿的原则。

(3)奉行知情同意的原则,无论在任何情况下,必须得到患者及其亲属(法定代理人)的同意,对供者和受者同样重要。

(4)坚持不伤害原则,确认摘取器官不影响供者的其他生理功能。

(5)器官分配符合医疗需要,遵循公平、公正、公开的原则。

(6)坚持医学保密原则,对捐献人、接受人和申请人体器官移植手术的患者的个人资料保密。

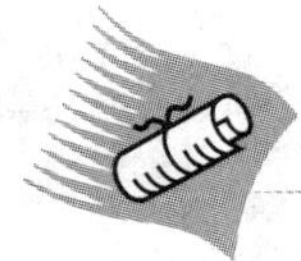

知识链接

中国器官捐献、移植大事记

2003 年,《深圳经济特区人体器官捐献移植条例(草案)》出台,成为中国内地首部关于器官捐献移植的法规。

2007 年 5 月,《人体器官移植条例》正式颁布,对相关法律责任以及公民合法权益的维护做出了明确规定:任何组织或者个人不得以任何形式买卖人体器官,出卖自己身体的器官也是违法行为。

2009 年 8 月,卫生部联合中国红十字会总会启动建立人体器官捐献体系工作,要求成立国家和省(自治区、市)两级人体器官捐献组织机构;同时设立器官捐赠的组织(OPO)。

2009 年 12 月,卫生部发布《关于规范活体器官移植的若干规定》,进一步明确各级卫生行政部门对器官移植工作的监管任务。

2010 年 3 月,人体器官捐献试点工作启动,天津、上海、广东等 19 个省市陆续成为试点地区。

2013 年 8 月,《人体捐献器官获取与分配管理规定(试行)》公布,自 9 月 1 日起,全国 165 家具有器官移植资质的公立医院,将开展公民自愿的身后器官捐献与移植工作。

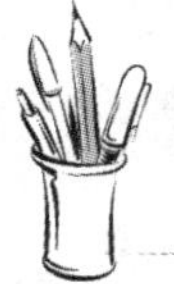

本章小结

器官移植伦理学是生命伦理学的一个分支,是器官移植技术与当代社会文化、生命伦理观念交叉的产物。器官移植的伦理问题是伴随着这门学科产生的。器官移植伦理学以器官移植的伦理原则为理论依据;从哲学的高度,考察器官移植的道德价值,如效益与风险、收益与代价的比较等诸多问题;从社会公平与正义出发,讨论人体器官这种稀有资源的收集、分配问题。在器官移植实施过程中,护理人员要遵守相应的伦理规范和道德要求。

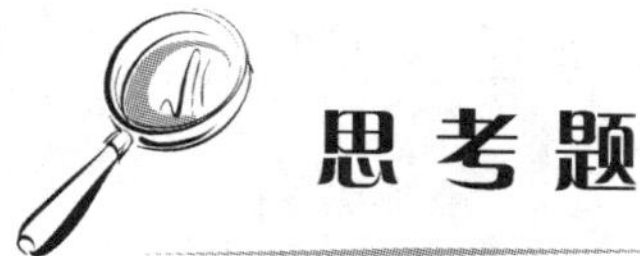

思考题

1. 何谓器官移植?
2. 临床上器官移植一般分为哪几类?
3. 器官移植手术的护理伦理规范包括哪几个方面?

4.器官移植的护理伦理特点有哪些?

5.器官移植的伦理规范有哪些?

6.器官移植的道德要求有哪些?

(叶宝霞　段桂仙)

第九章 计划生育的护理伦理

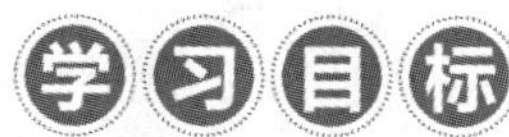

掌握：生育控制中的具体原则，优生的伦理要求。

熟悉：控制人口增长的措施，涉及的伦理问题。

了解：人口控制生育和优生的措施。

案例导入

3年前，刚刚大学毕业的小陈意外怀孕了。她不敢告诉家人，偷偷来到一家声称能做"可视无痛人流"的小诊所做了手术，当时医生告诉小陈，他们具备一整套正规的手术设备。可在手术室里，小陈却只看到一张生锈的铁床和氧气罐。

现在小陈已经结婚2年多，一直期待着做母亲的她，才发现自己2年来没有采取任何避孕措施却一直不能怀孕。去医院检查，医生说她的左侧输卵管堵塞正是迟迟不孕的根本病因。小陈后来虽然治愈，但是她永远忘不了那次"山寨手术"给她带来的痛苦。

计划生育是指有计划地生育子女和繁衍后代。它是人类对生育行为进行有效调控的新方式，是社会生产方式发展到一定程度的产物。计划生育包括两个方面的内容，即调节人口增长的速度和提高人口质量。计划生育不仅是对人口数量上的控制，而且是为提高人口素质把关。提高人口的素质，如身体素质、思想素质、文化素质等，是计划生育更高层次上的内容，也是人类更全面的追求。

第一节 人口控制

人口问题、环境污染、能源匮乏是当今世界面临的三大难题，其中人口问题又是解决其他两个难题的关键所在。到20世纪末，全球人口已突破60亿，而根据相关机构进行的科学预测，地球上的有效生存空间与资源最多能供养80亿人左右。人口过度增长不仅会引起全球性的资源短缺、环境污染、生态失衡，而且还会导致饥荒、疾病肆虐等严重后果。面对人口问题的严峻挑战，对人口实行生育控制是非常必要的举措。联合国早已将人口控制与生育提到重要的议事日程，各国政府也根据国情纷纷制定相关人口政策，从宏观上控制国家人口数量和质量、改善国家人口结构。生育控制关系着人们的生殖和生育权利，不可避免地会涉及伦理问题，引发道德上的争论。在人口控制的问题上，由于各国历史、文化等社会背景的不同，至今仍存在着诸多的伦理争议。

一、人口形势

（一）世界人口状况

1. 世界人口基数大，增长速度快 根据联合国发布的《人口、环境与发展简要报告》，1999年世界人口已经达到60亿。联合国从1998年起，将每年的7月1日定为"世界人口日"，全面总结人类状况。当前全世界的人口每年以每秒钟4～5人、每天以34.56万人以上的速度增长，每年以1亿人的速度增加。1804

年，全世界约有10亿人口，1950年，全世界为25亿人口，经过50年发展后人口猛增到60亿，是50年前的2.4倍。全世界每增加10亿人口所需的时间越来越短。按照目前人口发展趋势预测，到2050年，人口可能达到近90亿。高出生率、低死亡率的人口模式发展下去，将给世界造成极度巨大的人口压力。

2. 全球人口年龄结构偏轻 根据德国联邦人口研究所2000年的报道，由于近年来全球经济不佳，婴儿出生比例过大等原因，造成全球60亿人口的平均年龄下降，社会的发展和科学的进步，使人民的生活水平不断提高，人们寿命增加，人口死亡率下降，出生率上升，世界人口给地球带来严重的环境、生态、资源、能源开发利用负担，增加粮食、耕地、水资源、教育、医疗、就业、收入等各方面的压力，严重影响人类的文明进程。

（二）我国人口状况

1839年，我国人口达到4亿多，成为世界上人口最多的国家。1949年，我国人口为5.4亿，到1982年已经增加到10亿多人，即33年间增加近5亿人。1995年，我国人口达到12亿，到1999年人口达到12.59亿，2008年末我国人口达到13.28亿（不包括香港、澳门和台湾地区的人口），预计到2025年我国人口将超过15亿。

我国的国土面积仅次于俄罗斯和加拿大，居世界第三位，占世界陆地面积的6.5%，但全国人口密度为每平方公里125.5人，是全世界人口密度的3.13倍。我国人口分布严重不均。1999年，我国12.59亿人口中，农村人口有8.70亿，占总人口的69.1%，城镇人口3.89亿，占总人口的30.9%。由于生育观念落后，重男轻女思想严重，我国男女性别不均衡。根据1992年部分省市人口抽样调查和我国第四次人口普查资料，男性比女性多出3680多万人。

随着医疗卫生事业的发展和人民生活水平的提高，人口死亡率由1949年的20.0‰下降到1952年的17.0‰，其后仅用了5年的时间便迅速下降到1957年的10.8‰。从人口平均预期寿命的变化看，1949年仅为35岁，1957年达到57岁，1981年上升到68岁。在这30多年的时间里，人口平均预期寿命提高了30多岁。到目前为止，我国人均寿命69岁以上，超过世界人均寿命65岁的水平。

二、我国人口控制政策

1953年，我国进行第一次人口普查，国内人口已高达5.8亿，年人口自然增长率超过2%，人口增长过快导致的矛盾也开始逐步显现。因此，1954年的第一次全国人代会出现了控制人口增长的提议。1957年，著名人口经济学家马寅初先生在《人民日报》上发表了《新人口论》，主张人口政策与经济计划协调，实行计划生育。中央领导艰辛探索适合中国国情的解决人口问题的道路，为倡导计划生育奠定了基础。1957年毛泽东同志在最高国务会议上多次谈到计划生育，指出："人类要自己控制自己……实现有计划的生育。"同年10月，中央在《1956年到1967年全国农业发展纲要(修正草案)》中明确指出："除了少数民族的地区以外，在一切人口稠密的地方，宣传和推广节制生育，提倡有计划地生育子女。"1962年，党中央、国务院发出《关于认真提倡计划生育的指示》，明确指出"在城市和人口稠密地区的农村提倡节制生育，适当控制人口自然增长率，使生育由毫无计划的状态，逐步走向有计划的状态"，并正式在全国试行。此后，我国计划生育工作一度停滞不前，我国人口连续突破6亿、7亿和8亿，平均每8年增加1亿人，人口再生产进入高出生、低死亡、高增长的阶段。人口的快速增长引起党和政府及全社会的高度关注。但是直到20世纪70年代，在周恩来总理的亲自主持和毛泽东主席的批示下，中央才重新开始在全国推行"晚、稀、少"的生育政策，即倡导女性23周岁后、男性25周岁后结婚，一对夫妇最好只生育一个孩子、最多不超过两个，生育间隔3年以上。

1980—1984年，我国人口已超过10亿，国家逐渐调整"晚、稀、少"生育政策为"晚一孩"政策，1984—1991年，经过修订完善生育政策，形成地方计划生育条例：一孩政策，包括绝大多数城镇居民，北京、天津、上海、江苏、四川、重庆6省(市)的农村居民；一孩半政策，指农村夫妇生育第一个孩子为女孩的，可以再生育一个孩子，包括河北、山西、内蒙古、辽宁、吉林、黑龙江、浙江、安徽、福建、江西、山东、河南、湖北、湖南、广东、广西、贵州、陕西、甘肃等19个省(自治区)的农村居民；二孩政策，各省(自治区、市)都规定，双方均为独生子女的夫妇可以生育两个孩子，部分地区的农村居民普遍可以生育两个孩子，包括海南、云南、青海、宁夏、新疆等5省(自治区)的农村居民，天津、辽宁、吉林、上海、江苏、福建、安徽等7省(市)规定，一方为独生子女的农民夫妇可以生育两个孩子；三孩政策，指部分地区少数民族农牧民可以生育三个孩子，包括青海、宁夏、新疆、四川、甘肃等地区的少数民族农牧民，海南、内蒙古等地前两个孩子均为女孩的少数民族农牧民，云南边境村和人口稀少的少数民族农村居民，黑龙江省人口稀少的少数民族居民；特殊政策，西藏自治区实行特殊的生育政策，藏族城镇居民可以生育两个孩子，西藏偏远地区及人口稀少的少数民族农牧民不限制生育数量。

2002年开始执行的《中国人口与计划生育法》规定：国家稳定现行生育政策，鼓励公民晚婚晚育，提倡一对夫妻生育一个子女；符合法律、法规规定条件的，可以要求安排生育第二个子女。具体办法由省、自治区、直辖市人民代表大会或者其常务委员会规定。规定表示如下几类人有条件生二胎：农民；男方入赘并赡养老人家庭；矿工渔民等特殊职业；少数民族；归国华侨、港澳台同胞，夫妻一方是外国公民；夫妻一方是伤残军人（或是基本丧失劳动能力的残疾人）；第一个子女身体有残疾；再婚夫妻。

全面实行计划生育以来，人口和计划生育工作进入一个新的历史发展时期，大体经历了三个发展阶段。

第一阶段：人口增长转型阶段（20世纪70年代末至90年代中期）。我国在城乡全面推行计划生育工作始于20世纪70年代末。以邓小平同志为核心的第二代中央领导集体把计划生育确立为基本国策，将人口问题放在国民经济和社会发展的全局中谋划，探索形成了中国特色统筹解决人口问题的理论框架。1982年，计划生育被写入《中华人民共和国宪法》。以江泽民同志为核心的第三代中央领导集体，将人口问题提高到可持续发展战略的首要位置，提出人口、资源、环境协调发展模式，进一步丰富和完善了中国特色统筹解决人口问题的理论内涵。1991年，中共中央、国务院做出《关于加强计划生育工作严格控制人口增长的决定》。在这一阶段，我国实现了人口再生产类型从高出生、低死亡、高增长向低出生、低死亡、低增长的历史性转变。总和生育率从1970年的5.8下降到1995年的1.8左右，自然增长率从25.83‰下降到10.55‰，较好地平抑了第三次出生高峰，总人口控制在12.1亿。同时，计划生育工作逐步走上了经常化、科学化、法制化的轨道。

第二阶段：稳定低生育水平阶段（20世纪90年代中期至2005年）。1996年以来，我国总和生育率一直保持在1.8左右，进入稳定低生育水平阶段。2000年，中共中央、国务院做出《关于加强人口与计划生育工作稳定低生育水平的决定》，明确将主要任务转向稳定低生育水平、提高出生人口素质。2001年第九届全国人大常委会第二十五次会议审议通过了《中华人民共和国人口与计划生育法》。2004年，国家启动人口发展战略研究，为国家制定重大战略规划和政策提供重要依据。2005年，人口自然增长率下降到5.89‰，总人口控制在13.1亿。人口增长1亿所需时间延长至10年。这一阶段，人口和计划生育工作探索建立起以宣传教育为先导，依法管理、村（居）民自治、优质服务、政策推动、综合治理的长效工作机制。

第三阶段：统筹解决人口问题阶段（2006年至今）。2006年，中共中央、国务院做出《关于全面加强人口和计划生育工作统筹解决人口问题的决定》，对人口和计划生育工作提出了新的更高的要求。以胡锦涛同志为总书记的党中央，从全面贯彻落实以人为本的科学发展观和构建社会主义和谐社会的战略高度出发，进一步明确了新时期人口和计划生育工作"稳定低生育水平，统筹解决人口问题，促进人的全面发展"的中心任务，以及"促进人口大国向人力资源强国转变，促进人口与经济、社会、资源、环境协调和可持续发展"的奋斗目标，确立了中国特色统筹解决人口问题的理论体系。这个阶段，人口和计划生育工作继续保持健康发展的态势，长效工作机制逐步完善，利益导向政策体系得到加强，低生育水平继续稳定，群众生殖健康水平和满意程度普遍提高。2011年末，我国人口出生率为11.93‰，自然增长率为4.79‰，全国总人口为13.47亿。

40多年来，我国由于计划生育累计少生了4亿多人，大大减轻了人口过快增长对资源环境带来的压力。我国人口出生率由1970年的33.4‰下降到2012年的12.1‰，人口自然增长率由1970年的25.8‰下降到2012年的4.95‰，是世界平均水平的一半；妇女总和生育率由1970年的5.8下降到2012年的1.5～1.6，达到了发达国家的平均水平。

多年来，我国坚持以马克思主义人口理论为指导，与中国实际相结合，积极探索适合中国国情的统筹解决人口问题道路，不断创新人口理论和实践，人口和计划生育事业取得了举世瞩目的伟大成就。

第一，人口数量有效控制，为经济快速增长创造了重要条件。如果维持20世纪70年代初的生育水平，我国现有人口将超过17亿。计划生育成功改变了我国人口发展的轨迹，全国人口抚养比下降1/3左右，通过劳动力的充足供应和储蓄率的提高，对我国经济持续较快增长的贡献率达到1/4以上。我国在人口数量有效控制的同时，提升了人口素质，促进了全要素生产率的显著提高。

第二，人口生存和发展状况明显改善，实施千年发展目标进展顺利。我国人口平均期望寿命从新中国成立前的35岁提高到目前的73岁，达到中等发达国家水平；15岁以上人口平均受教育水平从改革开放初的4.5年提高到9年，高于发展中国家平均水平。国际社会普遍认为，在实现千年发展目标方面，中国是做得最好、最有成效的国家。

第三，人口对资源环境的压力得到缓解。据测算，如果维持20世纪70年代初的我国生育水平，人均耕地、粮食、森林、水资源、能源等将比目前减少20%以上，碳排放量按年人均3.8吨计算，将比现在每年多排放15亿吨。

第四，为世界人口发展作出重要贡献，树立了负责任人口大国的良好形象。中国人口占世界总人口的19.5%，是影响世界人口与发展的重要因素。我国政府认真履行对国际人口与发展大会行动纲领和千年发展目标的承诺，经过坚持不懈的努力，为稳定世界人口作出了积极贡献。

实践证明，我国实行这一政策对缓解资源环境压力、促进经济持续较快发展和社会进步作出了重要贡献。

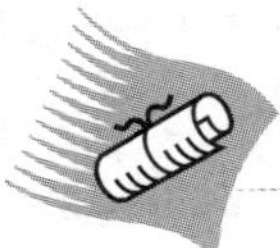

知识链接

在全面建成小康社会的进程中，根据人口形势发展变化，在全国普遍实行双方均为独生子女的夫妇可生育两个孩子政策的基础上，启动实施一方是独生子女的夫妇可生育两个孩子的政策，逐步调整完善生育政策。2013年11月，党的十八届三中全会《中共中央关于全面深化改革若干重大问题的决定》提出："坚持计划生育的基本国策，启动实施一方是独生子女的夫妇可生育两个孩子的政策，逐步调整完善生育政策，促进人口长期均衡发展。"这是我国进入21世纪以来生育政策的重大调整完善，是国家人口发展的重要战略决策。

三、人口控制具体措施及伦理争论

依据《中国21世纪人口与发展》的目标和要求，我国制定了"控制人口数量、提高人口素质"的人口政策。控制人口增长的方法主要有避孕、人工流产和绝育等，每种措施都存在一定的伦理争议。

（一）避孕及其伦理问题

1. 避孕概述　避孕是指通过科学的方法，在不妨碍性生活和身心健康的前提下，使妇女暂时不受孕。避孕是生育控制的重要手段。避孕的方法主要有器具避孕（如避孕套）、药物避孕、安全期避孕、体外排精等。避孕的原理主要为抑制排卵或生精、阻止精子与卵子相遇或杀死精子、改变子宫腔内环境以不利于受精卵的植入及发育。早在几千年前，古埃及人就用树叶包裹阴茎避孕，公元前1900—前1100年，就有通过如鳄鱼粪、金合欢粉末、椰枣仁、药西瓜瓤等杀死精子达到避孕目的的方法记载，公元前7世纪的古印度《生育咒语和仪式》中有一个避孕咒语，如果男子不要他妻子怀孕，就念如下咒语："我要从你处收回精液。"古希腊流传下来的避孕药方更多。公元前5世纪，"西方医学之父"希波克拉底在他的一篇论文《妇女的本性》中，介绍了由铜的馏出液制成的避孕酒。公元前3世纪，"西方最博学的人"亚里士多德认为，用雪松油、铅油膏或兰丹油和橄榄油涂于精子经过之处可阻止妊娠。公元前1世纪，博物学家狄奥斯科里德斯和普利尼都曾以药膏或油膏作为杀精剂涂于男性生殖器上，以达到避孕的目的。我国古代也有许多避孕的药方和方法在民间广为流传。

历史上，避孕是曾被作为"不道德"的行为存在的，宗教和世俗都曾是反对避孕的主要力量。教会一直是避孕的强大反对力量，例如：犹太教认为，生育是人的天职；《圣经》中将生育孩子当做是女性接受神给予的惩罚以此赎罪，所以要求每个男子与女子都应有自己的孩子，不育的行为应受到诅咒。过去社会经济的发展没有节制人口的需求，避孕主要还是个人行为，人们在生育上总是选择顺其自然。从生物学角度来看，没有生殖行为的个体可以生存，但物种的延续必须依赖于生殖，再加上古代的避孕效果很不理想，由于人类对生殖医学认识的缺乏和科学技术的有限，避孕方法的安全性和有效性难以得到保障，常使当事者的身体受到一定程度损害。因此，医学界和其他社会各界人士曾强烈抵制避孕。

随着宗教的世俗化、社会控制人口需要的产生、女性解放运动的发展及避孕方法安全性和有效性的大大改进，避孕逐渐得到人们的接受，甚至在一些宗教氛围浓厚的国家，避孕的合法地位也已得到确立。同时，越来越多的更安全有效、便利无痛的技术和方法被研制和采用，例如，我国 2003 年成功研制出女用避孕套，既能避孕又可防止性疾病的传播。目前广泛采用的避孕方法主要有口服避孕药、宫内节育器、阴道隔膜、避孕套、绝育手术等避孕措施。

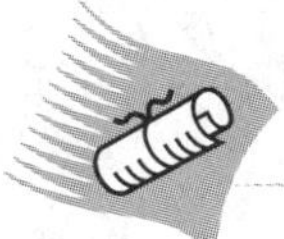

知识链接

美国妇女玛丽·桑格积极推行计划生育，1916 年她在布鲁克林建立了世界上第一个生育控制咨询中心。纽约警察认为有伤风化，便关闭了这个中心，并将她抓入监狱。但是，她坚持自己的这项事业毫不动摇。她于 1927 年组织了第一次世界人口讨论会；1948 年，她发起并成立了国际计划生育联合会，成为“节育运动”的创始人和杰出的女权主义者。在她的鼓动和资助下，美国首先致力于研究能起避孕作用的口服药。

2. 避孕的伦理问题　避孕作为控制人口生育的主要手段被越来越多的人接受的同时，也存在着一些伦理问题。

(1)避孕是否影响婚姻、性生活与生育之间的传统关系。按照人们的传统观念，生育是和婚姻、夫妻性行为紧密相关的大事，也是两性的结合和获得婚姻的主要目的。性行为作为生殖活动的基础，是为了生育子女，繁衍后代。提倡避孕，并运用先进的避孕技术，让人们担心是否有可能会切断性生活、婚姻与生育之间的神圣关系。广泛使用便利、经济的避孕工具，更存在是否会导致人们在性生活上的滥交，引起性关系混乱及婚姻、家庭破裂的顾虑。

而事实上这种忧虑本身并不是由于避孕带来的过错。对于人们在性观念上的开放导致的性行为的轻率和放纵等需要全社会的共同努力，通过道德规范、法律制裁来约束。而避孕的直接目的是为了有节制的生育，使人口控制在相应的水平，人们可以根据家庭的需要选择生育。

(2)避孕会不会导致更多的人工流产。近年来，人们在性、婚姻、家庭、生育问题上的观念发生了很大的变化，但这些变化有其深层次的社会和经济等原因，而并不是由避孕这一生育控制的方法造成的。避孕只是让人们更有节制地生育，使家庭和社会能更自由地根据需要安排生育。无论家庭还是社会，在时机合适时，都会重新选择承担生育义务。同时，避孕本身和人工流产没有必然的联系，例如，当人们选择不生育并且不采纳任何避孕措施时，人工流产仍然不可避免。

(二)人工流产及其伦理问题

1. 人工流产概述　人工流产是人为地用药物或机械的手段诱发终止妊娠的方法，又称诱发流产和堕胎，是避孕失败或不合理妊娠的补救性措施。据世界卫生组织统计，全世界每年有几千万妇女施行人工流产，人工流产已成为当今世界最为普遍的节制生育方法。人工流产根据性质的不同可分为治疗性流产和非治疗性流产两类。治疗性人工流产是考虑母亲生命健康的需要而施行的流产。非治疗性人工流产则有着多样的个人或社会原因，例如，妊娠是强奸或其他非婚性行为的结果、育龄夫妇出于事业和经济负担等原因选择不要或暂时不要孩子、避免缺陷新生儿的诞生及社会为控制人口增长过快等。目前有关人工流产的伦理问题都是围绕治疗性流产产生的。

2. 人工流产的伦理问题　在人工流产的问题上，各国针对人工流产的法律法规各不相同，人们也一直存在着激烈的伦理争议,争论的主要问题涉及胚胎和胎儿是否为生命,是否为人等。反对人工流产者认为,胎儿就是人,从形成受精卵开始具有生命的权利,一切形式的人工流产都是杀害生命行为,是不道德的,甚至是非法的,应该受到严厉的谴责和惩罚。主张人工流产者认为,胎儿不是人,只是孕妇体内的一块组织,因此,人工流产在伦理上是可以接受的。目前有关人工流产的伦理问题都是围绕治疗性流产产生的。

我国是允许自由人工流产的国家,认为胎儿不能视为真正的人和生命。在20世纪90年代初,我国每年至少有1000万人做人工流产术。各项控制生育技术的实行应该有利于服务对象的身心健康,有利于促进家庭幸福和人民生活质量提高,有利于促进社会发展。

(三)绝育及其伦理问题

1. 绝育术概述 绝育术是通过对男性输精管或女性输卵管采取切断、结扎、电凝、环夹或用药等手段使精子和卵子不能结合,从而使有生育能力的男性或女性丧失生育能力。我国目前广泛采用的是手术切断或结扎男性输精管或女性输卵管,是长期性的节制生育措施,适合于不愿生育或不适合生育的人。

2. 绝育的目的

(1)惩罚:历史上某些民族对于罪犯常用绝育作为惩罚的手段,如我国古代刑法中就有宫刑。丹麦、挪威等国对强奸犯实施的"化学阉割",但此手段遭多数国家的反对。

(2)治疗:如子宫肌瘤等妇科疾病怀孕或继续怀孕可能会对母亲或胎儿带来生命的危险,采取绝育术可保母亲平安。

(3)避孕:有些夫妇出于个人和家庭的考虑自愿不再生孩子而采取永久性避孕;某些国家为控制人口数量和提高人口质量而采取避孕政策。育龄夫妇出于个人的考虑或社会控制人口数量要求选择不要孩子。在我国计划生育政策中就鼓励已婚已育夫妇在自愿的前提下实施绝育。

(4)优生:对夫妇一方或双方患有严重遗传性疾病患者尤其是智力严重低下者施行绝育术。绝育术可保证遗传病不再传递到后一代,可以改善人类基因库质量,造福社会。

(5)工作目的:绝育的施行是为某类工作的需要,如某些工作具有危险性(如放射性环境)的人采取的绝育。

3. 绝育的伦理问题 绝育使人永久地丧失了生育能力,破坏了人体功能的完整性。因此,绝育的伦理问题一直较为敏感。对于治疗性绝育,由于伦理学及医学实践都予以肯定母亲的生命价值,一般不会引发伦理争议。对于出于优生目的对智力严重低下者施行绝育是否符合他们的最佳利益,是否侵犯了他们的生殖权利或生育权利,是否有利于对资源的公正分配,人们常常具有针锋相对的观点。而我国的生育政策是鼓励已婚已育的夫妇在自愿的前提下实施绝育,充分尊重了人们的权利,可以给家庭和社会减轻负担,是考虑到当事人、家庭及社会的利益的。智力严重低下者的大量出现,不仅占用了大量社会资源,也会影响地区和国家的发展。智力严重低下者有对性的生物学欲望,但他们一般不可能有对后代负有养育义务的意识,因此,在尊重人的基本生育权的同时,更应考虑对后代的责任和后代的健康拥有权。在这种考虑下采取限制智力严重低下者生育权利的绝育是可以允许的。对于避孕和优生目的的绝育,只要是夫妇本人同意自愿的情况下,从社会长远利益考虑,能控制人口数量、提高人口素质,在一定范围内得到伦理认可。对惩罚目的的绝育,社会一般持反对的意见,目前也很少有国家和地区采取这种措施。

四、人口控制的伦理原则和要求

(一)自愿原则

实行生育控制,控制人口增长,与国家的稳定富强密切相关。在执行计划生育政策的同时,应取得受术者本人和家属的自愿同意和配合,不允许用欺骗或强迫的手段对待。

(二)知情同意原则

对参与控制生育手术服务的人群,护理人员有义务告知有关控制生育技术的方案、方法、程序、风险、随访要求等信息,任何控制生育的手术也都必须在服务对象或其授权人签署知情同意书后才能进行。

（三）保密原则

控制生育技术涉及生殖与性这个敏感的话题，护理人员在提供技术服务的过程中，要注意保护服务对象的隐私，减轻服务对象的后顾之忧，让服务对象放心接受控制生育技术服务，要为非婚怀孕施行人流手术者保密。

（四）尊重原则

以任何目的开展的生育技术，都必须以尊重服务对象的意愿为前提，尊重人们性生殖的自主权和决定权，护理人员不得强迫或威胁服务对象。

参与控制生育手术服务的人群，都可能会有紧张、害羞、恐惧等心理负面情绪，护理人员应耐心、细心做好心理疏导，热情、细致地帮助手术者减轻心理负担和顾虑，坦然接受并配合手术。同时，在手术中严格遵守操作程序，严防手术差错和事故。

第二节　优生学的护理伦理

根据1996年原国家计划生育委员会报告，我国每年有100万左右的缺陷新生儿出生。2006年新生儿有缺陷者约占总出生人口的5%。据我国相关部门公布的数字显示，目前在我国每30秒就有一名缺陷婴儿出生；每年，我国新生儿缺陷高达100万～120万例。专家指出，唇腭裂、神经管缺损、多趾症、先天性心脏病和脑积水是我国新生儿最常见的五大出生缺陷。

少生优生，幸福一生。物竞天择，优胜劣汰，控制人口数量，还需要提高人口质量。

一、优生的概述

优生，本意源于希腊语，意为“优美、健康”，引入英文则表示为“健康的遗传”或“健康的出生”，是指生育身心健康的婴儿，以促进人类在体力和智力上优秀个体的繁衍。

优生学的最早提出者是英国生物学家弗朗西斯·高尔顿，他受到达尔文进化论和孟德尔遗传学的启发，1883年在《人类的才能及发展》一书中，正式提出优生学，定义为在社会的控制下，全面研究那些能够改善或削弱后代体格和智力上种族素质的各种动因的科学。

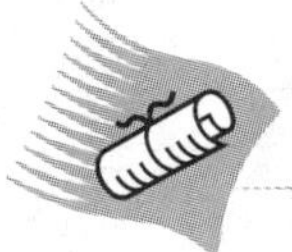

知识链接

达尔文科学地揭示了生物进化规律，为生物学发展建立了不朽的功勋。对于婚姻大事，达尔文有着科学家的谨慎。他拿了一张纸，中间画条线，线的一边写结婚的好处，另一边写单身的好处。达尔文感叹不结婚太孤单，然后连写三个“结婚——证明完毕，必须结婚”。但达尔文却犯了一个无法挽回的错误——同表妹近亲结婚。婚后，他和妻子很恩爱，但在他们生育的十个子女中，有三个很小就夭折了，其余七个子女不同程度地得了精神病，其中还有三个终生不育。

人类的优生意识和思想源远流长，反映了人类较早的优生观念。原始社会，生产力极为低下时，就出现有严重残疾的婴儿被遗弃和处死的现象，这就是一种不自觉的优生措施。《黄帝内经》中意识到环境对胎儿的作用，孙思邈的《千金要方》中和昝殷《经效产宝》中提到了优生中的不利因素。中国春秋战国时代的典籍《左传》中有“男女同姓，其生不蕃”的说法，已经认识到近亲结婚使后代不易存活和繁育。古希腊哲学家柏拉图在他的《理想国》一书中曾指出择偶和生育年龄对后代健康的影响，他的学生亚里士多德在《政治学》一书中更增加了妊娠期卫生一项。古斯巴达人甚至实行过严格的选择后代的措施。这些都是古代的优生实践和优生思想，对近代优生学的形成，有一定的积极作用，但这些更多的是人类对于经验的总结。高尔顿提出优生学概念之后，很快得到传播。美国遗传学家劳伦斯·塞德将优生学应用在医学遗传学之中，成为研究改善人类遗传素质的综合性科学。

此后，优生学在西方大为发展。1905 年在德国建立第一个国际性优生学组织国际民族卫生学会。1907 年，美国印第安纳州颁布了世界历史上第一部有关优生的立法。1910 年在纽约冷泉港建立优生学记录馆。1912 年，在伦敦举行了第一届国际优生会议，成立了国际永久优生委员会。1913 年，在法国巴黎召开了第一次优生学委员会会议，并决定第二次国际优生学会议于 1915 年在美国的纽约召开。后因第一次世界大战而延期至 1921 年召开。到 20 世纪 30 年代，美国已经有 20 多个州制定了优生相关的法律条文。

当然，高尔顿观点中的也有不当之处，如认为"作为法官所需要的才能往往是遗传的"、"高贵家族遗传下来聪明智慧、身体健康、仪容美丽、道德高尚的遗传因子，而卑贱的家族遗传下来的则是愚昧、疾病、犯罪和低能"。这种论调也间接导致种族主义盛行，认为白种人中的北欧金发的亚利安人是世界上最高等的种族，德国日耳曼种族是亚利安人的后裔；同一种族内部，统治者、贵族是高等种族，下层劳动人民是劣等种族。第二次世界大战德国法西斯主义横行，希特勒打着优生学的旗号推行种族歧视及种族灭绝政策，屠杀犹太人和印第安人。一些人更是把优生学与种族主义及法西斯主义混为一谈，使人们对优生学谈虎色变，优生学在西方社会逐渐沉寂。

第二次世界大战以后，人们认清了种族主义者的一些伪科学谬论，将优生学和法西斯暴行区分开。1945 年以后，原子弹造成的遗传损伤逐渐被人们所认识。因此，对人类遗传学的研究引起了更多的注意。1960 年美国遗传学家斯特恩提出了负优生学（或预防性优生学）与正优生学（或演进性优生学）的概念。前者主要研究降低人类群体中有害基因的频率，减少出生缺陷的发生率；后者则研究优良基因的繁衍，如何出生优良的后代。优生学重新得到兴起和发展。经过多年的发展，现代优生学与早期的优生学已有显著不同，已成为涵盖遗传学、临床医学、社会学、人口学等多学科的综合性学科。

根据美国遗传学家斯特恩的分类，优生学通常可分为积极优生学和消极优生学。积极优生学，又称正优生学（或演进性优生学），主要研究如何促进优秀个体的繁衍，改善和提高出生者素质，提高人群中优秀素质者比例。人工授精、试管婴儿和胚胎移植技术、基因工程、先天的遗传因素、妊娠期保健因素、后天的教育因素、保健与教育因素的措施广义上讲都属于积极优生学的范畴。消极优生学，又称为负优生学（或预防优生学），主要研究如何采取措施，降低或防止严重遗传病和先天性疾病个体的出生，降低人类有害基因比例。消极优生学的主要措施有产前诊断、遗传咨询、选择性人工流产和通过社会手段对特殊人群，如对严重遗传疾病患者、严重精神分裂症患者、重度智力低下者实行计划生育限制。

我国现行的优生措施如下：禁止直系血亲和三代以内的旁系血亲之间的婚配；对于患有医学上不能结婚的疾病者，政府部门不得予以登记；开展遗传病群体普查和遗传病登记工作；提倡婚前检查；重视产前诊断等。

二、优生的意义

优生技术是提高出生婴儿质量、提高人口素质的重要措施，对促进社会发展具有重要的生物学意义和社会学意义。

（一）有利于减轻家庭与社会负担

统计资料表明，我国每年出生人口约为 1600 万，但平均每 20 人就有 1 个残疾人，各种年龄的严重智残人口已超过 2000 万，每年占用资源总值超过 1 千多亿元。更重要的是，严重智残人口的家庭成员承受着巨大的精神压力，耗费大量的时间和精力。全面开展优生服务，可以减少严重智残人口比例，减轻社会和家庭的负担，提高人口的体力和智力，有利于促进家庭幸福和社会发展。

（二）有利于提高人口素质

21 世纪是人才竞争的时代，人口素质是提高竞争力的重要因素。因此，开展优生学研究，可以提高人群中优良遗传基因的比例，减少不良遗传基因在人类中的繁衍，除了减轻家庭与社会负担，更有利于提高全人类的人口素质水平。

三、优生的措施

(一)开展婚前检查

婚前医学检查是指对男女双方在结婚登记前进行健康检查和保健指导。婚前医学检查的内容如下。

1.婚前健康指导 医护人员通过讲课、播放录像、录音等多种形式向准备结婚的男女双方进行与结婚、生育保健及预防病残儿出生等生殖健康有关的教育。

2.婚前卫生咨询 婚检医师对准备结婚男女双方进行性知识、生殖保健、计划生育等知识的咨询和指导。

3.婚前医学检查 通过询问病史、实验室及其他辅助检查,明确男女双方有无影响结婚和生育的疾病。

我国《婚姻法》第10条中明确规定:“经婚前医学检查,对诊断出医学上认为不宜生育的严重遗传性疾病的,医师应当向男女双方说明情况,提出医学意见;经男女双方同意,采取长期避孕措施或者施行结扎手术后不生育的,可以结婚。”

1986年,我国卫生部颁布了《异常情况分类指导标准》,对准备结婚的男女分为以下四种情况。

①不许结婚。包括男女双方是直系血亲或三代以内的旁系血亲的,男女双方均为重症智力低下者。

②暂缓结婚。包括性病患者、麻风病未治愈者、精神分裂者、躁狂忧郁症和其他精神病在发病期间的,各种法定报告的传染病在隔离期间的。

③可以结婚,但不许生育。如男女任何一方患有严重的常染色体显性遗传病的。

④男女双方均可以结婚,但限制生育的性别。如严重的性连锁隐性遗传病(血友病、进行性肌营养不良)的女性携带者同正常男性可以结婚,但只保留女性胎儿。

发展婚前检查的目的有两个。一是禁止近亲结婚,防止近亲结婚是人类最古老的优生措施。日本的《民法》、意大利的《家庭法》及我国的《婚姻法》都有禁止近亲结婚的明文规定。如我国《婚姻法》中明确规定:“直系亲属和旁系亲属三代以内禁止结婚。”血缘关系越近,婚后子女具有相同的某些隐性遗传病的致病基因的杂合子相遇机会越多,易出现隐性致病基因的纯合,使隐性遗传病患者增加。近亲结婚比非近亲结婚者患遗传性疾病的发病率高10倍。在我国《婚姻法》中还规定:有禁止结婚的亲属关系的,婚前患有医学上认为不应当结婚的疾病、婚后尚未治愈的婚姻是无效的。二是禁止有严重的遗传病患者、严重的精神病患者、麻风病患者及其他医学上认为不能通婚的人结婚(如艾滋病患者及病毒携带者)。因此,严重影响后代健康、生存和生活的患者,必须通过严格的婚前检查,禁止他们结婚生育后代,否则只能给自己、别人和社会增加沉重的负担。

(二)开展遗传咨询

遗传咨询就是指受过遗传专业知识训练的人,向前来咨询的人宣传和传授有关家庭遗传病的诊断、遗传机制、预防和处理的各种方法和知识。

遗传咨询早在20世纪20年代末30年代初就发展起来了。1934年,美国举行了第一次关于遗传咨询的学术讨论会。1941年,美国明尼苏达大学艾特学院成立了第一个提供遗传咨询的机构,现在美国已有遗传咨询中心600个。我国一些大城市的医学院和医院已开设了遗传咨询的门诊,已有260多个遗传咨询机构,但遗传知识的普及程度仍远远不够。世界卫生组织建议,每个家庭在准备生育前都应进行遗传咨询。

(三)开展产前诊断和围产期保健

产前诊断,又称宫中诊断或出生前诊断,是指在胎儿出生前,通过各种直接或间接的方法(如影像学、细胞遗传学、分子生物学等技术)了解胎儿的孕期发育状况,了解胎儿发育是否正常,是否患有先天性遗传病或其他先天缺陷,以便及时地作出胎儿留舍的选择。产前诊断,是20世纪70年代发展起来的新兴技术手段,可以为某些特定遗传病家庭预测胎儿情况,如果胎儿有致病基因,要及时做出决策或出生后避免诱因,以尽量减少发病的可能。

根据检查内容的不同,产前诊断可分为四类。

(1)胚胎性别的产前诊断。

(2)染色体病的产前诊断。

(3)先天性代谢病的产前诊断。

(4)先天畸形的产前诊断，如神经管缺陷、脊柱裂、无脑儿等先天畸形的产前诊断。

国家《产前诊断技术管理办法》也规定，孕妇具有下列情形之一的，医务人员应建议产前检查。

(1)羊水过多或者过少。

(2)胎儿发育异常或者胎儿有可疑畸形。

(3)孕早期时接触过可能导致胎儿先天缺陷的物质。

(4)有遗传病家族史或者曾经分娩过先天性严重缺陷婴儿。

(5)年龄超过35周岁。

围产期是指妊娠满七个月到产后一周。这是围绕分娩前后，跨越了妊娠期、分娩期、新生儿期的重要时期，相关的并发症大多数都发生在这个时期。在这个时期要特别注意高危妊娠的发生与发展，以便进行预防和重点监护，还要注意妊娠中各种病理因素对孕妇、胎儿和新生儿的危害。实际上，从优生的角度出发，将围产期提前到孕期开始，孕妇的工作、生活都在医护人员的指导下进行，孕妇定期到医院进行体检，以便给优生工作增加更多的保险系数。

围产期保健包括孕妇保健、胎儿保健、分娩保健和新生儿保健。因此，医护人员应做好遗传咨询、产前诊断、定期检查，及时了解胎儿的发育状况、活动度及胎位等。若诊断确认有严重遗传疾病和先天性畸形胎儿及由畸变可能导致严重智力障碍的胎儿，医护人员应主动向孕妇及其丈夫提出终止妊娠的建议，避免给社会和家庭带来不幸。

(四)对新生儿进行检查

新生儿指出生至满28天的活产儿。新生儿期，是胎儿离开宫腔后适应的过渡时期，对外界的抵抗力比较弱，发病率和病死率比较高。因此，对新生儿进行体检，从身高、体重、各器官的功能中检测新生儿健康状况，以便新生儿的父母在营养方面对其进行补充、调节，用优育来弥补优生的不足。

四、优生的伦理

(一)优生的最主要的伦理问题

1. 对有缺陷胎儿的处理 随着《婚姻法》不再强制婚前检查的规定的出台，男女双方往往忽视了婚前检查的重要性，导致有缺陷胎儿的增多。对有严重缺陷胎儿采取医学手段进行相应处理，以防止其出生，目前在我国是普遍接受的。

2. 对有缺陷的新生儿的处理 对严重缺陷新生儿的处理，一直是伦理学争议较大的问题，在这个问题的看法上，存在三种观点。

(1)生命神圣论观点认为，人的生命不可侵犯，具有至高无上的道德价值，有出生缺陷的新生儿也是如此。因此，医护人员有义务竭尽全力维护严重缺陷新生儿的生命。

(2)宿命论观点认为，人的命运是上天决定的，在出生缺陷新生儿的处理上应采取听天由命的态度，让上天决定严重缺陷新生儿的存亡，医护人员只需要给予一般性的人道照顾即可。

(3)生命质量论和生命价值论观点认为，生命的质量和价值决定生命的存在，而判断生命质量和生命价值的标准有两个：①生命的内在价值，即生命本身的质量；②生命的外在价值，也即生命对于他人和社会的意义，强调生命的社会和人类意义。严重缺陷新生儿会给其家庭成员以及社会带来沉重的负担，医护人员就应该放弃对他的救治和护理。

目前对于严重缺陷、处于濒死状态或不能发育到成人阶段者，认为即使提供生命延续的条件，仍将生活于不可救治的痛苦之中，并且长期治疗也不能缓解；有些可发育至成人阶段，但因智力严重低下等因素，如无脑儿、严重脑积水、先天愚型等，认为也不具有最低限度的人类素质。在新生儿母亲及亲属同意的前提下，这些都可以作为舍弃的对象。对于严重两性畸形、严重唇腭裂、某些先天性心脏病、肢体缺损、染色体异常等对今后的生理功能、体能和智力发展有重要影响，但达到一定年龄后可以矫正者，或成年后能具备一定劳动能力和一般的智力，但其缺陷对后代有不良遗传影响者，应根据新生儿母亲及亲属的抉择予以保留或舍弃。对并指、单纯唇裂等新生儿，其生理功能、未来体力和智力发展没有或只有轻度影响，新生儿不应舍弃。

我国对严重出生缺陷新生儿的处理有严格的法律规定，护理人员在面对严重缺陷新生儿处理的伦理难题时，应注意遵守国家相关法规，发现出生缺陷患儿应及时按有关规定上报，绝不能按照个人的意愿和理解而随意处置严重缺陷新生儿。护理人员还应明确，对严重缺陷新生儿处置的决定权不掌握在医护人员手中，医护人员的责任只在于对出生缺陷的种类和程度作出客观公正的判断，对各种可能的后果作出科学的预测、评价和建议。患儿的父母或监护人在知情情况下才拥有对严重缺陷新生儿处理的自主决定权。再次，如果必须对严重缺陷新生儿进行处理，护理人员应注意仔细地核查相关的手续是否完备、医生的诊断是否确切、各种审查和处理程序是否合理、处理的方式是否恰当。具体内容如下。①对严重缺陷新生儿的处置，必须具有医生的诊断证明和明确的医学结论，必须持有专门的咨询委员会明确的处置意见和建议。②必须具有患儿父母或其监护人的处置决定，并有两名或两名以上家属或监护人的共同签名。③处置应由受过专门训练的三人或三人以上处置小组成员共同执行。④处置应在非公开场合进行，并在一定范围内予以保密。

（二）优生中的伦理要求

1. 婚前检查中的道德要求 医护人员应严格执行婚检的有关法律、法规，认真、仔细地逐一实施婚检项目，对医学上认为不应婚配或不宜生育的疾病患者及已发现的近亲恋爱者，如实地做出婚检结论；认真地、耐心地做好宣传、解释、规劝和指导等工作，使婚检工作落实到实际；工作中不得徇私情、牟私利，为达到某种目的不检查而出具婚检合格证明是不道德的，甚至是违法的。

2. 遗传咨询的道德要求 医护人员应热情地解答询问者的各种提问，详细地调查和询问病史及家族史，取得可靠资料，认真做好实验检查及周密的综合分析，特别是家族史分析，谨慎、严肃地做出结论，提出应有的忠告，提供权衡的依据，实事求是地提出确实可行的预防或补救性措施。在遗传咨询中，医务人员既不能采取使咨询者感到难堪的调查方式，也不能言过其实，给患者造成恐惧心理，更不能武断地做出肯定或否定的判断，或是马虎了事、牵强附会，甚至随心所欲地解答。

3. 孕期保健的道德要求 护理人员必须加强对孕妇的卫生保健知识的宣传、教育、指导，使孕妇注意环境卫生，防止病毒感染、环境污染并加强营养，保证胎儿正常发育成长，达到优生目的。在工作中耐心帮助孕妇，主动提供服务。

4. 产前诊断的伦理要求 护理人员检查前应把有关问题向孕妇及其家属交代清楚，做到知情同意。在检查时要认真仔细避免损伤孕妇和胎儿。在检查后要如实做出结论，并主动劝说孕妇及其家属放弃患有严重遗传疾病或先天畸形的胎儿。同时注意防止因为“重男轻女”思想而进行的非医学需要的胎儿性别鉴定，

5. 围产期保健的伦理要求 医护人员应加强对孕妇健康保健指导，严格掌握围产期医疗用药原则，避免导致胎儿畸形等情况发生。

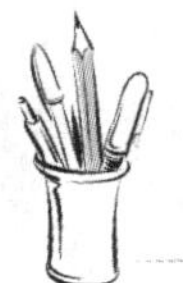

本章小结

（1）计划生育包括调节人口增长的速度和提高人口出生的质量。

（2）控制人口增长的方法主要有避孕、人工流产和绝育等，护理人员应严格遵守自愿原则、尊重原则、知情同意原则和保密原则等。

（3）优生技术是提高出生婴儿质量、提高人口素质，使人类进步的重要措施，对促进社会发展具有重要的生物学意义和社会学意义，护理人员应认真开展婚前检查、遗传咨询、产前诊断和围产期保健等工作。

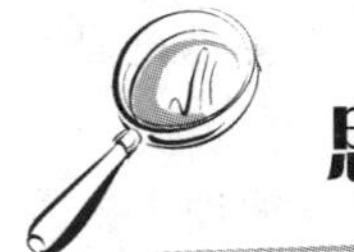

思考题

1.人口控制的伦理依据有哪些？

2.如何从伦理学角度评价我国的计划生育政策？

3.控制人口增长的措施有哪些？相关的伦理争议是什么？

4.你如何理解优生的伦理问题？优生有哪些伦理意义？

5.优生护理的范畴包括哪些内容？其规范要求是什么？

（杨　珍　于左珍　陈　杰）

第十章 现代生殖中的护理伦理

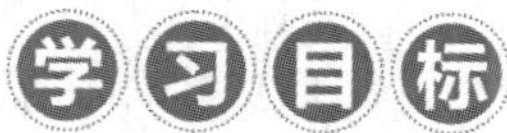

掌握：现代生殖技术的伦理原则及护士的伦理责任。

熟悉：生育技术的伦理争议，生殖系统疾病和性传播疾病护理伦理原则，变性手术的伦理问题。

了解：现代生殖技术的主要形式及其发展，变性手术概况。

案例分析

刘某与王某相恋多年后办理了结婚登记，但是，正当他们筹备婚礼之际，丈夫刘某因意外车祸身亡，时年26岁的新婚妻子王某悲痛万分。王某随即作出了一个惊人的决定，要求从遗体取精为丈夫留后。两位负责医生在王某本人与刘某父母签署手术同意书后对刘某实施了遗体取精术。2006年11月，这例国内首例遗体取精术成为各大媒体争相报道的热门事件。

请问：

1. 案例中的遗体取精是否符合伦理道德？
2. 当今生殖科学技术的发展，给护士带来了伦理方面怎样的挑战？

第一节 人工生殖技术伦理问题

科学技术的巨大进步使医学获得了一系列前所未有的成就，创造了一个又一个的奇迹。人工生殖技术是20世纪发展起来的最为激动人心的技术之一。随着现代生殖技术的飞跃发展，使得人们有可能主动地去探索生殖活动的奥秘，从而按照主观愿望，去控制人类自身的生殖进程。技术的进步给许多不孕不育家庭带来了生育的希望，让他们享受到为人父母的天伦之乐。然而，现代生殖技术是一把双刃剑，它既会给人类带来福音，也会给人类传统的伦理观念带来冲击和挑战，同时它的滥用还可能给人类造成灾难。在尊重人类权利和尊严的前提下，该如何处理生殖科学所面临的伦理困境，是摆在人类面前的重要课题。

一、人工生殖技术的含义

人的自然生殖过程由性交、受精卵自然植入子宫、子宫内妊娠、分娩等步骤组成。人类自然生殖有时会发生缺陷，或者不符合人们的要求，人类希望能够改变、控制和改造生殖过程，就产生了生殖技术。

人工生殖技术又称为辅助生殖技术（assisted reproduction technology，ART）是指用现代医学科学技术代替自然的人类生殖过程的某一步骤或全部步骤的技术手段，它包括人工体内授精、人工体外受精和无性生殖，已广泛用来解决不孕不育症夫妇的生育问题。

二、人工生殖技术的种类和历史发展概况

1. 人工授精 人工授精是通过非性交的人工方式将精液注入女性子宫以达到受孕目的的生殖技术，主要解决男性不育症引起的生殖障碍问题，后来又扩展到解决优生学的问题。

1799年，英国外科医师约翰·亨利用海绵方法实验成功，成为人类最早实施的人工授精技术。1866年美国纽约妇产科医院马里恩用其丈夫的精液试验成功人工授精。1890年杜莱姆将人工授精技术试用于临床，此后使用者与日俱增。在我国，1983年湖南医学院生殖工程研究组用冷冻的精液人工授精取得成功。1984年上海第二医学院用洗涤过的精液施行人工授精获得成功。1986年青岛医学院建成了我国第一座人类精子库，不到一年时间就为数百位妇女进行了人工授精。

2. 体外受精 体外受精是指从女性体内取出卵细胞，在器皿内培养后，加入经技术处理的精子，待卵细胞受精后，继续培养，到形成早期胚胎时，再转移到子宫内着床，发育成胎儿直至分娩的技术，又称试管婴儿技术。体外受精主要可以解决由女性不孕症引起的生殖障碍问题，如因输卵管阻塞、损伤而导致不孕的妇女。体外受精还可以解决男子不育及妇女无卵或排卵功能障碍问题。

1978年7月25日，在英国兰开夏奥德姆医院诞生了世界上第一个试管婴儿Louise Brown，成为20世纪医学史上的里程碑。1985年4月和1986年12月，我国台湾、香港先后诞生了两地的首例试管婴儿。我国内地首例试管婴儿于1988年3月10日在北京医科大学第三医院平安诞生。体外受精技术自诞生之日起，在世界上很多国家得到了蓬勃发展，截至2010年底，全世界试管婴儿已经超过400万名。体外受精的精卵结合有四种组合方式：丈夫的精子与妻子的卵细胞，丈夫的精子与供卵者的卵细胞，妻子的卵细胞与供精者的精子，供精者的精子与供卵者的卵细胞。因此，体外受精技术可能导致5种父、母亲的出现，即遗传父亲、养育父亲、遗传母亲、养育母亲和代理母亲。

3. 无性生殖 又称克隆繁殖，是指一个细胞或个体以无性方式重复分裂或繁殖以产生后代的生命过程，其特征是在没有发生突变的情况下，亲代与子代之间具有完全相同的遗传结构。克隆可产生多个具有相同遗传物质的新个体，克隆技术也因此被称为生物放大技术。

随着1997年世界上首只通过成年哺乳动物体细胞克隆绵羊多利(Dolly)的诞生，世界舆论为之哗然，人们证实高等动物能以无性生殖的方式产生后代，这也标志着人类应用克隆技术复制哺乳动物的技术已经成功，同时也意味着距克隆人的诞生仅一步之遥。人类胚胎的克隆性研究有两条研究途径：一条途径是生殖性克隆，即克隆人研究；另一条途径就是治疗性克隆。生殖性克隆与治疗性克隆的最大区别是应用的目的不同。生殖性克隆是指出于生殖目的使用克隆技术在实验室制造人类胚胎，然后将胚胎置入人类子宫发育成胎儿的过程，它的目的是产生一个完整的人——这就是所谓的克隆人。而治疗性克隆实际上是在形成囊胚以后，把囊胚破坏掉，只取其中的胚胎干细胞，将其分化成人类各种各样的功能细胞，进而重建人体组织，乃至器官移植，从而达到治疗疾病的目的。

近年来有关克隆人的报道接连不断，为满足科学研究及医学进步需要而开展的研究性与治疗性克隆，在部分国家已经得到一定限度的允许，但是许多国家的政府、政界要人和一些国际组织、宗教派别纷纷表态，反对进行生殖性克隆方面的研究。2005年第59届联合国大会法律委员会以71票赞成、35票反对、43票弃权的表决结果，以决议的形式通过一项政治宣言，要求各国禁止有违人类尊严的任何形式的克隆人。在这次宣言中，我国在这个问题上表达了非常鲜明的态度，我国代表明确表明“坚决反对克隆人”的立场，卫生部也明确指出“医护人员不得实施生殖性克隆技术”。治疗性克隆与生殖性克隆有着本质的不同。治疗性克隆不会像生殖性克隆那样产生严重的道德、伦理、社会或法律问题。在严格监管下进行的治疗性克隆研究，不仅不会损害人类尊严，相反，对挽救人类生命和增进人类健康有着广阔前景和巨大潜力。

三、人工生殖技术的伦理问题

(一)人工生殖技术的伦理价值

1. 人工生殖技术可以治疗、弥补不育，有利于婚姻家庭 据世界卫生组织(WHO)评估，约有10%的育龄夫妇存在生殖障碍。我国近期调查结果显示，国内育龄夫妇约有255万人患有不育症，其中有1%的人无法恢复生育能力。调查也表明不育症发病率呈上升趋势。我国受传统观念影响，多数家庭盼子心切，使生殖障碍夫妇承受着极大的心理压力，甚至引发社会问题。现代生殖技术的直接效应是使生殖障碍夫妇实现了妊娠生子的愿望，由生殖障碍引发的相关问题也自然随之得到解决。

2. 人工生殖技术是实现人类优生的重要手段 目前已发现人类遗传疾病约4000种，人群中约1/3的人存在这样或那样的遗传缺陷。我国先天残疾人口高达几千万，每年新生遗传缺陷人口20多万。医学研究已经证实，如果夫妇都是隐性遗传病同一致病基因的携带者（杂合子），生育的孩子发生遗传病（纯合子）的概率为1/4；如果丈夫是某种显性遗传病的患者，生育的孩子发生遗传病的概率则为1/2。因此，实行优生势在必行。而人工生殖技术在临床中正好能遏止遗传病的传递，可以选优汰劣，从而获得健康、理想的后代，是实现优生的重要手段。

3. 人工生殖技术为计划生育提供生殖保险 现代冷冻技术可以将男子一定量的精液安全地保存起来，万一遇有不测时便可取用冷冻的精子。这样，在推行男性绝育措施中，可以解除男性的后顾之忧，使计划生育政策有了科学的保障。

（二）人工生殖技术所面临的伦理问题

人工生殖技术的出现，突破了人类的自然生殖方式，是许多不育者的福音，让许多不孕不育家庭享受到为人父母的天伦之乐，挽救了许多濒临破碎的家庭，让他们重现幸福，改善生活质量。但同时它也是对社会、科学、医疗服务、医护人员和社会的挑战，引发了一系列的伦理问题。

1. 人工生殖技术对科学提出的挑战

（1）目前某些人工生殖技术成功率低下，例如，在全世界范围内体外受精成功率仅为25%，34岁后成功率更低。

（2）配子短缺。虽然可以用激素使妇女一次排出较多的卵子，人工授精后，将试管受精胚胎冷冻起来以备失败时使用，但这有可能导致妇女患卵巢肿瘤的风险增加。

（3）多胎妊娠。在全世界范围内体外受精和单精子微注射技术的多胎率达29%，而多胎导致婴儿早产、低体重，新生儿死亡率和发病率增高，孕妇妊娠和分娩并发症增高，妇女心理、社会负担加重。而数据表明，移植两个与移植两个以上胚胎的成功率没有太大区别。

2. 人工生殖对医疗服务的挑战 对医疗服务的挑战涉及资源的公平分配问题。社会是否应该分配一定的资源解决不育问题？当辅助生殖的服务可得时，是满足所有提出要求的人，还是应该有所限制？能否向有犯罪人员、暴力倾向者或患严重疾病者、单亲、同性恋者以及性病和（或）艾滋病感染者提供这种服务？能否将这些技术用于性别选择？辅助生殖服务能否商业化？这些都是医疗服务机构必须面对和解决的问题。

3. 人工生殖对医护人员提出的挑战 例如，医护人员如何能够增加透明度，向不育者如实、详细说明受益与风险，贯彻知情选择原则。医护人员能否在即使辅助生殖的管理不落实时，也能自律，不造成对不育者、孩子和家庭的伤害，不加重他们的经济负担。更重要的是，人工生殖有其不可预知性，对于用体外受精和单精子微注射技术出生的孩子必须进行长期监测，不仅要监测短期的死亡率和发病率，而且要监测其长期的认知、心理、精神的发育状况，生育能力如何，同时也要对接受刺激卵巢的妇女监测卵巢肿瘤的发生情况，监测使用辅助生育的家庭与自然生殖的家庭功能有何异常。

4. 人工生殖对社会提出的挑战 人工生殖虽然可以解决一部分生育者的问题，但同时像打开了潘多拉盒子一样，引起了许多问题。辅助生殖技术使生育与性相分离，在一定程度上切断了婚姻与生育之间的关系，使传统人伦关系遭到挑战。有些辅助生殖需要利用志愿者捐赠精子或卵子，于是产生第三者介入家庭问题。那些提供精子或卵子的人，有资格称为孩子的"父亲"或"母亲"吗？普遍认为，有关利用他们的遗传物质生出的孩子，是否应该在成年后告诉他这个真相？尤其使用代理母亲技术，代理母亲"九月怀胎"，是否承认她与孩子已经建立母子关系，这种母子关系能否依靠法律的手段来切断？尤其是在不育问题上存在严重的性别歧视，反对性别歧视也是社会面临的长期任务。

四、人工授精及伦理问题

人工体内授精简称人工授精。它是用人工的方法将丈夫的精子注入妻子子宫腔内，或者将丈夫的精子注入愿意代理妻子怀孕的第三者女性子宫腔内，以达到受孕目的的生殖技术。这一技术主要用来解决丈夫不育症问题。

人工授精的伦理问题主要是由供体人工授精引起的，主要有以下几个方面。

1. 人工授精对传统婚姻观念的挑战 传统观念认为，生儿育女是维持婚姻和家庭美满幸福不可缺少的。人工授精改变了生育的自然途径，破坏了男女两性契合与生命起源的关系，将性与生育的联系彻底割断。因此,有学者认为,人工授精是将家庭的神圣殿堂变成一个生物学实验室。尤其是供体人工授精,是降低人格的"受孕配",可能破坏婚姻和家庭的和睦。但在婚姻家庭中,起决定作用的不应是性,而是彼此的情感和对子女的养育。对于不孕不育夫妇,人工授精促进了家庭和睦及社会稳定。因此,对人工授精采取排斥态度是不合理的。不过,在实施人工授精时必须遵守一定的伦理原则和法律规定,严格按照一定程序,采取切实有效的措施,防止危害婚姻、家庭和社会的行为发生。

2. 对血缘关系的冲击 传统的婚姻家庭是通过自然有性生殖的方式生儿育女,所以子女与父母有血缘关系。而人工授精使生儿育女脱离夫妻关系而独立,客观上造成了子女与父母的这种关系混乱。供精人工授精出生的孩子有两个父亲:一个是生物学父亲,另一个是社会学父亲。谁是孩子的真正父亲呢?对此有两种观点:一是血缘关系的亲子观念,即认为血缘与遗传物质关系决定亲子关系,血缘关系是任何其他物质无法替代的;二是社会的或抚养的亲子关系观念,即认为血缘与遗传物质关系从属于抚养关系。谁是人工授精婴儿的父母?这是人工授精所面对的最为突出的道德问题。传统观念强调亲子间的遗传关系,那么孩子的真正父母应该是遗传父母。但是这样会破坏供体人工授精的夫妻与子女之间的相互关系,不利于家庭稳定和生殖技术的开展。遗传物质对孩子的生长发育是必不可少的,但孕育和养育孩子的过程也是亲子关系的必要基础,亲子关系也是通过长期养育行为建立的,养育比遗传物质更为重要。因而社会学父母更有资格充当这类子女的合法父母。现在,多数国家和学者主张遵循抚养教育的原则,并以法律形式确认养育父母为真正的父母。

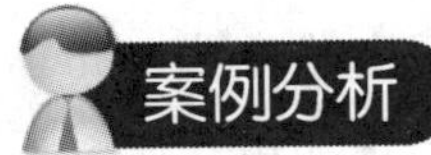

国内第一例人工授精官司

1987 年 4 月中旬的一天,一位脸色苍白的年轻女子颤抖着迈进上海市卢湾区法院信访接待室,她乏力而愤怒地向法官诉说了她和儿子的不幸遭遇。原来,她结婚数年一直没有怀孕,她估计不育的根源可能在丈夫身上。1 年前,他们夫妇闻讯上海市某市级医院能进行人工授精手术。出于求子心切,他俩经过商量后,由丈夫通过熟人到该医院联系手术,接着又由丈夫数次陪妻子去医院落实。最后终于如愿以偿。当然,这一切都是瞒着别人进行的。4 月初,一个超过 3000 g 重的男孩出世了。照理应当欢天喜地地庆贺一番。可是天有不测风云,当婴儿的伯伯发现这个侄子的脸蛋丝毫不像弟弟时,骤起疑心,于是再三逼问,憨厚的弟弟终于将事实全盘托出。这位思想封建的哥哥脸色顿变,堂堂的家庭岂能容忍这不伦不类、血统不正的小崽子!而丈夫也变了脸,对妻子大喊大叫,仿佛他根本不知道这孩子的来源似的,妻子忍不住还了几句嘴,却被他们赶出了门。妻子忍无可忍提出了离婚,这是我国第一起因人工授精婴儿引起的法律争端。

请问:

1. 谁是孩子的父亲?
2. 提供人工授精技术服务应通过哪些程序?
3. 如何处理这起诉讼案?

3. 精子可以成为商品吗? 在供体人工授精条件下,对提供精子者是否应获得相应的报酬?由此就引起精子能否成为商品的问题。目前,精子、卵子甚至胚胎的买卖不足为奇,在美国、墨西哥等国均有出售。对此,人们有不同的看法,特别是精液能否商品化,有以下两种意见。

反对者意见如下。

(1)精液的商品化与供精者的意愿是相违背的。供精者本来是为他人付出一份爱心,为了他人家庭幸福而提供精子,是一种人道行为,应该是无偿的。

(2)精液的商品化可能造成供精者有意隐瞒自己的疾病或健康方面的缺陷,而使得精子的质量不能保证,并进而将不健康的潜在可能传递给后代。

(3)精液的商品化可能使供精者多次供精,用同一供精者的精样进行人工授精,分娩的后代是同父异母的兄弟姐妹,这些孩子长大成人有可能近亲婚配。

(4)精液的商品化会产生连锁效应,必然导致胚胎生产行业的诞生,甚至可能与代理母亲相结合,形成婴儿制造与买卖行业，会形成一个促使其他人体组织或器官的商品化的滑坡。这无疑是人类道德和文明的退化。

(5)精子的商品化是不合伦理的。康德伦理学中关于“人是目的而不是手段”的基本观点，从维护人的尊严与捍卫人是目的的观念的角度来说，允许精子、卵子的商品化是不合伦理的。

赞成者意见如下。

(1)精液和血液一样可以再生，收集适当的精液是非侵害性的，它与取活体组织和器官的侵害不同，因此精液完全可以和血液一样商品化，而活体组织和器官不能。

(2)精液的商品化虽然可能会引起精液质量的下降或多次供精，但可以采取措施加以控制而避免。

(3)精液商品化可以解决目前的精液不足。

4. 非在婚妇女能否进行人工授精？ 对未婚、同性恋、离婚的女子及寡妇是否可以依其请求而实施供体人工体内授精，对此各国的伦理观和法律不相一致。多数国家和学者主张限制或禁止非在婚妇女实施供体人工体内授精，因为这对后代的健康和成长不利。这在我国尚有争议。如吉林省 2002 年 9 月颁布的《人口与计划生育条例》第 30 条 2 款规定：“达到法定婚龄不再结婚并无子女的妇女，可以采取合法的医学辅助生育技术生育一个子女。”对同性恋者结婚并生育子女的问题争议更大，我国对女同性恋者能否通过辅助生殖技术生育子女没有规定。学术界大部分学者赞同将不愿结婚的妇女列入辅助生殖技术的适应者之列，而反对女同性恋者生育子女，因为没有父亲的家庭是不完整的，两个女性的组合将构成畸形家庭结构，缺乏必要抚养后代的条件或存在缺陷。

5. 人工授精能用于优生吗？ 人工授精可利用经过仔细挑选的供体精子来影响人类质量，这种影响可以通过以下两种途径实现。

(1)如果夫妇都是遗传病基因携带者，就可以仔细选择一个非携带者的健康供体精子进行人工授精，而防止生出一个有缺陷的婴儿，这是合理的。

(2)有计划地选择优质生殖细胞进行人工授精，进行演进性优生，以提高人类质量。这就是将供体人工授精用于优生学。这种做法值得怀疑。因为人类的智力发展不单单取决于基因，而是遗传物质与社会环境相互作用的结果。仅仅有好的基因，并不能提高人类质量。

(3)要提高人类什么样的质量？什么是好的基因？由谁来决定？这些问题难以取得一致意见。所以，这种做法是不足取的。我国某地建立的“名人”精子库不但不科学，也有悖于伦理。“名人”之所以出名不是全靠基因，所谓的“名人”基因并非都是有利的，即使是有利的基因也不一定遗传给后代，而供精商业化贻害无穷。

五、人工生殖技术的伦理原则及规范

2003 年我国卫生部颁布了《人类辅助生殖技术和人类精子库伦理原则》，为我国辅助生殖技术的顺利开展提供了伦理依据。

(一)辅助生殖技术的护理伦理原则

护士在参与人类辅助生殖技术的过程中，要以国家相关道德伦理法规为准绳，包括《人类辅助生殖技术和人类精子库伦理原则》、《人类辅助生殖技术规范》等，严格遵守相应的护理伦理原则。

1. 有利于患者的原则

(1)综合考虑患者病理、生理、心理及社会因素，医护人员有义务告诉患者接受辅助生殖技术相应的程序、目前可供选择的治疗手段、利弊及其所承担的风险，在患者充分知情的情况下，提出有医学指征的选择和最有利于患者的治疗方案。

(2)禁止以多胎和商业化供卵为目的的促排卵。

(3)不育夫妇对实施人类辅助生殖技术过程中获得的配子、胚胎拥有其选择处理方式的权利，技术服务机构必须对此有详细的记录，并获得夫妇双方的书面知情同意。

(4)配子和胚胎在未征得夫妇双方知情同意情况下，不得进行任何处理，更不得进行买卖。

2. 知情同意的原则

(1)人类辅助生殖技术必须在夫妇双方自愿同意并签署书面知情同意书后方可实施。

(2)医护人员有义务告诉患者接受辅助生殖技术相应的程序、实施该技术的必要性、可能承担的风险及为降低这些风险所采取的措施、该机构稳定的成功率、每周期大致的总费用及进口、国产药物选择等与患者做出合理选择相关的实质性信息。

(3)接受人类辅助生殖技术的夫妇在任何时候都有权提出中止该技术的实施,并且不会影响对其今后的治疗。

(4)医护人员必须告知接受人类辅助生殖技术的夫妇及其已出生的孩子随访的必要性。

(5)医护人员必须告知捐赠者有关权利和义务,包括捐赠是无偿的、对其进行健康检查的必要性及不能追问受者与出生后代的信息等情况,并获取书面知情同意书。

3. 保护后代的原则

(1)医护人员有义务告知受者通过人类辅助生殖技术出生的后代与自然受孕分娩的后代享有同样的法律权利和义务,包括后代的继承权、受教育权、赡养父母的义务、父母离异时对孩子监护权的裁定等。

(2)医护人员有义务告知接受人类辅助生殖技术治疗的夫妇,他们通过对该技术出生的孩子(包括对有出生缺陷的孩子)负有伦理、道德和法律上的权利和义务。

(3)如果有证据表明实施人类辅助生殖技术将会对后代产生严重的生理、心理和社会损害,医护人员有义务停止该技术的实施。

(4)医护人员不得对近亲之间及任何不符合伦理、道德原则的精子和卵子实施人类辅助生殖技术。

(5)医护人员不得实施代孕技术。

(6)医护人员不得实施胚胎赠送助孕技术。

(7)在尚未解决人卵胞质移植和人卵核移植技术安全性问题之前,医护人员不得实施以治疗不育为目的的人卵胞质移植和人卵核移植技术。

(8)同一供者的精子、卵子最多只能使5名妇女受孕。

(9)医护人员不得实施以生育为目的的嵌合体胚胎技术。

(10)捐赠精子、卵子、胚胎者对出生的后代既没有任何权利,也不承担任何义务。

4. 社会公益原则

(1)医护人员必须严格贯彻国家人口和计划生育法律法规,不得对不符合国家人口及计划生育法规与条例规定的夫妇和单身妇女实施人类辅助生殖技术。

(2)根据《母婴保健法》,医护人员不得实施非医学需要的性别选择。

(3)医护人员不得实施生殖性克隆技术。

(4)医护人员不得将异种配子和胚胎用于人类辅助生殖技术。

(5)医护人员不得进行各种违反伦理、道德原则的配子和胚胎实验研究及临床工作。

5. 互盲与保密原则

(1)互盲原则:凡使用供精实施的人类辅助生殖技术,供方与受方夫妇、出生后代应保持互盲,供方与参与操作的医护人员必须保持互盲。

(2)机构和医护人员对使用人类辅助生殖技术的所有参与者(如卵子捐赠者和受者)有实行匿名和保密的义务。匿名是指藏匿供体的身份,保密是指藏匿受体参与配子捐赠的事实及对受者有关信息的保密。

(3)医务人员有义务告知捐赠者不可查询受者及其后代的一切信息,并签署书面知情同意书。

6. 严防商业化的原则

(1)机构和医护人员对要求实施人类辅助生殖技术的夫妇,要严格掌握适应证,不能受经济利益驱动而滥用人类辅助生殖技术,应用于有可能自然生殖的夫妇。

(2)供精、供卵只能是以捐赠助人为目的,禁止买卖,但是可以给予捐赠者必要的误工、交通和医疗补偿。

(3)对实施人工生殖技术后剩余的胚胎,由胚胎所有者决定如何处理,但禁止买卖。

7. 伦理监督的原则

(1)为确保以上原则的实施,实施人类辅助生殖技术的机构应建立生殖医学伦理委员会,并接受其指导和监督。

(2)生殖医学伦理委员会应由医学伦理学、心理学、社会学、法学、生殖医学、护理学专家和群众代表等组成。

(3)生殖医学伦理委员会应依据上述原则对人类辅助生殖技术的全过程和有关研究进行监督，开展生殖医学伦理宣传教育，并对实施中遇到的伦理问题进行审查、咨询、论证和建议。

(二)人类精子库的伦理原则

1. 有利于供者的原则

(1)对供精者进行严格筛查，精液必须经过检疫方可使用，以避免或减少出生缺陷，防止性传播疾病的传播和蔓延。

(2)严禁用商业广告形式募集供精者，要采取社会能够接受、文明的形式和方法，应尽可能扩大供精者群体，建立完善的供精者的体貌特征表，尊重受者夫妇的选择权。

(3)应配备相应的心理咨询服务，为供精者和自冻精者解决可能出现的心理障碍。

(4)应充分理解和尊重供精者和自冻精者在精液采集过程中可能遇到的困难，并给予最大可能的帮助。

2. 知情同意的原则

(1)供精者应是完全自愿地参加供精，并有权知道其精液的用途及限制供精次数的必要性(防止后代血亲通婚)，应签署书面知情同意书。

(2)供精者在心理、生理不适或其他情况下，有权终止供精，同时在适当补偿精子库筛查和冷冻费用后，有权要求终止使用已被被冷冻保存的精液。

(3)进行自精冷冻保存者，也应在签署知情同意书后，方可实施自精冷冻保存。医护人员有义务告知自精冷冻保存者采用该项技术的必要性、目前的冷冻复苏率和最终可能的治疗结果。

(4)精子库不得采集、检测、保存和使用未签署知情同意书者的精液。

3. 保护后代的原则

(1)医护人员有义务告知供精者，对其供精出生的后代无任何的权利和义务。

(2)建立完善的供精使用管理体系，精子库有义务在匿名的情况下，为未来人工授精后代提供有关医学信息的婚姻咨询服务。

(3)若选择实名捐献的配子，不育夫妇待子代出生后达到 18 岁，有义务与责任告知子代的遗传学父亲，这有利于预防血亲通婚与保护子代未来的健康。

4. 社会公益原则

(1)建立完善的供精者管理机制，严禁同一供精者多处供精并使 5 名以上的妇女受孕。

(2)不得实施无医学指征的 X、Y 精子筛选。

5. 保密原则

(1)为保护供精者和受者夫妇及所出生后代的权益，供者和受者夫妇应保持互盲，供者和实施人类辅助生殖技术的医护人员应保持互盲，供者和后代应保持互盲。

(2)精子库的医护人员有义务为供者、受者及其后代保密精子库应建立严格的保密制度并确保实施，包括冷冻精液被使用时应一律用代码表示、冷冻精液的受者身份对精子库隐匿等措施。

(3)受者夫妇及实施人类辅助生殖技术机构的医护人员均无权查阅供精者真实身份的信息资料，供精者无权查阅受者及其后代的一切身份信息资料。

6. 严防商业化的原则

(1)禁止以盈利为目的的供精行为。供精是自愿的人道主义行为，精子库仅可以对供者给予必要的误工、交通和其所承担的医疗风险补偿。

(2)人类精子库只能向已经获得卫生部人类辅助生殖技术批准证书的机构提供符合国家技术规范要求的冷冻精液。

(3)禁止买卖精子，精子库的精子不得作为商品进行市场交易。

(4)人类精子库不得为追求高额回报降低供精质量。

7. 伦理监督的原则

(1)为确保以上原则的实施，精子库应接受由医学伦理学、心理学、社会学、法学和生殖医学、护理、群众代表等组成的生殖医学伦理委员会的指导、监督和审查。

(2)生殖医学伦理委员会应依据上述原则对精子库进行监督,并开展必要的伦理宣传和教育,对实施中遇到的伦理问题进行审查、咨询、论证和建议。

(三)护士的伦理责任

(1)现代生殖技术不单是医学技术,还涉及伦理、法律、宗教以及心理因素等,因此护士在实施这种技术时要避免单纯的技术观点,对其引发的道德问题要有一个比较清醒的分析和认识,严格遵守上述各项伦理原则。

(2)护士有责任帮助接受现代生殖干预技术的夫妇确认自己的态度,说明将来可能面临的一系列道德、法律和其他问题,使受者夫妇做好心理准备,并协助医生为接受者实施现代生殖技术,同时尽力保障手术的安全、有效。

(3)从事辅助生殖技术的护士应承担更多的伦理道德责任,不但要深究生殖医学的专业知识,还要加强伦理学习,提高道德修养,规范个人行为。

(4)应做好受者夫妇的宣教工作,更好地对受者夫妇进行心理疏导,使受者夫妇建立良好的心态,增强受孕信心。

(5)加强医学、伦理及法制知识的宣传普及工作,让受者夫妇充分了解与辅助生殖技术相关的一些医学常识,清楚自身的权利和义务,确保受者夫妇接受医疗服务的知情权和选择权。

我们有必要对现代生殖干预技术有一个明确的态度。现代生殖干预技术可以人为地改变人类生殖过程从而设计或控制子代的生理性状,但它永远只能是自然生殖的辅助手段。现代生殖干预技术的研究和应用可以帮助不孕不育夫妇,可以使人的自然体在难以想象的程度上被任意改造重组,这对于人类健康生活和生命价值有重要意义。但是目前现代生殖干预技术的研究和应用要以现代伦理原则即公平、无伤害、尊重为前提,使现代生殖干预技术的应用有利于人类的可持续发展,并要求医疗科研人员在研究和实践的过程中具备道德基本素养。其次,建立各级医学伦理委员会,制定与现代生殖干预技术相关法规,对现代生殖干预技术进行科学的伦理审查。现代生殖干预技术的活动中必须要通过行业规范和立法,才能从根本上解决现代生殖干预技术研究和应用中产生的伦理问题。

总之,应当正确看待现代生殖干预技术引发的一系列法律、社会和伦理学问题,它们的出现是科学技术发展的必然,辅助生殖技术的应用关系到人类繁衍及社会稳定,因此,必然会带来一系列与之相关的伦理、法律等问题的思考。伦理的标准并不是一成不变的,随着辅助生殖技术的进步和社会历史条件的发展,辅助生殖技术相关的伦理道德标准必须审时度势、与时俱进,做出调整。对于辅助生殖技术,我们应兴其利、避其害,以适时的伦理法律标准来规范、引导其健康发展,造福人类。

第二节　生殖系统疾病伦理问题

一、生殖系统常见疾病护理伦理

人体的生殖系统担负着生殖、性交的功能,在人类的性生活活动中扮演着十分重要的角色。长期以来,由于封建社会的"性神秘"、"性禁锢"价值观的束缚,生殖系统在国人观念中显得特别隐晦神秘,很多人谈性色变,认为患有生殖系统疾病是羞耻的事情,因此,人们对待生殖系统疾病常讳疾忌医。然而,护理职业特点增加了护士接触患者生殖系统的机会,如:进行生殖系统护理的某些操作,护士不可避免地需要暴露或接触到患者隐秘而敏感的性器官;有时出于护理评估的需要,会询问患者有关性的隐私。在进行生殖系统疾病护理的过程中,有可能给患者带来极大的心理负担并引发道德伦理纠纷,这就要求护理人员在生殖系统疾病护理工作中遵循必要的伦理道德原则。

1. 以科学的态度对待患者生殖器官的护理工作　护理是一个女性居多的职业群体,女性护士可能难以启齿询问男性患者的性隐私,也有可能遇到男性患者难以控制的阴茎勃起,这些情况都需要护士以科学、严肃、认真的态度对待,妥善而冷静地处理,不惊慌、不侮辱、不责骂,也不能因为害羞而省略对患者生殖器官的检查或避免询问患者的性隐私，更不能因此在进行患者生殖器官护理时敷衍了事。

2. 保护患者和护士双方的利益 生殖器官是极为敏感和隐私的部位，护士在实施某些生殖器官的护理操作时，潜在引发性侵犯等法律问题的可能。因此，护士在对异性生殖器官进行护理评估和护理干预时，应该有第三人在场，以避免不良事件的发生，从而保障患者和护士双方的合法利益。

3. 尊重患者的性权利 对人类社会来说，健康的性对个体、人际关系和社会稳定是必不可少的。性权利是人的基本权利之一，是每个人完整人格、人性和人生的统一。护士在参与患者的治疗决策及进行与生殖器官有关的护理干预时，应尽可能地保证患者性功能的完整并注意维护患者的性权利，促进患者的性健康。

4. 注意保护患者的隐私 生殖系统疾病常涉及患者的私人生活和夫妻双方的隐私，关系到患者的生理缺陷和名誉。护士有义务对患者的病情和隐私保密，并承担泄密后的法律和道德责任。

5. 大力普及生殖健康知识 护理人员大力开展宣传和教育，提高患者的生殖系统疾病防治知识水平和自我保健能力，形成科学文明的生活方式，使得人们都能自觉抑制不良生活习性，杜绝不健康的生活方式和行为，远离各类传播性疾病。

二、性传播疾病护理伦理

性传播疾病(STD)也称性病，是指通过性接触可以传染的一组疾病。随着社会、文化和经济因素的影响和改变，近年来性传播疾病在我国的发病率较高，依旧呈上升趋势。目前我国重点监测和防治的性病为六种，分别是艾滋病、梅毒、淋病、尖锐湿疣、生殖器疱疹和生殖道沙眼衣原体感染。性传播疾病的发生一般由不洁性交引起，是一类令人们深恶痛绝的疾病，社会道德对性传播疾病通常持批评的态度。因此，性病患者在就诊过程中具有与一般患者不同的心理反应和行为表现，表现为恐惧、痛苦、悔恨、孤独、悲观、消极、绝望、负罪感或享乐、自甘堕落、逆反心理等，求医行为常带有盲目性，讳疾忌医、异地求医、变换求医、寻找游医，导致治疗不及时，盲目用药，上当受骗、误诊误治，贻害无穷。部分患者会因患病而导致心理扭曲，产生报复社会或“破罐子破摔”的心理，其结果是既延误了治疗，贻误了个人病情，也对控制传染源造成不利影响，阻碍了全社会性传播疾病防治工作的开展。由于性病患者存在诸多特殊心理与行为反应，因此，护理人员在对性传播疾病患者进行护理的过程中需要注意如下事项。

1. 良心医护 医护人员不能轻率诊断导致误诊，给患者带来损失和伤害；也不能为牟取经济利益，利用性传播疾病的隐私性公开或变相地敲诈患者，导致患者因经济原因放弃治疗或者有意拖延治疗疗程，使患者背上沉重的思想包袱。在性传播疾病的诊治过程中，医护人员必须有高度的职业道德，遵循医学伦理学的基本原则和规范。

2. 高度的责任感和同情心 性传播疾病被人们视为“不光彩”、“不道德”的疾病，一听到或见到性传播疾病患者就反感，甚至歧视，作为护理人员要了解患者既是性传播疾病的传播者，同时也是性病的受害者，应理解和同情患者的处境，不歧视和漠视患者，护理人员应关心患者的疾苦，减轻其心理压力，取得患者的信任和合作，以利于对性病的防治。

3. 谨言慎行，保守患者隐私 性传播疾病普遍被认为是一种不光彩的“脏病”，而遭讽刺、冷遇和歧视，患者也自知脸上无光，抬不起头，心理压力很大，羞于启齿而讳疾忌医，不愿或不敢到医院就医。护理人员应做好保护性护理，有义务保护患者的隐私，加强自身修养，对患者的病情资料做到不外传、不宣扬，为患者保守秘密；但是当遭遇对患者承担的保密义务与对社会健康负责的义务发生冲突时，护士则应权衡利弊，严格按照有关规范审慎处理。护士可以参考以下原则：若保守秘密可能对他人或社会造成损害，甚至超过解密给患者带来的损害时，可考虑解密；若解密对患者无害，同时为保护第三方利益必须解密时可以考虑在一定范围内解密；若第三方存在严重感染但是患者拒绝向其告知病情时，护理人员有理由不经过患者的同意告知第三方使其免受感染。

4. 严肃认真，一视同仁 作为护理人员，应本着人道主义精神，对患者一视同仁，以严肃、认真的态度做好护理工作。观察病情时不可远距离望诊，进行各种技术操作时应一丝不苟，对患者热情、严肃、亲切、稳重，仪表端庄，语言诚恳，使患者感到亲切可靠。同时要善于控制感情，尽力理解患者，切忌与患者发生口角和冲突。要容忍和谅解患者变态心理引起的异常行为，如出言不逊、故意挑刺等，尊重患者人格，取得其信任与合作，以利于对性传播疾病的防治。

5. 加强宣传教育工作 性传播疾病主要是由人们的不良行为引起，护理人员在做好护理工作的同时还应耐心做好卫生宣教工作。对性传播疾病患者，进行必要的思想教育和性道德规范教育，普及性传播疾病防治知识，鼓励性伴侣做相应检查和治疗。在实际工作中，护理人员有义务对该类疾病的发生和发展进行公益宣传，采取多种方式，全面普及性传播疾病的防治知识，帮助人们树立正确的性观念。而针对被人类视为瘟疫的艾滋病，要告诉人们，艾滋病不通过一般的日常生活接触传播，主要是通过性传播、血液传播和母婴传播。因此，只要洁身自好就会远离性传播疾病。

第三节　变性手术伦理问题

一、变性手术概况

变性者又称变性人，是人们对易性癖患者的俗称，属于性身份认同障碍。所谓易性癖通常是指个体在性角色中表现出的性别自我认知障碍，尽管他（她）清楚地知道自己的生物学性别，但却在心理上渴望改变自己的生物学性别，他（她）在兴趣、爱好、装扮等方面表现出强烈的异性化倾向，他（她）为自己的身心不一而承受着巨大的心理煎熬和痛苦。情况严重者，甚至产生自残和自杀念头。这个特殊人群常遭受歧视和嘲讽，甚至被说成流氓或道德颓废。变性手术更是触及了一系列敏感而千古未变的人伦规范，引起了社会的广泛争议。

变性手术（sex reassignment surgery）是指将原有的外生殖器改变成异性的结构并切除性腺。其标志手术是阴道再造术、阴茎再造术，同时还需进行表形重塑，如喉结整形、乳房整形等，以符合自我性别再认定。术后患者性别矛盾缓解，心理得到平衡，性功能恢复正常，可以结婚组成家庭，但无生育能力。

男性转变为女性的易性手术，包括喉结整形术、隆乳术、睾丸切除、尿道口成形、阴唇成形、阴道再造等。阴道再造可用阴茎皮瓣或阴囊皮瓣或阴股沟皮瓣来完成。若条件许可，手术可分组同时进行，男变女的易性手术常可一次完成。女性转变为男性的易性手术较为复杂，难度大，多次手术才能完成，疗程长。包括如下手术：①乳腺切除、乳头整形使乳房男性化。②内生殖器的切除，涉及卵巢、输卵管、子宫和阴道的切除，其中黏膜切除阴道全闭锁术难度甚高，应由妇产科医师完成。内生殖器切除的同时，以小阴唇瓣行尿道延长尿道口上移术。③阴茎再造，包括尿道形成、支撑组织植入、茎体成形等，其中最难的是尿道形成。

二、变性手术护理特点

（1）首先要得到患者的知情同意，告知变性手术的潜在危险及将来可能面临的一系列难题，使患者在充分知情的前提下慎重地做出选择。

（2）医护人员要尊重患者权利，保守患者隐私，不随意泄露。

（3）加强患者心理调整，应帮助患者认识到这种手术成功只是相对而言。人体的性器官是一个复杂而细腻的系统，现代医术再发达，也无法达到一种理想状态。

（4）给予患者足够的心理支持，帮助他们减轻社会、家庭、朋友的不理解带来的心理压力，帮助患者尽快适应术后的角色，顺利回归社会，去适应社会。

三、变性手术的伦理问题

（1）规范变性手术施行者的合法资格，以保证患者的利益，预防医生本身的法律风险。

（2）慎重选择手术对象、严格履行有关手续。变性手术是一种致残性手术，而且是不可逆手术，不仅患者躯体会经历多次创伤，而且需要一定的经济能力作保障，加上无相关法律认可，因此选择变性术应尽可能持保守态度，慎重从事，能不做坚决不做，以保护医患双方利益为出发点。

变性术适应证注意事项如下。①易性癖的诊断正确无误；②对手术的要求至少持续5年以上，且无反复过程；③有强烈的变性要求，在日常生活中必须以他（她）选择的性别公开地生活和工作至少 2 年；④术前接受心理、精神治疗不少于 1 年；⑤术前必须有 1 年以上的激素治疗；⑥必须没有以其解剖学性别结婚；⑦精神病专家证明其精神状态正常，以排除精神病；⑧必须同意术后随访；⑨年满 22 岁，具有完全民事行为能力；⑩无犯罪、滥用药物或酒精的历史；⑪无过于显著的男性或女性化行为体征；⑫患者和术者对手术有统一意见；⑬当地公安部门进行司法鉴定并备案同意术后更改身份证上的性别；⑭特定家属必须有表示同意的书面表示，在手术进行前签字，至亲家属无反对意见；⑮患者对术后可能出现的情况十分清楚，并有心理准备；⑯无任何外科手术禁忌证。

(3)尊重患者对变性手术的知情权。医护人员应向患者详细说明所实施手术的优点、缺点、风险、并发症等情况，在双方自愿的原则下签订知情同意书。在同意书中尤其要说明手术的不可逆性以及手术能够达到的效果。医生应将真实情况告诉患者，尊重患者的知情同意权。

(4)加强宣教，为变性人创造宽容的社会环境。卫生医疗机构应通过媒体宣传易性癖和变性术情况，让公众了解易性癖患者其实是应该得到同情和理解的心理障碍患者，并不会给他人造成任何伤害，应尊重其变性选择，承认其变性后的社会性别，除某些特殊职业外在社会生活各方面应给予同等的对待，只有这样，才能真正让变性人有良好的社会适应。

(5)加强相关法律建设，规范管理手段，保障变性人合法权利。通过制订有关变性术的法律法规，保障变性术的安全使用和变性人、医院合法权益不受侵犯。

(6)严格控制适应证标准，防止变性手术泛滥。变性手术是一门很复杂、很精细、对外科整形技术要求很高的医学科学，往往代表着一个国家整形外科的整体水平和实力。然而我国目前对变性手术却没有统一的技术标准和统一要求，这便使一些缺乏责任感、医术不精的医院和医生失去了约束，在病例选择上轻率行事，不负责任。变性手术是不可逆的，一旦选择错误，将给患者及其家庭造成严重而长久的伤害，因此对变性手术应把握“慎之又慎，非必要的手术不做”的原则。只有为了治疗疾病或维持生命才能选择手术，而且必须是在其他方法无法解决问题时才作出的选择。

(7)加强易性癖的病因、病理研究，从根本上解决患者心理障碍，帮助患者获得真正的身心健康。变性手术固然具有重要的意义，但目前不可避免的负效应令不少患者和医学学者望而却步，而真正意义上的身心健康才是医患双方的共同目的，所以在研究变性手术的同时还应加紧对易性癖基础理论的研究及性别基因的深入研究，利用现代生物基因工程技术，找出易性癖患者的致病基因，从基因上根本解决问题，尽快缩短其性心理和性生理的差距，最终使患者获得良好的身心健康。

我国的易性癖患者有数万人，变性手术的开展，给众多的患者带来了福音。作为一项涉及诸多复杂伦理问题的医学技术，这一领域及其相关伦理、道德、法律问题，不应被回避，而应引起更广泛的探讨与重视。

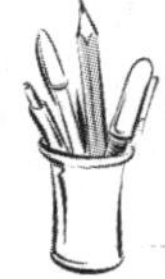

本章小结

人类自然生殖过程中有时会产生缺陷，或者不符合人们的要求，人类希望能够改变、控制和改造生殖过程，就产生了人工生殖技术。它包括人工体内授精、人工体外受精和无性生殖。人工生殖技术为生殖障碍家庭带来了福音，可以实现人类优生优育，同时也为计划生育提供生殖保险。人工生殖技术要遵循有利于患者的原则，知情同意的原则，保护后代的原则，社会公益原则，互盲与保密原则，严防商业化的原则，伦理监督的原则。辅助生殖技术的应用关系到人类繁衍及社会稳定，也必然会带来一系列与之相关的伦理、法律等问题的思考。我们应兴其利、避其害，以适时的伦理法律标准来规范、引导其健康发展，造福人类。

护理人员在生殖系统疾病和性传播疾病护理过程中应有高度的责任感和同情心，谨言慎行，保守患者隐私，加强宣传教育工作，大力普及生殖健康知识。

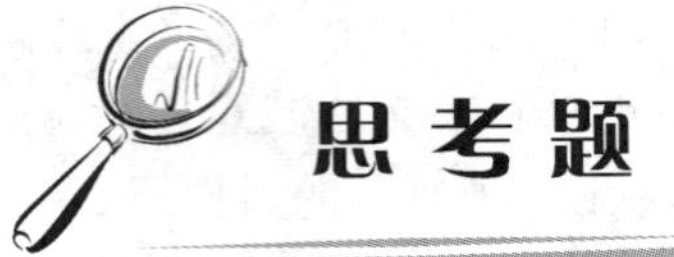

思考题

1. 人工辅助生殖技术有哪些方法和伦理问题？
2. 你如何看待生育技术的伦理争议？
3. 人类辅助生殖技术的伦理原则是什么？
4. 护理人员在生殖系统疾病护理工作中应该遵循哪些伦理道德原则？
5. 护理人员在性传播疾病患者的护理过程中需要注意哪些问题？
6. 变性手术涉及哪些伦理问题？

（罗　杰　胡　锐）

第十一章 医疗科研中的护理伦理

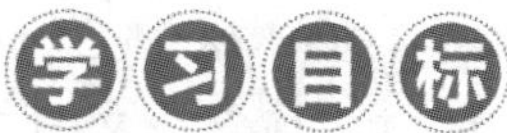

掌握:人体实验、克隆技术的类型、植物人的概念。

熟悉:人体实验、克隆技术、植物人的伦理问题。

了解:人体实验的道德问题、克隆技术的发展历史。

随着人类社会的不断进步,知识体系呈现出丰富的形态、全新的格局,生命伦理学作为一个新的边缘学科正在对传统的医学伦理学提出挑战。现代医学实践中人体实验、器官移植、克隆技术、人工生殖技术等高新技术的不断问世,出现了许多复杂的、前所未遇的伦理问题和难题,现代医学发展中出现的伦理问题和难题需要在伦理方面寻求根据和作出判断,促进伦理思想和理论的发展完善。

第一节 人体实验

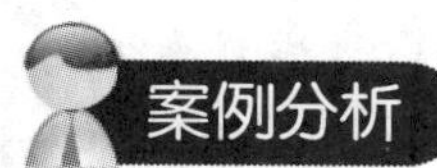

小鹏是一个9岁的维吾尔族男孩。在7岁的时候,小鹏被诊断患有白血病,家庭倾其所有,为小鹏支付医疗费用。最初,化学治疗似乎有效,但现在他又旧病复发了。医生认为,一种由国家肿瘤研究会和罗氏制药公司共同开发的部分带有实验性质的新药是进一步治疗的最好选择。那么医生可以给小鹏服用这样的新药吗?若能服用,医生应怎样做才能符合伦理要求?

一、人体实验的类型

人体实验(experimenting on human being)是以健康人或患者作为受试对象,用人为的实验手段,有控制地对受试者进行有目的的研究和考察的行为过程。它是在基础理论研究和动物实验之后、临床应用之间的一个中间环节。从医学的产生和发展史看,没有人体实验就没有医学,也就没有医学的发展。

人体实验根据不同的标准可以分为不同的类型。①根据是否以临床为直接目的,人体实验分为临床性实验和非临床性实验两大类。前者直接与治疗、护理疾病有关,后者多为医学、护理学基础理论研究。②按照实验手段的不同,分为科学的人体实验和非科学的人体实验。科学的人体实验是指有明确实验目标,充分的动物实验依据,且实验程序设计科学,充分估计到潜在的危险并做好了相应预防措施的人体研究。非科学的人体实验则相反,是草率、不负责任的实验,应该被坚决禁止。③按得失代价不同,分为得大于失的实验、得失不明的实验及得不偿失的实验。④根据人为因素参与的情况,分为天然实验和人为实验两大类型。目前,使用最多的是最后一种分类方法。

(一)天然实验

天然实验是指实验的发生、发展和后果是一种自然演变过程,不以科研人员的意志为转移,因而多是回顾性的,有学者也将其称为天然后果总结实验。例如,非人为因素导致的鼠疫流行后,研究人员对当次鼠疫的原因进行调查和分析,以总结经验教训、制订预防和治疗措施的研究。由于天然实验是对自然过程的总结，因此不存在道德或伦理的问题。

（二）人为实验

人为实验是指科研人员按照随机对照的原则，对受试者进行有控制的观察和实验研究，以检验其假说，因而人为实验多是前瞻性的。按照受试者是否自愿，人为实验又可分为自愿实验和非自愿实验。

1. 自愿实验 自愿实验是受试者在一定社会和经济目的支配下自愿参加的实验。自体实验是自愿实验的一种特殊形式，是医护工作者为了获得医学信息和探索反应，自愿在自己身体上进行的实验。自体实验具有很高的道德价值，因为它反映了医护工作者对人类健康事业的奉献与献身精神。在人类与疾病作斗争的起始阶段，由于条件的限制和相关知识的局限，医护工作者大多通过亲身的尝试、体验来研究各种药物的治病效果。中国古书就留有这样的记载，"神农氏尝百草之滋味，一日而遭七十毒"，出自《淮南子·修务训》。

除自体实验外，其他自愿实验由于受试者接受实验的目的不同，对其进行的道德评价也各不相同。

(1)为人类医学事业献身：这种自愿实验和自体实验具有同等的道德价值。

(2)为经济或其他利益：这种受试者主观虽然为了自己的个人利益，但客观上还是推动了医学科学的发展，其行为并不违背伦理原则，应该予以鼓励和支持。

(3)无奈的选择：这类受试者可能患有某种不治之症或者久治不愈的疾病，希望医学在自己身上创造奇迹，因而多是在无可奈何的情况下选择了自愿实验。对于此类受试者，研究人员应给予充分的理解、同情和支持。

2. 非自愿实验 非自愿实验又可分为欺骗性实验和强迫性实验。

(1)欺骗性实验：欺骗性实验是指为了达到实验目的，利用欺骗、隐瞒的手段在受试者身上进行的人体实验。这种实验违背了医学伦理学中知情同意的原则，是不道德甚至违法的行为。值得注意的是，截至目前，不论国外还是国内，这一类型的实验还大量存在着。

(2)强迫性实验：强迫性实验是指违背受试者的意志，通过政治或暴力、威胁手段，强迫受试者参加的人体实验。日本侵华期间成立的731部队就曾在我国东北地区用当地居民、游击队员、战俘进行灭绝人性的活体解剖实验。强迫性实验是违背人道的做法，这种所谓的研究在道德评判上将永远被批判，这类实验是对神圣医学科学事业的亵渎。人类应该永远记住医学历史上这种黑暗的片段，应坚决杜绝，决不能让其死灰复燃。

二、人体实验的伦理问题

（一）实验对象选择中的伦理问题

人体实验的受试对象，根据医护科学研究的目的和设计不同，可以是患者或健康人，也可以是成年人或儿童，甚至是患有心理疾病的人或者是监狱中的犯人、养老院的老年人等。在受试对象的选择上，既符合实验要求又避免伦理冲突，是值得每一位医学工作者深思的问题。

1. 健康成年人 每一种人体实验，都有其特殊的研究目的，也有其特定的研究对象。若受试对象是具有完全民事行为能力的成年人，在经过详细解释、使其完全了解实验的实际情况后，获得其自愿同意参与实验的许诺，则研究者不论选择谁作为研究对象，在伦理上都是合理和被允许的。这就是人体实验中强调的受试者知情同意的绝对必要。但是，严禁以买卖、利诱、欺瞒等方式诱使受试对象接受实验，这类行为在伦理上是不被接受的。

2. 儿童或心智不健全的人 某些实验(如某些儿童预防药物实验)只有在儿童身上进行才能取得有意义的结果，而儿童正处于身心发育时期，尚不能作出理智、全面的是否接受实验的判断。虽然法律规定，可由其监护人代为决定，但鉴于部分实验可能产生后遗症，而其代理人不可能为其一生承担全部责任。在国外，以儿科医师巴索洛米为代表的医生们提出了以儿童为受试者必须遵守的伦理准则：实验方案须经有关部门审核批准；实验须有重要价值或提供有用知识；只有在儿童身上实验才能取得有意义的结果；不会有危害性或使其家庭生活引起不快；已在成年人身上进行过同样实验并确定无害；父母同意；实验者和受试者各保存一份同意书；实验必须在伦理道德监督机构的监督下执行。因此，以儿童为受试者必须得到其监护人的同意，而且实验方案事先必须经过动物和成年人实验证明其有益无害是其开展的必要前提。

3. 胎儿或胚胎 虽然各国的法律对胎儿或胚胎是否已经是"人"尚无统一规定，但胎儿或胚胎已经是实际存在的生命体则无须质疑。所以，有学者认为，有关其生命或健康的决定不应完全任由孕母代为决定。不过，若实验属于医疗性质，而且已明确对胎儿的益处大过可能发生的危险性，或是在若不接受此种实验性医疗，胎儿顺利发育或顺利分娩的可能性将极为渺茫的情况下，孕母可遵循保护胎儿正常成长及不受伤害的原则，代为同意接受实验。

4. 接受非正式治疗的痛症患者 所谓非正式治疗(unorthodox therapy)是指未经科学鉴定，或虽已经过临床测试，但只对少数患者有效，而实验所得的数据又缺乏统计学意义的药物或其他治疗方法。中国传统的所谓偏方或祖传秘方就属于此列。目前，有不少罹患不治之症的患者，在接受了各种西医治疗(如手术、放疗、化疗等)无效或疗效不显著后，就转而服用偏方或祖传秘方，而大部分的主治医师或护理人员在获悉患者的此种非正式治疗情形时，大多采取既不劝阻也不鼓励的态度。霍尔汉认为，当传统的治疗已证明无效，而患者又不愿意放弃任何可尝试的方法时，在道义上医师应劝告患者，不要随便尝试非正式治疗，但可建议其参加新药的临床实验，以免患者产生被放弃的感觉。有鉴于此，若患者确实因为缺乏新药的临床实验而没有其他选择的情况下，私自服用偏方或祖传秘方，医护人员应表示理解和关切，并为其施行必要的检查和疗效验证，若检验结果证明该偏方确有疗效，应继续追踪；若检验结果显示毫无疗效，甚至反有加速病情恶化的迹象，则应立刻劝其停止使用，避免继续浪费钱财又伤害身体。

5. 生活于特殊环境中的人 监狱里的囚犯、孤儿院的孤儿、养老院的老年人及住在医院或疗养院的慢性患者是一些生活于特殊环境的人群，由于研究者容易与他(她)们接触，而其生活环境上的因素也容易控制，并且较容易同意接受实验，所以，就有可能被利用而成为方便的研究对象。对于上述人群，研究者应站在人道或道义论的立场上，尊重其意愿，不可以利诱或威胁他(她)们就范。必须明确的是，接受实验并非他(她)们的责任和义务。当然，在受试者确实自愿参与实验的情况下可以考虑对其进行额外的安全审查，以保护这些特殊人群的利益。例如，支持特殊人群权益的机构或个人应参与到人体实验审查委员会中，以确保受试者受到必要而适当的保护。

(二)参与研究人员的动机问题

1. 研究者的研究动机 虽然大多数情况下，医护人员施行人体实验的动机是善良的，其实验目的主要是为了探索医护领域的新技术、新方法、新药物，以求造福于患者，但仍有少部分研究者开展人体实验的动机并不完全单纯。目前，医学研究领域的竞争日趋激烈，为确保自己研究成果的领先，部分研究者会为了尽快找到研究适合的研究对象而忽略受试者基本权利。此外，有些研究者为了保持自己在学术机构内的地位或为晋升等原因，必须发表研究论文，常急功近利，在研究过程中和收集资料时有意、无意地忽略被研究者的权利、健康和自由意志。所以，相关机构和管理人员必须对研究者的动机给予关注和监督。

2. 参与实验的伦理前提 医学伦理学家阿什利和欧克认为，当人们确认进行某项人体实验的动机是善良的，是基于个人良心的，则在尊重受试者的生命及个人自由意志的情况下，即受试者在充分了解实情后同意接受实验，可以同意研究者施行或受试者参与人体实验。此外，还应当遵循以下条件：①通过本次实验获得的知识是重要的，并且不能通过别的方法得到；②研究人员具有足够的资格；③已完成了在动物或尸体上的相关的实验；④严格考虑实验的利弊得失，通过实验能获得的收益必须大于实验所造成的痛苦与伤害。

3. 受试者 对接受实验的受试者而言，大多数受试者是自愿、无偿接受非治疗性人体实验的，虽最终的结果在于验证某些新技术、新药物的治疗效果，帮助更广大的人群免除疾苦，但鉴于个人的生命具有崇高价值，所以接受人体实验时需要慎之又慎，不能盲目接受。显而易见，有些受试者接受人体实验的动机可能是获得一些物质上的利益。这些物质上的利益极可能影响其个人的自由意志，促使他(她)们答应参加原本不愿参加的实验。而这种利诱的动机，很可能导致受试者隐瞒自身的健康状况而出现不该出现的损伤，或致使研究结果获得不理想的结果。不管参与实验的受试者动机如何，医护人员都有责任让其明白，根据公平性原则，不论个体的身份、地位、道德、背景、健康状况、智力程度如何，受试者都有权利不受到伤害，不必为别人的幸福而被利用或牺牲，只有他(她)本人能决定是否应该冒险，是否愿意为别人的幸福牺牲自己，别人是不能强迫他(她)或替他(她)做任何决定的。因此，受试者在任何情况下均有权退出实验，而实施人体实验的研究者则尊重受试者的权利并对其健康和生命负责。那些采用利诱手段诱使受试者参加计划不周密、安全性论证不合格的科学性欠佳的人体实验从而使受试者在实验中面临更大风险的行为有悖人道主义原则。

（三）征求同意的伦理问题

施行人体实验前必须征求受试者的同意，这既是伦理学所要求，也是《医疗法》的明文规定。必须明确的是，这里的同意是指了解情况之后的同意，即知情同意(informed consent)，是在受试者完全了解实验的目的、意义、方法、危险性等详情之后，所作的自由决定。

上述所提的知情同意的目标达成，在实际执行时，往往会与理想状态有所出入。因为普通的受试者可能并不完全了解医学，不一定能完全理解实验的用意及危险性。如果研究者讲解不清或有意将实验情况略加隐瞒，即可能轻松获得对方的同意。因此，在施行知情同意的过程中，研究者应该扪心自问："如果我是他，我是否愿意接受这个实验？如果他（她）是我的父母、兄弟或子女，我是否愿意他们参加此种实验？"如果答案是肯定的，那么这个实验就符合伦理道德。

如果实验对象是未成年人，而且实验具有相当危险性，原则上应该避免让其参与人体实验。未成年人无法行使知情同意权是众所周知的，且其法定代理人也无权替未成年人答应参与有巨大风险的实验。不过，多数伦理学家认为，未成年人的法定代理人可以在能够保障未成年人的安全的前提下同意未成年人接受有轻微危险性的实验。因为某些情况下，未成年人也可以为别人的幸福奉献自己，除了法定代理人的同意之外，还须征得未成年人本人的自愿同意。如果未成年人本人拒绝接受，法定代理人也不应代他（她）行使同意权。美国儿科医学会对未成年人行使同意权有以下规定："年龄达到或超过 13 岁时，除非经医院人体实验审议委员会认定该儿童尚不具有认知能力，否则也应征求儿童本人的同意。"此外，美国儿科医学会还规定当接受实验的未成年人年龄满 6 岁或超过此年龄时，虽然已征得法定代理人的同意，但仍须获得未成年人本人的亲口答应才可以，以保障未成年人拥有说"不"的权利。

（四）双盲研究中涉及的伦理问题

设置对照是人体研究科学性的特殊要求，因为人体实验既受实验条件和机体内在状态的制约，同时也受着社会文化、心理、习俗等因素的影响，通过设置对照组，进行科学对照，可以有利于消除偏差，正确判断实验结果的客观效应。常用的对照方法有空白对照、实验对照、标准对照、自身对照、相互对照和历史对照等类型。为达到研究上的客观要求，在使用安慰剂作为对照的情况下，常使受试者和实验观察者均不知道到底是谁使用安慰剂，谁使用药物，以更大限度地避免各种主观因素的影响，这种研究被称为双盲研究(double—blind study)。

在开始实验前，研究者应向患者清楚解释本实验的性质、利弊、得失、过程等详情，并让患者知道他可能属于标准治疗组，也可能属于实验治疗组。此时，常常可能出现的伦理问题如下：如果实验性治疗已被认定对某疾病具有较好的确切疗效，而接受标准治疗的患者病情出现恶化，是否应及时停止其标准治疗，而改用实验性治疗以挽救患者的生命？在这种情况下，如果该患者的主治医师与研究者是不同的两个人，则主治医师应站在患者的立场，竭力保护患者的权利，在征得患者同意后，改用实验性治疗方法。但是，接受实验性治疗组的患者，当其病情出现恶化时是否也应停止实验性治疗，而改为标准治疗？根据《纽伦堡法典》中人体实验的规定，"当施行研究者在发现继续实验可能造成受试者的损害、残障或死亡时，必须随时准备终止实验"，显然应当终止其实验性治疗。此外，患者在实验过程中，如果其身心状态已决定其不可能继续下去，也可以自由地要求停止实验。所以在必要时，尤其病情恶化时，应立即停止实验性治疗；至于是否改用标准治疗，则由患者的主治医师及相关医护人员商量后共同决定。

此外，双盲研究实施中应严格遵循如下道德要求：受试者经确诊病症不严重；安慰剂应是中性的无效药，暂停传统治疗不至于恶化病情或错过治疗时机；患者要求中断或停用实验药物时应尊重其意见；出现病情恶化苗头时，应立即停止实验并采取补救措施。由于实验者处于"盲"的地位，医护人员对实验组和对照组都应给予公正的医疗照顾，以保证实验结果的科学性。应当指出的是，双盲法和人体实验的知情同意原则并不矛盾，从根本意义上说，知情同意是为保护受试者的利益不受侵害，双盲法同样也是以受试者利益不受侵害为前提，因此，处理得当的双盲法研究是符合道德的。

三、人体实验的道德原则

人体实验是现代医学发展的前提。随着近代实验医学的产生和发展，为人体实验创造了良好条件和安全保障。医护人员在进行科学化的人体实验研究时，应遵循以下伦理原则。

（一）知情同意原则

知情同意是指受试者完全了解实验目标及危险性之后，所做的自由决定。我国《执业医师法》第二十六条规定：医护人员在进行实验性临床医疗时，应当经医院批准并征得患者本人或者其家属同意。知情同意在伦理学上意味着人的尊严不可侵犯，患者的权益不可忽视，每个正常的成年人都有权做出自己的决定。任何采用欺骗或强迫手段，或利用经济诱惑而取得的同意，都是违背知情同意原则和侵犯患者尊严的不道德行为。若受试者同意后又撤销原来的意见，仍应给予正确的治疗。实验前必须把实验项目的内容、方法、预期效果、潜在的危险性讲清楚，受试者同意后要立字为据，方可进行实验。

（二）维护利益原则

任何实验都必须首先考虑和维护受试者的利益，不能只顾及医学科研而牺牲他们的根本利益。实验前要进行风险性预测，充分估计可能发生的问题，确定对策和应急措施。实验中要有充分的安全措施和周密的医学监护，以保证受试者在生理和心理上受到的不良影响减少到最低限度。一旦发现可能对受试者造成损伤，就应立即中止实验。实验主持者应是具有相当的学术水平、丰富的经验和受过严格训练的医护人员。

（三）增进健康原则

在第 18 届世界医学大会正式通过的《赫尔辛基宣言》中，对人体实验目的的道德标准规定如下：……必须是旨在用以增进诊断、治疗和预防等方面的措施，以及为了针对病因学与发病机理的了解。人体实验的目的是提高医疗水平，改进诊治与预防措施，更好地维护、增进人民健康。凡背离医学目的的任何实验都是非道德行为。因此，为保证人体实验的严谨性和科学性，实验设计必须慎重、严密，经过多次动物实验证实，在取得充分的科学实验依据的基础上，对人体无危害性，并经过有关专家审查论证、有关部门批准后才进行实验。

（四）实验对照原则

施行医疗性人体实验时，常将患者分为实验组与对照组。对照组接受标准治疗，而实验组则接受实验性治疗。人体实验为达到研究上的客观，常采用双盲研究，即实验者和患者都不知患者被分配在哪一组。在进行对照实验时，要特别注意对照组和实验组的齐同性和可比性。分组要遵循随机化原则，即将不同的年龄、性别、民族、文化、社会地位等受试对象分到实验组或对照组。决不能有意将可能治愈的患者分到实验组，将很少有望治愈的患者分到对照组。如果弄虚作假，不仅不可能客观地取得实验资料，得不到正确的科学结论，而且其行为也是不道德的，是有害的。

在开始实验前，医护人员要向患者解释有关实验的性质及危险等，在实验过程中，如果患者身心状态已觉得不可能继续下去，也可以自由地要求停止实验。所以在必要时，尤其病情恶化时，应立即停止实验性治疗，以挽救患者的生命。

严格遵循以上这些道德原则，人体实验就是道德的。而遵循这些原则通过的基础是实验者的医学良心和对人体实验的道德情感。不能将受试者当做动物或机器对待，而是当做亲属对待。使用新药、新技术时谨慎安全；不争个人名利地位，团结协作，群策群力搞好实验；对患者及其亲属负责，既考虑当前效果，又注重长远影响，实验设计符合科学要求。只有这样，才能解决人体实验中的一些难题，保证与医学研究深入同步发展。

第二节　克隆技术

一、克隆技术的概念及发展历史

（一）基本概念

克隆一词来自希腊文“KLON”，意思是指由嫩枝通过无性繁殖长成另一棵树，现指生物体通过体细胞进行的无性繁殖，以及由无性繁殖形成的基因型完全相同的后代个体组成的种群。克隆通常是利用生物技术由无性生殖产生与原个体有完全相同基因组织后代的过程。科学家将人工遗传操作动物繁殖的过程叫克隆，这门生物技术叫克隆技术，其本身的含义是无性繁殖，即由同一个祖先细胞分裂繁殖而形成的纯细胞系，该细胞系中每个细胞的基因彼此相同。

（二）克隆概况

广义的克隆现象在自然界中很普遍。春天里，人们剪下植物枝条，扦插到土里，不久就会发芽，长出新的植株，这些植株是由遗传物质组成的完全相同的植株，这就是克隆。还有将马铃薯的块茎切成许多小块进行繁殖，由此而长出的后代也是克隆体。所有这些都是植物的无性繁殖，或称为克隆，它非常普遍，几乎每个人都曾见过。在动物界也有无性繁殖，多见于非脊椎动物，如原生动物的分裂繁殖、尾索类动物的出芽生殖等。人类中也有克隆，同卵双生子就是彼此的克隆体：由于在胚胎发育早期发生分裂，形成 2 个完全相同的胚胎。目前，世界上有约 800 万同卵双生子，因而已有 800 万的人类克隆体存活在世上。但对于高级动物，在自然条件下，一般只能进行有性繁殖，所以要使其进行无性繁殖，科学家必须经过一系列复杂的操作程序。在 20 世纪 50 年代，科学家成功地无性繁殖出一种两栖动物——非洲爪蟾，揭开了细胞生物学的新篇章。英国和我国在 20 世纪 80 年代后期先后利用胚胎细胞作为供体，克隆出了哺乳动物。到 20 世纪 90 年代中期，我国已用此种方法克隆了老鼠、兔子、山羊、牛、猪 5 种哺乳动物。1997 年 2 月英国的罗斯林研究所的科学家宣布，他们的研究小组利用山羊的体细胞成功地克隆出一只基因结构与供体完全相同的小羊“多莉”(Dolly)，世界舆论为之哗然。“多莉”的特别之处在于，它的生命的诞生没有精子的参与。研究人员先将一个绵羊卵细胞中的遗传物质吸出去，使其变成空壳，然后从一只 6 岁的母羊身上取出一个乳腺细胞，将其中的遗传物质注入卵细胞空壳中。这样就得到了一个含有新的遗传物质但却没有受过精的卵细胞。这一经过改造的卵细胞分裂、增殖形成胚胎，再被植入另一只母羊子宫内，随着母羊的成功分娩，“多莉”来到了世界。但为什么其他克隆动物并未在世界上产生这样大的影响呢？这是因为其他克隆动物的遗传基因来自胚胎，且都是用胚胎细胞进行的移植，不能严格地说是“无性繁殖”。另一原因，胚胎细胞本身是通过有性繁殖的，其细胞核中的基因组一半来自父本，一半来自母本。而“多莉”的基因组，全都来自单亲，这才是真正的无性繁殖。因此，从严格的意义上说，“多莉”是世界上第一个真正克隆出来的哺乳动物，其特点就在于它与为它提供遗传物质的供体——那头 6 岁母羊具有完全相同的基因，可谓是它母亲的复制品。“多莉”的诞生，意味着人类可以利用动物的一个组织细胞，像翻录磁带或复印文件一样，大量生产出相同的生命体，这无疑是基因工程研究领域的一大突破。这标志着克隆人类在理论上是可行的。2002 年 11 月，美国先进细胞公司利用克隆技术成功培育出 6 个细胞的人类胚胎，为克隆人的研究迈出了坚实的脚步。

（三）克隆技术的意义

克隆技术是人类在生物科学领域取得的一项重大技术突破，反映了细胞核分化技术、细胞培养和控制技术的进步。克隆技术是科学发展的结果，它有着极其广泛的应用前景。在园艺业和畜牧业中，克隆技术是选育遗传性质稳定品种的理想手段，通过它可以培育出优质的果树和良种家畜。在医学领域，目前美国、瑞士等国家已能利用克隆技术培植人体皮肤进行植皮手术。这一新成就避免了异体移植可能出现的排异反应，为制造能移植于人体的动物器官开辟了前景，给患者带来了福音。据中国新华社 1997 年报道，上海市第九人民医院整形外科专家曹谊林在世界上首次采用体外细胞繁殖的方法，成功地在白鼠上复制出人耳,为人体缺失器官的修复和重建带来希望。克隆技术还可用来大量繁殖许多有价值的基因,如治疗糖尿病的胰岛素、有希望使侏儒症患者重新长高的生长激素和能抗多种疾病感染的干扰素。克隆技术还可用于治疗神经系统的损伤:成年人的神经组织没有再生能力,但干细胞可以修复神经系统损伤等。在克隆人方面,克隆技术也可能是辅助生殖技术的一个选择,尽管首先是有性生殖。无法生殖的配偶一旦发现其他辅助生殖方式要么无效,要么不能接受时,他们也许会从克隆技术中受益,可解除那些不能成为母亲的女性的痛苦。在体外受精手术中,医生常需要将多个受精卵植入子宫,以从中筛选一个进入妊娠阶段。但许多女性只能提供一个卵子用于受精。通过克隆可以很好地解决这一问题。这个卵细胞可以克隆成为多个卵细胞用于受精,从而大大提高妊娠成功率。另外,克隆技术也可用于检测胎儿的遗传缺陷。将受精卵克隆用于检测各种遗传疾病,克隆的胚胎与子宫中发育的胎儿遗传特征完全相同,它能让配偶避免冒险生育有遗传疾病孩子的状况。一个有线粒体方面遗传疾病的妇女能够选择胚胎体细胞核转移方式,通过移植到共体卵中进行生产,以得到不受遗传影响的婴儿。

二、克隆技术的类型

根据研究水平的不同,人工克隆可分为基因克隆、细胞克隆和个体克隆三种。基因克隆是指在分子(DNA)水平上获得或增殖大量的相同基因及其表达产物,如通过染色体步移技术、扩增技术等都能得到分子克隆。细胞克隆则指通过细胞培养技术等手段获得大量相同的细胞。个体克隆则是经过一系列的操作产生一个或多个与亲代完全相同的个体,这种克隆所用的生物材料可能是一个细胞,也可能是部分组织。

根据对象的不同,个体克隆又可分为微生物克隆、植物克隆和动物克隆。前两者技术难度较低,开展较早,取得了相当的成就,且不涉及复杂的伦理问题,得到了社会的认可和接受。而克隆动物的诞生,因为其引出了人类克隆的问题,所以引起了全社会的关注。

人们通常所讲的人类克隆技术包括两类,一类是以治疗为目的的治疗性克隆,另一类是以克隆人为目的的生殖性克隆。治疗性克隆和生殖性克隆的原理相同,即将体细胞的细胞核与卵细胞核置换,发展成为新的胚胎干细胞,这样,新的干细胞中所带的就是体细胞中的遗传物质。然而,两者也有很大的区别。首先,两者的目的不同,在治疗性克隆中,科学家希望通过胚胎干细胞诱导分化出所需要的细胞、组织或器官,然后用它们去治病救人,而生殖性克隆则是以产生出克隆人为目的。其次,两者进行的过程也不相同,治疗性克隆是在体外进行,而生殖性克隆则必须将克隆胚胎植入母体。再次,两者对胚胎的操作时间也有比较严格的界限,治疗性克隆不超过胚胎发育的第 2 天,而生殖性克隆则是直至其出生。可见,两类克隆的目的和操作过程是不一样的,而对于解决双方争论尤为重要的一点是,两类克隆的最终产品不同:治疗性克隆得到的是细胞、组织或器官;而生殖性克隆则要得到的是生理学意义上完整的个人。

三、克隆技术的伦理问题

人们对克隆人可能带来的社会伦理问题的担心由来已久。诺贝尔奖获得者乔舒亚·雷德贝格博士认为,在哺乳类或人类中完成这项工作绝不会有特殊困难,但是它将人类推到了一场进化上的大骚乱的边缘。法国国家医学科学院在 1997 年通过决议,认为克隆体必将构成对人类尊严的侵犯,它将不再被视为一种目的而成为一种手段,人们不再称其为人,而将其视为一种可供操作的物件,它还与以多样性为依托的生物法则格格不入,正是这一多样性促进了人类的进步。综合起来考虑,人们认为克隆人可能带来如下一系列的伦理问题。

(一)用人体来做实验时产生的伦理问题

克隆人的过程中,首先需要将一个体细胞的细胞核取出与一个去掉细胞核的卵子结合,然后将这个卵子植入母体发育。这里首先有一个人的胚胎实验问题。国外某些伦理学家认为这侵犯了人的胚胎的权利,特别是当这种研究用于非治疗性目的时更是如此。人类繁衍至今,还从来没有自己通过技术制造自己,那只是传说中的女娲和上帝干过的事情。这样做产生的后果是什么？人们怎样去把握它？这些都需要伦理学做出深入的研究,规避技术可能带来的重大灾难也正是现代伦理学的任务之所在。

当把这个进行无性生殖的卵子或胚胎植入母体让他成长发育时,其他一系列的伦理问题就又产生了,这主要涉及妇女和儿童的权益与尊严问题。在用动物做实验时，一些动物保护主义者和一些伦理学家认为这给动物带来了痛苦，伤害了它们的感情。对人来讲，这个问题就更加突出。如果用人体来做实验，可能伴随着大量的流产问题，这将给这些妇女带来痛苦和伤害；也可能克隆出比例很高的不正常人，如怪胎、生理上有遗传缺陷的人，这些不幸的事情事先难以预测和阻止。而这些都会给当代人类或下代人及社会带来痛苦和负担。这和生物医学伦理中的不伤害原则发生了冲突。这些问题的解决需要技术的大幅度提高和完善。

（二）有关人类价值的问题

即使现代分子生物学技术可以使人的基因得以重组优化而能够复制出一些社会精英来，可是克隆技术是一把双刃剑，既然能复制出正面人物，也同样能复制出反面人物。克隆技术也可能被一些别有用心的人用来复制出大批可以加以利用的人来，这样他就充当了造物主的角色，克隆出来的人成了他的工具，从而人的价值和尊严也将荡然无存。从伦理学来看，这种克隆人导致的人自身不被看做是目的，而沦落为一种工具，无疑是对人的尊严的一种挑战。康德认为人“要这样行动，以便将人类，包括你自己及其他所有的人，永远只当作目的而不是单纯的手段”。而这种目的的克隆技术正是将人当做工具和手段，是不符合伦理学原理的。从技术价值的角度来看，科学技术是人类征服和改造自然的工具，是用来为全人类谋求福祉的，它的价值也在于此。现在用克隆技术产生出个别人要加以利用的人来，这样的话，人性即将被改变，科学技术对全人类的价值将不复存在。

马克思主义创始人关于人的价值的思想，正是从批判将人工具化、手段化，把人降格为物的角度提出的。马克思抨击私有制（尤其是资本主义）贬低人的价值和尊严时写道：“对我来说，你是生产那在我看来是目的的物品的手段和工具，而你对我的物品也具有同样的关系。我们每个人实际上把自己变成了另一个人心目中的东西；你为了占有我的物品实际上把自己变成了手段、工具、你的物品的生产者。”显然，马克思反对将人工具化、手段化。马克思主义主张人的尊严应当受到尊重，认为它是历史的产物并且随历史的发展而发展。马克思强烈批判资本主义的工业社会将人异化为机器的奴隶，成为少数人谋取利益的工具，而认为人类本身的自由和全面发展应该是人的自身的目的或人的本质。马克思说“一个种的全部特性、种的类的特性就在于生命活动的性质，而人的类特性，恰恰就是自由的自觉的活动”。当克隆技术成熟的时候，人们能不能正确使用它来为人类服务，从人出发而复归为人，以人为本，这将是对人们的考验。

（三）当代人的选择和克隆人的社会定位问题

从理论角度讲，人们可以使用基因重组技术将人们认为是好的性状的基因组合起来，从而产生出理论上最优秀的人。在这里一个伦理问题又产生了，所谓的“好”是人们当代的理解，是人们自己现时的标准。下一代人具有同样的理解吗？答案是否定的。德国著名哲学家伽达默尔阐述了视界的不同和变化的问题。有无数不同的视界，造成不同的理解和判断。而又绝不会有封闭的视界。在他看来，“人类生活的历史运动在于这个事实，即它绝不会完全束缚于任何一种观点，因此，绝不可能有真正封闭的视界。倒不如说，视界是我们悠游于其中，随我们而移动的东西”。所以现在的人们认为是“好”的特征未来的人们可能并不接受。举一个例子来说，唐代妇女以胖为美。如果以这种审美观点克隆胖美人，当她长大后发现不被人认为很美，她乐意吗？克隆技术为人们提供了选择的可能，但是这种选择的权利人们怎样去使用？人们能做好造物主吗？准确的答案和方法目前还没有。在人类进化的若干年中，正是由于遗传具有不确定性，才构成了对人类的重要保障，以防止任何可能发生的出于他人意愿或目的、对个人命运进行预定的行为。如果早就能对个人命运进行控制，人类社会现在究竟是什么样子我们不得而知。出于对人类负责的态度，使用克隆技术要慎之又慎。克隆人如果真的产生出来了，如何处理各种社会伦理关系将显得十分尴尬。假定一对夫妇使用丈夫的遗传物质克隆了一个小男孩，那妻子是这个小男孩的生身母亲吗？如果说是，小男孩并不带有她的遗传物质。而说不是，他确实由她所生。而对于丈夫来讲呢？小男孩是他儿子呢？还是另一个他自己？这样，世代的秩序和个人身份的确立被打乱了。而这种秩序和定位是构成人和社会的最基本的部分，每个人都历练于其中，如果这种秩序和定位产生了混乱，人和社会的意义将发生偏移。这个问题如何解决呢？对这些问题，还没有一套社会认同和接受的伦理规范。

总之，克隆技术给人们带来了各种各样的伦理问题，许多问题是以前没有遇到过的，甚至有些是根本性的问题。和对待其他事情一样，对待克隆技术有两种极端的态度：一种是恐惧，一提到克隆人，想到它可能带来的严重后果，便谈虎色变，避而远之，坚决禁止；另一种是对新事物表现出强烈的兴趣，不惧怕后果，不顾各种阻挠，大力发展。这两种做法都不可取。后者遭到了社会有识之士包括许多科学家在内的反对，而前一种态度则貌似一种理性的负责的态度，实则不然。技术是能禁止的吗？伦理原则必须要固守以前的框架吗？

第三节 植 物 人

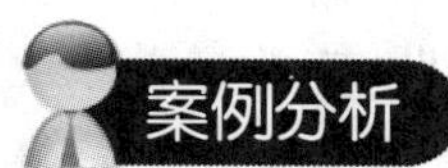

张某因一起严重的交通事故致脑部严重外伤住进某市的一家大医院。医护人员尽最大的努力抢救了她，生命虽然保住了，却从此进入漫长的深睡之中，成了只有微弱呼吸和心跳、没有感觉和思维的植物人。从进院之后的1年零8个月里，她一次次走向死亡，又一次次被医护人员救回来，医生们想尽了一切措施，先后为她进行了6次大脑手术，但她终究无望恢复健康了，在病床上整整躺了7年。据有关人士介绍，其花费的医疗费用已近百万元。如果患者家属要求撤除治疗或提出不再用人工喂饲的决定时，医护人员该作何反应？在什么条件下可以放弃对植物人的治疗？

一、植物人的概念

植物人(vegetative being)在国际医学界又被定义为“持续性植物状态”(persistent vegetative status 简称 PVS)，是与植物生存状态相似的特殊的人体状态。处于这种状态的患者大都是因颅脑外伤或其他原因，如溺水、中风、窒息等大脑缺血缺氧、神经元退行性改变等导致长期意识障碍，除保留一些本能性的神经反射和进行物质及能量的代谢能力外，认知能力(包括对自己存在的认知力)已完全丧失，无任何主动活动，又称植质状态、不可逆昏迷。植物人的脑干仍具有功能，向其体内输送营养时，能消化与吸收，并可利用这些能量维持身体的代谢，包括呼吸、心跳、血压等；对外界刺激也能产生一些本能的反射，如咳嗽、打喷嚏、打哈欠等；但机体已没有意识、知觉、思维等人类特有的高级神经活动；脑电图呈杂散的波形。植物人与脑死亡是两个完全不同的概念，脑死亡指包括脑干在内的全脑死亡。脑死亡者，无自主呼吸与心跳，脑干反射消失，脑电图呈一条直线。但植物人的部分大脑，包括脑干，尚未完全丧失功能。尽管一些患者的大脑皮层和丘脑遭受了严重创伤，但却依然能觉醒、睁眼或微笑。对待植物人，是提供各种营养维持这种状态，还是放弃对其生命的维持，尚有争议。

二、植物人的伦理问题

现代医学为人类带来了福音，但也使人们面对极为艰难的伦理选择，特别是对植物人，他们没有意识，也没有沟通能力，所有需要都依赖于他人。从植物人的生命质量来看，植物性生命是低质量、低价值的生命，且进入永久性植物状态后，恢复的概率近乎为零，若耗费大量人力、物力去维持这种生命，不仅会增加他人、家庭、医学和社会的沉重负担，对植物人本身而言，也没有任何意义。因此，对植物人放弃救治，似乎是理智的。但如果提供足够的营养和水分，他们又可以生存更久。看到一个人，特别是自己所爱的人，处于这样几乎没有希望康复的状况下生命慢慢地衰微，是令人痛苦的事。基于这样的理由，允许植物人死去似乎是十分仁慈的。但也由此产生了“法律是否允许拔去植物人的进食管，终止对他们的救治，让他们死去？什么条件下及什么人有这样的决定权？”等问题。人们认为，当植物人已经脑死亡，也就不存在是否继续救治的问题。因为当植物人进入永久性植物状态的时候，法律应当认为其法律人格已经终止，那么，法律也就应当允许他自己根据自己的预先指示或者其意定监护人或其法定监护人决定，是否终止救治，但是这种决定必须满足一定的条件和程序。

(一)对植物人终止救治的伦理依据和法理依据

对于永久性植物状态的植物人终止救治,即使是法律不承认其已经丧失民事主体资格,那么,在伦理上和法理上也都存在充分的依据。

1. 伦理上的依据 患者有权对自己的身体终止治疗。任何人都是其身体的主人。所有的人都有义务尊重他人的人类尊严以及自由、生命、人格的统一;根据人类自律性原则,患者对于自己的肉体将被如何处置当然有着不受限制的自己决定权。事实上,当一个身患绝症者在精神上和肉体上都遭受沉重打击和折磨时,仍然以人工方式毫无医学意义地延长其存活时间,实际上是延长其受折磨的时间。而对这样的患者所实施的所谓治疗实际上已失去治疗的目的,而是对患者痛苦的延长,对其躯体的持续的侮辱,是无谓消耗卫生资源。一个垂死的或已知身患绝症的患者对自己生命的质量和意义有最深的了解,对死亡这一事件有最终的决定权。因此,患者基于自决权,对其所患之病有权决定是否放弃治疗,即使放弃治疗会导致其死亡,而且这种权利是绝对的。因此,对植物人放弃救治,在伦理上是可以得到有力的辩护的。

2. 法理上的依据 患者放弃治疗或拒绝治疗权在许多国家的立法中都有明确的规定,如 1988 年澳大利亚维多利亚州的《医事法》等。美国医院协会也于 1973 年 1 月通过了"患者权利宣言",其中第 4 条规定,"患者在法律准许的范围内,具有拒绝治疗的权利,并拥有被告知他的拒绝行为的医学后果的权利",即承认了患者具有拒绝治疗的权利,但必须是在法律允许的范畴内履行。尽管在我国现行立法上还没有这种明确的规定,但是,依据我国的法理以及实践,也都是有充分的依据的。对于陷入绝症的癌症患者放弃治疗,实行消极安乐死,法律也没有予以禁止。例如,王明成请求为其母实施安乐死,而被检察机关以故意杀人罪提起公诉,后被法院宣告无罪释放。2000 年 11 月,王明成也被查出患有胃癌并做了手术,2002 年 11 月,癌细胞扩散到身体其他部位,2003 年 1 月再次住院治疗,6 月他要求给自己实施安乐死,但没有任何医生敢为其实施安乐死,于是,他在绝望中于 7 月出院回家,拒绝治疗,于 8 月的某天凌晨在痛苦中离开人世。这一案例是对安乐死制度的悲壮的呼唤,也是对患者拒绝救治权利的认可,因为没有任何法律规定患者不得拒绝治疗。

(二)植物人终止救治的条件和程序

对植物人终止救治必须满足一定的法律要件。对于放弃治疗的形式要件,各国一般规定较为宽松,口头、书面均可。对于实质要件,法律上要求必须是成年人并且心智健全的人,在没有欺诈、胁迫、不当影响的情形下,才能作出放弃治疗的有效决定。由于植物人丧失意志能力,因此,法律面临的主要问题是,植物人可以终止治疗吗?在何种情况下可以终止治疗?谁有权作这样的决定?植物人终止救治必须满足以下条件和程序。

1. 医生出具永久性植物状态诊断 必须是医生运用现代医学知识和技术对患者病情作出准确的永久性植物状态诊断的植物人,才可以终止治疗。处于永久性植物状态的人,他们虽具有所有的人类基因组,并且有一个人体,但他们的脑的主要部分已经死亡,他们没有或者已不可逆地丧失了意识经验能力、丧失了与社会互动的能力。更重要的是,他们的意识恢复率极低,只有 1%～6%。而对于植物状态和持续性植物状态的植物人患者,由于其苏醒的可能性较大,康复率达 11%～41%,因此,应给予其充分的时间予以积极治疗,而不可轻易终止其治疗。

2. 必须有本人的预先指示或者监护人的决定 必须经永久性植物状态患者本人预先指示或其意定监护人或法定监护人的同意。具体情形如下。

首先,如果永久性植物人对自己的健康护理和终止救治有明确的预先指示,则其监护人和医生应尊重他的意愿。在预先指示中所作出的指示比一般的委托书具有优先性,预先指示不因指示人变为无行为能力人或者已经丧失了法律人格而被撤销。但预先指示的内容如果是拒绝治疗,则不适用于以下情况:即拒绝因危害该人的生命而危害胎儿的生命。也就是说,如果植物人处于怀孕状态,则不能对植物人终止治疗,主要是为了保护胎儿的健康成长。

其次,如果永久性植物人对自己的健康护理和终止救治没有预先指示,则其法定监护人有"代作决定权",但这种代作决定权须具备一定的条件。美国法律规定,对无望治愈的临终患者最后是否放弃治疗,首先必须以患者本人的意志为依据,医生必须忠实地执行患者本人的意志。在患者无法表达意志的情况下,可由监护人代替患者表达意愿。可以代表患者表达意志的次序如下：患者的配偶、患者的子女、父母、患者生前信任的亲朋好友、患者的律师等。但监护人的意见和决定必须以医生或监护监督机关的意见为基础，医生要充分介绍医学的进展现状及病情现状，并作出准确、客观、符合患者实际病情、最大利益的医学建议，监护监督机关本着保护患者最大利益的立场，协助作出有关植物人权利处分的伦理意见。

3. 法院的最终决定权 如果对植物人是否终止救治，监护人、监护监督机关、医生意见不一致的，则最终应由法院判决。

法院作出决定的依据如下：一是医学基础；二是最佳利益标准，法院的判决要从整体上体现患者的最大利益。这种利益的考量既包括医疗因素，也包括社会经济问题、患者的潜在发展、可以得到的长期护理资源及患者可能具有的未来的评估；三是替代性的判断标准，即作出决定的人试图把自己置于患者的地位，进而考虑患者将会作出的决定。

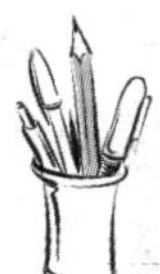

本章小结

（1）人体实验根据不同的标准可以分为不同的类型。通常根据人为因素参与的情况，将人体实验分为天然实验和人为实验两大类型。人体实验的伦理问题包括实验对象选择中的伦理问题、参与研究人员的动机问题、征求同意的伦理问题及双盲研究中涉及的伦理问题。医护人员在进行科学化的人体实验研究时，应遵循知情同意原则、维护利益原则、增进健康原则、实验对照原则。

（2）克隆技术的伦理问题包括当代人的选择和克隆人的社会定位问题、用人体来做实验时产生的伦理问题及有关人类价值的问题。

（3）植物人的伦理问题包括植物人终止救治的条件和程序及对植物人终止救治的伦理依据和法理依据。

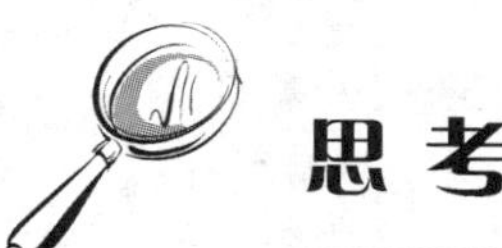

思考题

1. 人体实验分为哪些类型？目前最常用的是哪种分类方法？
2. 人体实验有什么样的伦理要求？
3. 进行人体实验时有哪些道德要求？
4. 什么是克隆技术？进行人类克隆有哪些伦理要求？
5. 植物人终止救治的条件和程序以及伦理和法理依据是什么？

（满志红 但 琼）

第十二章 临终关怀护理伦理

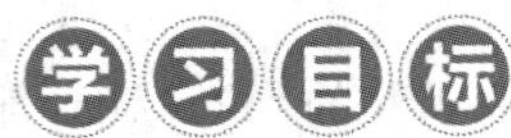

掌握:临终关怀的定义及其主要内容,临终关怀的伦理原则,安乐死的伦理评价。

熟悉:临终关怀的理念,开展死亡教育的伦理意义,临终关怀的护理道德。

了解:临终患者的心理反应,临终关怀的发展,安乐死的含义及安乐死的分类,传统死亡的判定,脑死亡标准的意义。

案例分析

何先生与妻子相濡以沫 30 余年。15 年前,妻子患上了严重的类风湿疾病。何先生为给妻子治病变卖了所有家当,但妻子所患疾病却日渐加重,瘫痪在床,深受病痛折磨。开始时妻子靠吃止痛片止疼,后来止痛片也无效了。妻子看到丈夫如此辛劳,便有了轻生的想法,希望早日了结两个人的痛苦。2009 年 11 月 1 日,妻子再次陷入了疼痛并不停叫喊,她不断哀求丈夫为她结束生命。面对妻子扭曲的面容和撕心裂肺的痛苦,何先生不忍心,决定为其实施"安乐死"。他将家里剩余的十几颗安眠药给老伴服下,而后妻子永远闭上了眼睛。第二天何先生被警方带走。2010 年 5 月,法院一审判处何先生有期徒刑 3 年。

请问:

1. 何先生对妻子实施"安乐死"的行为是否符合伦理道德要求?
2. 结合本案例,请从伦理学的角度分析安乐死的利与弊。
3. 你认为对于极度痛苦且治愈无望的临终患者应如何做才能体现对生命的尊重?

与自然万物一样,人在其一生中总要面对生的疼痛、老的哀伤、病的愁苦、死的悲恸。我们每个人都要经历生老病死,生命终有结束的一天。现代医学尽管提供了优良的诊治和护理措施,医护人员也抱有良好的治护动机,却也阻止不了疾病的恶化,无法减轻患者所遭受的病痛的折磨。对于那些承受着巨大病痛折磨的绝症患者或濒临死亡的生命垂危的患者,作为医护人员,该怎样做才能减轻他们的痛苦,让他们在弥留之际最大限度地保持人的尊严,体面地走完人生的最后旅途,到达"生如夏花之绚烂,死如秋叶之静美"的美好境界?

第一节 死亡观点的转变

死亡是每个生命个体的必然归宿,一生一死构成一个完整的生命周期。死亡质量是衡量生命质量的重要指标。长期以来,人们忌讳谈论死亡,将死亡看成是可怕的事情,并千方百计地以各种方式拒绝死亡的到来。事实上,无论医学怎样发达,人们也不可避免地要面对死亡,人们不能不认真思考,我们应当怎样面对死亡?应当以什么方式走向死亡?如何迎接死亡的来临?怎样才能安乐、无痛苦地死去?现代社会的发展促使人们从科学的视角重新审视死亡。树立正确的死亡观可以使人们科学地认识生命,正确地看待死亡,以平和的心态面对死亡。

一、中外文化的死亡观

(一)中国传统的死亡观

中国的传统文化深受儒家、道家、佛家思想长期历史沉淀的影响,人们对死亡的看法也受到这些思想的影响,因此原始死亡观总是与自然相联系,死亡问题始终是同原始宗教神话紧紧纠缠在一起,地上是人的世界,有生必有死,地下是鬼的世界,黑沉沉、阴森森,令人恐怖。这些形成了原始死亡观的最根本特点——对死亡的反抗和否定,否定死亡的普遍必然性和不可避免性,对死亡始终采取否定的负面态度,甚至不可在言语中对死亡有所提及。原始死亡观的另一重要特点表现在对超个体灵魂不死的信仰,认为人死后会转世为其他生灵。

1. 儒家的死亡观 “未知生,焉知死!”在儒家的死亡哲学里“死”被包容在“生生不息”之中,认为生命是有限的,应将精力首先放在有价值的问题上,思考“生”比研究“死”更有意义,把“生”的问题安排好了,“死”的问题就容易解决了。“死生由命,富贵在天”,儒家较为强调死亡在精神层面及社会层面的意义,最重要的是仁义道德,现实的成仁、成义超过生命的价值。这种从生的意义去谈死,主张就是死也要死守仁义,坚持死节。这一思想有助于人们将死亡升华为一种壮举而坦然接受。

2. 道家的死亡观 道家及道教文化将生生死死推衍得有声有色。道家学者认为,人生不过是从无气到有气,从无形之气到有形之气,从无生之形到有生之形这样一个生命的有序过程,而死亡则是这种演化的回归,将万物归结于“道”。“道”法自然。死亡不再是一场令人震惊、无法理喻的噩梦。因此不以生为喜,不以死为悲。把生存看做是劳苦,将死亡视为安逸。道家死亡观的主要内容如下:死亡对每个人而言都是平等的,人无论贵贱都会走向死亡;死亡是自然之事,人不应该畏惧死亡,应该平静地面对死亡。生时应该珍惜生命,死时可从容面对,要视死如归。

3. 佛教的死亡观 佛教死亡观的核心是六道轮回。死并不是人生的终结,只是暂时地告别人生。今世的生,乃是前世死的再生;今世的死乃是为了来世的生。如果人没有达到觉悟成佛的境地,其生死便会在六道中永无终期地轮回。通过生死轮回来劝人为善,让人从生死轮回中解脱出来,脱离众生,才能享受快乐和幸福。佛教的轮回报应说给予人们以生死问题的一种解脱。

(二)西方的死亡观

德国哲学家马丁·海德格尔认为:“死是生的本质意义,只有死亡才能彰显生命的意义。”人是因为有死的可能及必然才使生活更有意义,更加珍爱生命。心理学家弗洛伊德则坚持用自然科学家的眼光,来审视人生和死亡问题,开辟了当代死亡哲学的“第二战场”。

基督文化中,基督徒由耶稣之死来升华永生的信念。他们认为死亡就是皈依天父。上帝透过圣经向人们启示死亡问题的答案,人的生命不断轮回,永不死亡,而这也是基督教的死亡观。在上帝带领下,基督徒的生命不会经历灭亡。因此基督徒并非是死了,乃是睡了,而且睡了之后还要再苏醒过来,其必死的身躯需要被改变,进入到美善的新天地中,与主永远同在。因此,基督徒对于死亡坦然无惧,甚至还期盼早日离世的死亡。基督文化体现了西方人对于死亡的豁达,成为西方死亡观的文化基础。

(三)现代的死亡观

现代人在探究死亡标准的同时,也对死亡观和人生的意义进行了深刻的反省。归纳起来,现代的死亡观可分为如下5种。

1. 将死亡当做一种自然的归宿 死和生是一种自然的现象,是不可抗拒的自然法则。

2. 将死亡当做一种理想的追求 分为两种情况:一种是把死亡当做追求理想的手段;另一种是有意无意地美化死亡。

3. 死亡是一种痛苦的解脱 死亡只是人生的一个阶段和环节,现世的生存是为了来世的幸福。

4. 死亡意味着生命的终结 生命的宝贵在于它的唯一性和不可逆性,人生就一次,死是一种威慑的力量。

5. 死亡是一件令人恐惧的事情 现代死亡观比传统死亡观更加科学、可靠,更加人性化、更加具有促进社会发展伦理价值。

二、树立科学的死亡观

死亡是生物的本能，是不可违背的自然规律。对于人类来说，避死亡求生存，求得长生不老的理想是完全可以理解的。“死”并不是“生”的彻底对立面，它通过否定的形式来肯定“生”，以各种各样的方式渗透于“生”中。正因为有死存在，生命有限，人们才会认真地地对待一切，才不会“明日复明日”地放弃对生命的追求与开拓进取的精神。于丹教授曾说，儒家给了我们立根的土地，道家给了我们飞翔的天空。人们正是在思考死亡的过程中感悟人生，善待人生，孜孜以求生命的意义。

1. 重新认识死亡，坦然对待生死 恩格尔在《自然辩证法》中阐明：“生就意味着死。”生命是一个有始有终的过程，生与死是相存，有生必有死。死亡是生命的必然的发展的结果。唯有正视死亡，坦然面对死亡，才是正确科学的死亡观。因此在护理临终患者时，护士不仅要树立科学的死亡观，接受患者即将死亡的事实，而且应选择适当的时机劝慰患者坦然接受死亡，勇敢面对死亡。

2. 充实人生价值，无愧死亡到来 司马迁曾说：“死有重于泰山，有轻于鸿毛。”人们认识到生命的有限性和死亡的必然性的同时，每个人应该珍惜有限的生命，努力创造人生价值，尽可能地发出更多的光和热，为他人和社会作出贡献，这是超越死亡的最好方式。这样，当人们在直面人生的同时，才能够坦然地面对死亡，在心理上不惧怕死亡，从而享有生的欢欣和死的尊严，没有遗憾地迎接死亡的来临。

3. 消除迷信思想，正确面对死亡 人们对于死亡的畏惧根源在于宗教和迷信思想，对死后的世界充满了种种臆想，如所谓的地狱、阎王、魔鬼等。但对于死后世界的存在至今尚无科学的证据证实。所以，人们应该正视死亡，摒弃迷信思想，以无畏的态度面对死亡。护士应该用科学的死亡观影响患者，减少其对死亡的恐惧，使其正视死亡。

4. 保持身心健康，平静接受死亡 死亡之所以令人恐惧的原因之一是人在死亡过程中常常经历痛苦的煎熬。濒死者痛苦的呻吟和扭曲的面容无不令人对死亡产生恐惧。因此，护士在护理临终患者时，应注意减轻其身心痛苦，尽可能帮助患者无痛苦地离开人世。

三、开展死亡教育

（一）死亡教育的概念

死亡教育是将有关死亡、濒死及其与生命相关的知识传递给人们及社会的过程，是通过对死亡现象、状态和方法进行客观分析，使人们能够正确地、科学地认识死亡，树立正确的生死价值观。

（二）死亡教育的伦理意义

1. 有利于树立正确的生死观，坦然对待死亡 和其他事物一样，人的生命是一个有始有终的有限过程，有生就有死，死亡是生命的必然发展，是生命的必然归宿，任何恐惧和逃避都无济于事。通过死亡教育可以使人们掌握有关死亡的知识，科学地认识生命，正确地看待死亡，珍惜并善待有限的生命，提高生活质量，赋予生命更高的价值，以平和的心态面对死亡。

2. 有利于人们珍爱生命 面对死亡时，人们可意识到生命的渺小与脆弱。死亡教育可以引导人们珍爱生命，要正确对待生命中产生的困难和不幸，以积极的态度面对生活。死亡教育使人们认识到应该珍惜有限的人生，利用自己的聪明才智和勤劳的双手尽可能多地为社会和他们奉献，努力实现人生的价值，使人生更有意义。

3. 有利于克服对死亡的恐惧和焦虑，科学看待死亡 人们之所以会对死亡感到焦虑、惧怕，原因众多，其中最常见的就是对死后世界的种种不正确的臆想，如“下地狱等”，进而对死亡产生恐惧和焦虑。通过死亡教育，消除有关死亡的错误观念。对临终者而言，死亡教育能够使他们坦然接受死亡现实，最终达到舒适、安详、有尊严、平静的状态。

4. 有利于废除殡葬陋习 错误的死亡认识必然导致人们在殡葬上花费大量的钱财和精力，不仅造成愚蠢的浪费，而且也影响了社会风气。死亡教育可以破除封建迷信和大办丧事等不良习俗，用科学知识消除人们心中的疑惑，帮助人们树立正确的死亡观，维护死者的尊严和形象，促进殡葬改革，废除社会陋习。

5. 有利于促进社会文明 由于精神文明发展的滞后性，使得目前社会上关于死亡还存在着落后和愚昧的认识。开展科学生死观和死亡文明教育，充分发挥伦理学、心理学、社会学等学科在死亡教育者中的作用，有利于形成崇尚科学的新风尚，推动人类社会文明的进步。

6.有利于医学科学的发展 医学的发展离不开尸体解剖。由于旧的死亡观和社会伦理观念的影响，遗体捐献和尸体解剖均面临极大的压力，严重阻碍了医学科学的发展，死后将遗体贡献给医学科学研究和教学，是死者对后人的最后贡献，也是其个人精神境界的升华。

案例分析

2006 年 9 月 29 日，CCTV-10“走进科学”栏目，播出了一起“死人”复活的事件，片中的主人公广西农民梁某，下葬 3 h 后竟奇迹般复活，这到底是怎么回事？

2006 年 6 月 17 日早上，梁某的母亲连叫了身患重病的梁某几声都没见动静，她伸手去探鼻息，梁某已经没有呼吸，再一摸，手脚冰冷，而且都已经僵硬了，所以赶紧准备给他办丧事。6 月 19 日下午 4 时许，装着梁某的棺材开始下葬。晚 7 时许，梁某的妻子李某带着 3 个孩子上坟“回土”，烧纸钱摆祭品，与丈夫作最后告别。就在这时，她和孩子依稀突然听到坟墓里有动静，李某大声叫着丈夫的名字里面竟然有回应。很快，村民们闻信跑了过来，立即挖开坟口的封土，将棺材拽了出来，把梁某从棺材里弄出。

原来这全都是糖尿病惹的祸，梁某其实没有死，是处于一种昏迷或浅度休克状态，在医学上称为假死。

本案例中的梁某并不是真的“死而复生”，而是死亡判断上的错误，说明以呼吸、心跳停止作为死亡判定标准的局限性。

四、传统死亡的判定

死亡(death)是一种生命运动的表现形式，是人的本质的消失，是机体生命活动和新陈代谢的终止。

(一)传统的死亡标准——心肺死亡标准

人们对死亡的认识都保持着这样一个概念：一个人只要心脏停止跳动，自主呼吸消失，就是死亡。临床医学中传统死亡标准是脉搏、呼吸停止及血压消失(心肺死亡标准)，接着是体温的下降。

然而，随着科学的进步，心肺死亡标准受到越来越严重的挑战。人们在大量的医学实践中发现，心死不等同人死。事实上，死亡并不是生命的骤然停止，而是一个连续发展的过程。许多临床抢救病例说明，有些呼吸、心跳停止的患者，在机械复苏条件下，不仅可以复苏，甚至可以痊愈出院。最能说明这一问题的事例如下：1962 年苏联著名物理学家兰道惨遭车祸，4 天后心脏停止跳动，血压降到零，但经医生抢救后心脏恢复跳动，第二个星期，他的心跳又中断三次，每次都又恢复过来，直到 1968 年兰道才最后去世。按照心肺死亡标准规定，兰道已经几度起死回生。这说明仅以心跳停止来断定死亡存在着极大的缺陷。另外，现代的心脏移植手术可以将一颗健康的心脏移植给另一个心脏功能衰竭或丧失的患者；当脑干的损伤不可恢复时，医生可以借助呼吸机和药物来维持患者的呼吸、心跳和血压，但是离开了这些辅助设施，患者就无法自行呼吸，心跳也会随着停止。由于传统死亡鉴定标准对死亡的判定不准确，使得医护人员面对濒死患者时，何时停止抢救陷入伦理困境。对传统的心肺死亡标准必须进行科学的再认识，寻找更能反映死亡本质的新的死亡标准。

(二)脑死亡标准

大量的现代医学研究已充分证明，死亡并不是瞬间发生的事件，而是一个连续进展的过程。人脑是人体生命系统最高中枢所在地，是主宰和协调其他器官活动的唯一器官，是人的生命的主导器官。在脑死亡发生后，机体其他各器官组织会相继出现不可逆转的死亡，机体处于整体死亡阶段。人的大脑一旦出现广泛的脑细胞坏死、脑功能不可逆损害，即使可以继续使用人工心肺机等措施维持心脏的跳动，但最终也无助于大脑机能的恢复，无助于人的意识的维持。正是基于这一客观事实，当今世界的许多国家都在不断深化这样一种认识：即“脑死亡”应当是诊断人类死亡的科学基础。

知识链接

脑死亡是指某种病理原因引起脑组织缺血、缺氧而坏死，致使脑组织功能和呼吸中枢功能达到不可逆转的消失阶段，最终必然导致的病理死亡，也就是脑的功能停止先于呼吸和循环功能停止而引起的死亡。

1. 哈佛标准　1968 年，在第 22 次世界医学大会上，美国哈佛医学院特设委员会为脑死亡下的定义是"脑功能不可逆性丧失"，并以此作为新的死亡标准，并制定了世界上第一个脑死亡诊断标准。四条判定脑死亡标准即著名的哈佛标准如下。

(1)对外界刺激和内部需要无感受性和反应性。

(2)无自主的肌肉运动和自主呼吸。

(3)无反射(主要是诱导反射)。

(4)脑电波平直。

以上四条标准持续 24 h 观察及反复测试结果无变化，而且要排除体温低于 32 ℃和服用过巴比妥类等中枢神经系统抑制剂的病例，即可宣布死亡。

这个标准后来又几经修改，力求既稳妥，又有利于器官移植。在此之后，法国、英国、德国、瑞典、日本也相继提出了各自的脑死亡诊断标准。部分国家采用全脑死亡概念，欧洲部分国家采用脑干死亡概念。

2. 我国脑死亡标准　我国对于脑死亡有一个提高和统一认识的过程。1986 年 6 月在南京召开的心肺脑复苏座谈会上，与会的医学专家倡议并草拟了我国第一个《脑死亡诊断标准(草案)》。1988 年，上海相关学科专家围绕着拟定中的上海市脑死亡诊断标准进行了研讨。1999 年 5 月，中国器官移植发展基金会、中华医学会器官移植分会和中华医学杂志编委会在武汉召开全国器官移植法律问题专家研讨会，与会专家在查阅数十个国家和地区有关器官移植的法律文本和脑死亡标准的基础上，提出《器官移植法(草案)》和《脑死亡标准及实施办法(草案)》。我国《脑死亡判定标准(成人)(修订稿)》和《脑死亡判定技术规范(成人)(修订稿)》已经发布。该标准规范了脑死亡的判定，有助于维护公众的生命健康权益和死者尊严。成人脑死亡的判定标准如下。

(1)判定的先决条件。①昏迷的原因必须明确：原发性脑损伤包括颅脑外伤、脑血管疾病等；继发性脑损伤主要指缺氧性脑病，如心搏骤停、麻醉意外、溺水、窒息等。昏迷原因不明确者不能实施脑死亡。②排除一切可逆性昏迷的原因：如急性中毒(一氧化碳中毒、镇静安眠药、麻醉药、精神药物、肌肉松弛剂等)、低温(肛温 32 ℃)、严重电解质及酸碱平衡紊乱、代谢及内分泌障碍(如肝性脑病、尿毒症脑病、非酮性高血糖脑病等)及休克等。

(2)临床判定。①深昏迷。②脑干反射消失。③无自主呼吸(靠辅助呼吸维持，自主呼吸激发试验证实无自主呼吸)。以上 3 个条件必须全部具备。

(3)确认试验。①脑电图平直，不出现大于 2 μV 的脑波活动，即脑电静息。②正中神经短潜伏期体感诱发电位(SLSEP)试验显示：P14 及其以后的电位消失。③经颅多普勒超声(TCD)显示：颅内前循环和后循环呈振荡波、尖小收缩波或血流信号消失。以上 3 项结果中至少 2 项为阳性。

(4)判定时间：临床判定和确认试验结果均符合脑死亡判定标准者可首次判定为脑死亡。首次判定 12 h 后再次复查，结果仍符合脑死亡判定标准者，方可最终确认为脑死亡。

(三)脑死亡标准的伦理意义

1. 有利于确定死亡　传统心跳和呼吸停止的死亡标准，由于其局限性，并不是判断死亡的可靠标准。大量研究和临床实践证明，真正的脑死亡患者是无法复苏的。脑是人的思维载体，脑死亡后作为人的本质特征的意识和自我意识已经丧失，有意义的个体就不复存在了，有利于维护生命的尊严，有利于防止出现真死与假死混淆的情况。脑死亡作为死亡标准在临床中的应用具有重要的医学、伦理学、法学和社会学意义。

2. 减轻了患者家属等待和无望的痛苦 让患者死得有尊严，在伦理学上更体现了对人的尊严。对于无任何生还希望的脑死亡患者继续治疗，以药物和机械进行呼吸的维持，虽然延长了他们的存活时间，但并不能使他们起死回生，对于患者生命是没有意义的，甚至是负价值的，增加了家属的经济和心理负担。

3. 有利于卫生资源的合理利用 现代医疗技术手段的广泛应用，可以维持脑死亡状态患者的呼吸和心跳。维持这种毫无意义的生命会在数日内消耗大量的卫生资源，浪费大量的医疗经费，影响了有限的卫生资源的公正分配，也不符合伦理道德。脑死亡标准确立后，不再对处于脑死亡状态的患者实施无意义的救治，这不仅大大节约了卫生资源，而且也有利于死者家属的利益和维护死者的尊严，具有明显的伦理价值。

4. 有利于器官移植的顺利开展 脑组织对缺血、缺氧最敏感。当脑组织因缺氧而导致脑死亡，其他器官、组织仍然保持生命力，依照脑死亡标准对供体作出死亡诊断，就能及时摘取有用器官或组织，供器官移植用，从而提高器官移植的成功率。脑死亡者可以捐献体内活的器官救助更多的生命，这是死亡者对于人类的最后奉献，也是爱心的最后奉献。

5. 促进社会文明及社会科学的发展，减少法律纠纷 现行法律以心肺功能停止作为死亡判断标准，妨碍了法律的正确实施；在道德上科学地确定人的死亡时间，使医生对患者承担救死扶伤的义务有了明确的结束线，有助于防止和处理此类医疗纠纷，正确实施法律。同时，脑死亡标准的确立，有利于转变过时的伦理观念，摒弃消极、落后的传统习俗，树立科学的死亡观念，将丰富和更新人文社会科学的内容，促进其文明发展。

第二节　临终患者的护理伦理

一、临终患者的界定

临终是指疾病末期或意外事故造成主要器官的生理功能衰竭，生命活动走向完结，进入不可逆生命末期至临床死亡前的生命状态。临终患者通常是指运用现代医疗技术手段已无法治愈，生命处于临终状态，濒临死亡但尚未死亡者。

目前不同国家对临终期限有不同的规定，如：日本将预计只能存活 2 至 6 个月的患者称为临终患者；美国将预计只能存活 6 个月以内的患者称为临终患者；而在我国将估计仅能存活 2 至 3 个月的患者称为临终患者。

二、临终患者的心理反应

临终患者不仅是生理上遭受各种痛苦和折磨，通常也会经历特殊的心理过程。

（一）否认期

当患者得知自己病重即将面临死亡时，常常没有思想准备，极力否认，拒绝接受事实，其心理反应为：“不，这不是真的！不可能是我！一定是搞错了！”继而会四处求医，怀着侥幸的心理，希望是误诊。否认在此阶段患者的心里如同一种缓冲剂，能减轻心理上的压力，是正常的心理防御机制，大多数患者短暂否定，极少数永久否定，直到死亡。

（二）愤怒期

患者通常会生气、愤怒、怨恨、嫉妒，产生“这不公平，为什么是我！”的心理反应。内心的不平衡，病情逐渐加重，患者会出现愤怒不安，无端生气，抑制力下降，不通情达理，百般挑剔，无端指责或谩骂别人，患者常迁怒于周围的人，向医护人员、家属、朋友等发泄愤怒。

（三）协议期又称讨价还价阶段

此期间患者愤怒的心理消失，开始接受现实，患者希望尽可能延长生命，以完成未尽心愿，并期望奇迹出现，常表示“如果能让我好起来，我一定……”。此期间患者变得非常和善、宽容，对病情抱有一线希望，能积极配合治疗。

（四）忧郁期

病情进一步恶化，症状逐渐加重，治疗已经无望时，患者往往会产生很强烈的失落感，身体衰弱，精神疲惫，表现为情绪低落、消沉、退缩、悲伤、沉默、哭泣等，甚至有轻生的念头。患者常要求会见亲朋好友，希望有喜爱的人陪伴，并开始交代后事。

（五）接受期

此时，患者能正视死亡，一切未完事宜均已处理好，等待最终的分别，因而变得平静、安详。患者因精神和肉体的极度疲劳和衰弱，故常常处于嗜睡状态，他（她）们的兴趣和感觉都已消失，不再抱怨命运，不再呻吟，惧怕孤独但不愿吵闹，静静等待死亡到来。

三、临终患者护理伦理

临终护理是指对处在临终状态的患者实施的护理，是一种不按正常的程序开展护理工作的特殊服务，已经从以治疗为目的转变为以对症处理为主要目的。临终护理主要是减轻患者痛苦，改善患者症状，做好患者的生活护理和心理护理，提高生存质量。

1. 尊重临终患者的权利 尊重原则是临终护理工作的根本原则之一。尊重患者主要表现在尊重患者的人格，尊重患者在医疗决定上的自主权。临终患者生命结束以前仍享有如同其他患者的同等权利，正因为他（她）即将告别人生，许多要求对他（她）来说仅仅是最后一次。所以除了满足人最基本的生理需要外，临终患者同样需要友爱、同情、关心、温暖，需要尊重个人的权利和利益。护理人员应以高度的责任心、深厚的同情心服务于临终患者，以亲切诚挚的态度去安慰临终患者，维护患者的人格和价值，尊重患者的意愿，使临终患者感觉到自己仍然在被人们所关注，帮助临终患者建立新的心理平衡而安然离开人间。

2. 同情和关注临终患者的家属 在治疗过程中，家属所起的作用无法代替药物的治疗作用，但在治疗过程中临终患者能否处于最佳心理状态，家属的作用并不可忽视。当家属了解到临终患者的病情已经无法挽回时，精神上受到沉重的打击，同样会受到沮丧、抑郁、悲伤等不良心理的困扰。对此护理人员要能够设身处地给予理解，让家属了解病情，在不违反医院制度的前提下，尽量满足临终患者及家属的合理的愿望，协助临终患者顺利度过生命的最后时刻。护理人员要注意做好其思想工作，主动关心引导他们，以减轻心灵上的痛苦，并向他们宣传家属情绪与患者健康的关系，宣传生与死的客观规律，以及临终阶段提高生命质量的重要性。护理人员要适当提供他们与患者单独接触的时间，鼓励他们与患者交谈，指导家属参与到对患者的护理过程中，并提前交代家属准备后事，促进亲属的心理适应过程，鼓励他们战胜心理危机，促进其心理的健康发展。

第三节　临 终 关 怀

生、老、病、死是每个人都无法摆脱的自然规律。帮助临终期的患者减轻临终的痛苦，坦然地面对死亡，是每个护士的重要职责之一。在当代，临终关怀是指对生存时间有限（6个月或更少）的患者提供护理，以减轻其生理痛苦和心理恐惧，其目的既不是治疗疾病或延长生命，也不是加速死亡，而是改善患者临终的生命质量。它是一门新兴的边缘学科，涉及医学、心理学、社会学、护理学、伦理学等众多学科。它从无到有，从陌生到为社会了解，在社会发展进程中默默地发挥着无法替代的作用，像黑暗中温暖的火苗，让每个临终患者在有限的时光里安详地、舒适地、有尊严而无憾地走过人生旅程的最后一站。

案例分析

赵可式博士是中国台湾成功大学护理系副教授，15岁时曾因脑神经纤维瘤休学住院。手术前，姐姐带来平时难以吃到的巧克力和苹果，小小年纪的她，第一次感受到了死亡带来的痛苦与恐惧。赵可式身上的手术瘢痕尚未痊愈，其母亲突然病逝。看着医生把母亲的遗体丢在不锈钢的台车上时，她开始思考生命的意义。在问过姐姐和神父后，她决定献身接近生与死的护理事业。最终促成她选择临终关怀事业的，是其父亲的逝世。她年迈的父亲罹患慢性阻塞性肺疾病并发肺炎。赵可式在医院 24 h 地照顾父亲，为父亲吸痰、拍背、翻身、喂食。虽然父亲的体重临终时只为 29 kg，但身上皮肤完好。她从而感悟到，对临终患者的护理那么重要。赵可式决定出国进修，并到世界上最早的安宁医院——英国桑德斯医师创办的圣克里斯朵夫安宁医院学习。回到台湾后，赵可式与一批志同道合的医师为安宁医疗奔波，经过他们长期的共同努力，2000 年 5 月中国台湾通过“安宁缓和医疗条例”。安宁病房被正式纳入台湾全民健康保险并按日计酬给付，越来越多的医院开始将安宁照顾列入服务范围。

一、临终关怀的含义及特点

（一）临终关怀的含义

临终关怀，按照世界卫生组织（WHO）的定义是指当疾病已无法治愈时，对患者进行积极完整的照顾。处理疼痛及精神、社会和灵性问题是很重要的。临终关怀的目标是达成患者与其家庭的最佳生活品质。临终关怀是对临终患者全方位地实行人道主义的一种服务措施。它使临终患者在人生的最后历程中感受到人间的温暖，体现生命的价值、生活的意义、生存的尊严，体现了对临终患者尊严与人格的尊重，也有助于提升患者在最后阶段的生命质量。

（二）临终关怀的来源

临终关怀（hospice）一词源自英文，原意是“招待所”、“济贫院”、“小旅馆”，起源于中世纪，当时是指设立在修道院附近为朝圣者和旅行者提供中途休息和获得给养的场所。当这些人因为病重濒临死亡时，会得到教士和修女的治疗和照顾，死亡后也会得到妥善的善后处理。随着现代临终关怀浪潮的兴起，这个词的词义也在逐渐改变。现代的 hospice 则专指那些为减轻临终患者在精神、情感和身体上的痛苦而向他们提供各种关爱措施的相关医疗机构。

现代意义的临终关怀始于 20 世纪 60 年代，英国的西塞思 · 桑德斯博士将护理学和医学、社会等结合起来，于 1967 年在英国伦敦创办了世界上第一座临终关怀护理院，即著名的圣克里斯多弗临终关怀医院，成为临终关怀运动开始的标志，被公认是“点燃了世界临终关怀运动的灯塔”。此后，美国、日本、法国、加拿大、南非、荷兰、挪威、瑞典等 70 多个国家相继设置了临终关怀机构。

（三）临终关怀在我国的发展

我国的临终关怀事业开始于 20 世纪 80 年代。1988 年天津医学院在美籍华人黄天中教授的帮助和各方面的共同努力下，成立了天津医学院临终关怀研究中心。它标志着我国已跻身于世纪临终关怀的研究与实践行列。同年 10 月上海建立了退休职工南汇护理医院，成为我国第一家临终关怀机构。

尽管临终关怀在我国起步较晚，但其在几十年内得到快速发展，与医学发展、临终关怀的特点和我国社会文化背景有着密切的联系。当今人类疾病谱已发生了根本变化，恶性肿瘤、心脏病、脑血管病已成为人类死亡的主要原因。这些疾病发展进程相对缓慢，医疗费用高、患者生命质量差，临终关怀以减轻患者痛苦为目的，以照料而非治疗为主，既能减轻患者痛苦，也能减轻社会和家庭的压力和负担，并让临终患者在充满温馨的环境中，保持尊严、无痛苦、无遗憾、安宁地告别人世，在一定程度上满足了患者及其家属的实际需求。

然而，尽管临终关怀发展迅速，但在实践中也遇到了很多现实问题，比较突出的就是资金的来源问题。由于现有的医疗体制尚未将临终关怀服务全部纳入医疗保险范围，因此部分临终患者因无法承担相关费用而享受不到临终关怀服务。同时一些临终关怀医院也因资金、人员、政策等问题经营困难，艰难维持。此外，与国外临终关怀医院相比，我国一些临终护理医院还存在着条件相对落后，缺乏专业医护团队，临终服务人员素质参差不齐、护理力量薄弱等技术问题，导致总体服务水平不高。临终关怀事业的发展不仅需要医疗专业人员的努力，更需要政策制定者、管理人员、社会团体及各界人员的关心与支持。

（四）临终关怀的特点

1. 服务对象和内容扩大化 收治的对象不仅包括晚期癌症患者或患有类似疾病身心正遭受痛苦煎熬

的临终患者，还包括这些患者的家属和亲友。患者普遍背负较大的心理负担和经济负担，而家属难以接受失去亲人的事实，因而在社会生活则表现出一种紊乱的无序状态，需要医护人员对他们进行适当的指导、关怀与慰藉。

如何控制临终患者的病痛，提高生命质量，维护患者的生命尊严和价值，如何满足临终患者的基本生理需要，如何了解临终患者的心理要求、最大限度维护患者权利，如何调控临终患者及其家属、亲友的心理，做好他们的情绪安抚护理，给予慰藉、关怀与帮助，如何发动社会各界的关心和帮助，按需要为临终患者及其家属提供不同形式的物质和精神援助，这些都将是临终关怀的服务内容。

2. 服务机构和形式多样 我国临终关怀主要以三种机构组织形式为对象提供服务，分别是独立型临终关怀院、普通医院中设置的临终关怀病区和家庭型临终关怀服务中心。

(1)独立型临终关怀医院。拥有齐全的医疗、护理设备及一定的娱乐设施，配备有注册护士、内科医生、社会工作者及法律顾问等组成的典型临终关怀照料队伍。其规模一般不大，床位数一般控制在30～50张。北京松堂临终关怀医院就是典型代表。

(2)普通医院中设置的临终关怀病区。该类型病区利用了普通医院现有的物质资源，划出一个病区收容临终患者。这种形式的临床关怀机构具有投资少、启动快的特点，是我国目前采用最多的组织形式，典型代表有上海南汇老年护理院的临终关怀病区。

(3)家庭型临终关怀服务中心。家庭型临终关怀服务又称临终居家照护、临终家庭病房，这种类型的临终关怀服务满足了部分临终患者希望在自己熟悉的环境中得到亲人、朋友的更多关怀和照料，温暖地度过人生的最后阶段的需求。由医生、护士等组成的临终关怀团队将有组织、有计划地每天到患者家里进行健康指导，为临终患者及其家属提供各种所需的临终关怀服务。这种服务形式的最大特点就是最大化地突显了患者家属在照护患者中的重要作用，典型代表有李嘉诚先生投资的疗养院。

3. 以照料为中心 当患者的病情确实处于不可逆的临终状态，一切的医护治疗和照护努力都无法改变死的结果时，对于临终患者来说，关注的重点不是如何治疗，而是以缓解痛苦、支持疗法和全面照顾为主。此时他们更多需要的是关怀、照护，而不再是疾病的治疗。这种照料以重视患者个人实际需求为前提，而不是完全按照工作人员的治疗程序去实施。因此，护理人员为临终患者创造家庭般的温暖环境，提供细致而周到的生活照料和贴心呵护的心理关怀，尽可能满足患者的需要，提高生活质量。

4. 共同面对死亡 有生便有死，有死才有生，这是不可抗拒的自然法则。死亡意味着生的终点，也因此凸现出生的意义，让生命焕发出耀眼的光彩。因此，从事临终关怀的工作人员自己首先应该正确认识生死，从容面对死亡，只有这样，才能教育指导临终患者坦然面对死亡、接受死亡，珍惜生命。

(五)临终关怀的内容

临终关怀是对临终患者全方位地实行人道主义的一种服务措施，使患者在有限的剩余时间里尽可能地提高生活质量。临终关怀不强调平时医院中经常进行的各项检查和治疗，也不追求可能给患者增加痛苦或无意义的治疗，但要求医护人员以熟练的业务和良好的服务来帮助患者减轻疼痛，控制相应的躯体症状。与安乐死不同，临终关怀不促进患者的死亡，也不延迟患者死亡。其主要内容如下。

1. 满足基本需要 基本需要的满足对每一位患者都是最重要的。临终关怀最基本的工作就是了解患者物质需求和精神需求，并向他们提供必要的帮助，例如，遵照患者饮食习惯，提供家庭式餐饮。当一位患者长期卧床，长时间没有洗澡或洗头时，他最需要的就是有人协助其沐浴或洗头。当一位患者难以入睡时，他最需要的就是给予镇静安眠药物，以帮助入睡。护理人员应详细了解患者的各种需求，才能按其所需，提供有针对性的服务。

2. 缓解症状 主要是控制疼痛。临终患者在生命的最后阶段最感痛苦和恐惧的问题是难以承受躯体疼痛的煎熬，导致其生活质量大大降低。因此减轻患者心理上的恐惧，肉体上的痛苦是临终关怀服务的重要内容。临终患者已经不存在治愈的问题，因此基本上不控制止痛剂，一般在疼痛开始时即给止痛剂，做到随时适量应用，使患者尽可能减轻疼痛，使患者舒适。

3. 照料临终患者的日常生活 临终患者在面对死亡时，承受着躯体和精神的折磨，生活质量较低。护士应根据患者的生活习惯和爱好，合理安排其日常生活，丰富生活内容，增加生活情趣，如与亲友聊天、品尝美食、看电影、欣赏音乐等。

4. 满足患者的心理需求 临终者的心理活动和机体疾病一样复杂，患者不仅面对机体上的病痛，而且还要与精神上的抑郁搏斗。护理人员要真心体会他们面对死亡时的孤独感，在安慰患者时，不能不着边际地盲目安慰。护理人员要有高度的同情心和亲切感，关心患者的病痛，耐心听取患者的倾诉，热情安慰患者，鼓励患者说出内心忧虑和苦恼。同时，要以良好的态度、语言、表情和行为去影响和改变患者的情绪，帮助患者解决实际问题，并主动取得亲朋好友和全体家属的配合，共同积极参与心理疏导工作。

5. 创造适宜的休养环境 作为临终患者最后驻留的地方，临终关怀医院应是一个温馨和谐的大家庭，周围充满拥有勃勃生机的植物和鲜花，营造一个温馨、舒适、安静、整洁的环境，使临终患者以安宁的心态走完最后的人生旅程，在一定程度上也可以缓解家属的悲伤情绪。

6. 关怀家属 作为临终患者的家属即痛苦又辛苦，不仅要夜以继日地照顾患者，而且还要遭受巨大的精神痛苦和诸多问题的困扰，如精神支柱的崩塌、生活平衡的紊乱等。临终关怀的内容不仅仅是让临终患者安详、舒适、有尊严地走完人生，更为重要的是为临终患者的家属提供专业指导及社会和心理方面的支持，帮助他们适应失去亲人的生活，尽量减少痛苦，顺利度过居丧期。

二、临终关怀的理念及伦理价值

（一）临终关怀的理念

现代医疗体系中，皆以治疗为重点，以治愈疾病和延续生命为目的。临终关怀则始终坚持以提高临终者及其家属的生活质量为宗旨，向他们提供一种具有家庭氛围的照护措施，让其尽可能舒适、没有痛苦地走完生命最后一程。临终关怀的理念强调照护为中心、重视生命的品质、减少患者临终前生理和心理的痛苦，为临终患者营造一个安逸、有尊严、有希望的生活。

临终关怀的理念得到了很多人的赞同，李嘉诚先生就曾在一家他赞助的宁养院致词中说道："能够为一个身心被病魔折腾的人，送上一服止痛药、一丝温暖、一份关心，他们肉体的痛苦马上立竿见影地止住，心灵同时得到滋润，这时何等高贵的工作。"

（二）临终关怀的伦理价值

1. 体现了对生命的尊重和终极关怀 临终关怀从患者的实际需求出发，帮助其减轻身体上的痛苦和精神上的折磨。同时让患者享有人间的温暖、社会的尊重、精神的照护及亲情的关怀，通过提升临终者生命最后阶段的质量，体现了对人生命的尊重。

2. 有利于卫生资源的公平分配 对于那些毫无康复希望的晚期绝症患者来说，实施的不惜一切代价的、以延长生命为目的的救治往往不仅增加了患者的痛苦，也加重了患者家属的经济负担，更浪费了大量宝贵的医疗卫生资源。临终关怀旨在减轻患者的痛苦，而非延长生存的时间。接受临终关怀服务可以减少医疗费用，可使这些宝贵的卫生资源用于多数有治愈希望患者的常规治疗上。因此临终关怀服务有利于卫生资源的合理配置。

3. 促进了社会的文明和进步 当一个人身患绝症，处于临终期时，他需要来自各种力量的关心和帮助，而社会也有责任给他们提供相应的关心和帮助。临终关怀的发展，也是符合我国国情和社会道德要求的。在一定意义上，它也是我国医疗卫生事业在新的历史条件下贯穿"尊老敬老"传统的体现。

临终关怀所倡导的关爱思想，正在吸引着社会上愈来愈多的个人和团体参与这项事业。他们给临终患者及家属以全面的关怀，使愈来愈多的临终患者享受人间的温暖。同时，从事临终关怀的医护人员通过长期围绕临终患者而工作，道德水平得以提高，并可能影响到整个医疗卫生行业人员的道德水平。因此，临终关怀促进了社会文明。

三、临终关怀的护理伦理

（一）临终关怀的伦理原则

1. 以临终者为中心的人道主义原则 临终护理不以延长患者生命或治疗疾病为目的，而是以患者提高舒适和提供全面的照护为根本任务，关心、爱护、体贴患者，尊重患者的人格，诚心诚意为患者减轻痛苦，以提高患者在临终阶段的生命质量。首都医科大学的志愿者在临终关怀医院建立"爱心小屋"，定期到病房安慰患者，与他们聊天，给他们唱歌，给他们梳头、剪指甲，带去儿女般的关心。

2. 适度治疗原则 临终阶段以治愈为主的治疗已转变为以护理照料为主，以对症治疗为辅的全方位服务。这种方法关注的重点不是如何治疗，一切无意义的治疗手段，只会让临终者遭受更多肉体和精神上的折磨，此时，他们更多需要的是关怀、照护。医护人员应立足人道主义关怀精神，向临终患者提供以全面照护为手段，重视患者个人实际需求为前提，尽量按照患者和家属的需求去进行护理，尽最大努力提高患者的临终生活质量。

3. 尊重临终者生命的原则 临终者的生命照顾是容易被忽视的。可能有人认为，已经病入膏肓的人的生命是可以被忽视的，但是生命仍然是生命，要向对待正常人一样对待临终者的生命。临终患者有权要求尊重他们的生命，有权参与决策、决定自己切身的医疗问题；有权避免忍受肉体被插管、急救的痛苦；有权要求看护者具备同情心、细心及相关知识，并了解自身的需求；有权要求死后能维持身体的神圣庄严。

4. 全面关怀的原则 临终关怀的目的是让去者能善终，留者能善留，患者安静地、有尊严地死去。古语曰：死者何辜，生者何堪？对所爱的人的死去，我们由震惊而哀伤、绝望，对已故者的感觉由悲转怒，进而出现抑郁、哀伤等情绪。护理的目的是对临终患者及家属进行的全程护理，尊重患者的意愿和权利，关爱和照护临终者的家属，尽可能为其提供必要的咨询并切实帮助其解决一些实际困难。在临终患者去世后，护理人员做好善后工作，提供必要的心理疏导和居丧服务。临终关怀涵盖了所有的生理、心理、社会、精神的需要，一直持续到丧亲悲伤阶段。

（二）临终关怀中的护理道德

临终护理是临终关怀工作的重要组成部分，与对普通患者进行的常规护理行为有所区别。它是一种与普通程序不完全相同的护理行为，有其特殊性，主要体现在以下几个方面。

1. 要求护士具有强烈的责任心 临终关怀提供的是 24 h 全天候的全方位护理，不论白天、黑夜，只要患者需要，护士就应第一时间出现在患者身边，提供所需的护理服务；而且在实施护理时，要始终保持认真谨慎的态度、一丝不苟的工作作风，因为哪怕一个小小的疏忽，对临终患者来说，都有可能引起致命性的严重后果。这些都要求护士必须具备强烈的责任心。

2. 要求护士具有宽容、豁达的工作心态 患者在得知自己已身患绝症、无药可救、只能等待死亡降临时，或多或少都会出现情绪的波动，甚至表现出过激的言行，无缘无故发脾气等。对待患者这些不理智的行为，护理人员应换位思考，设身处地地理解患者经受的身心痛楚，体谅他们因生病出现的性情失常，用宽容大度的胸怀去包容，帮助其尽快从愤怒中解脱出来，以积极的心态接受必要的辅助性治疗。

3. 要求护士具有丰富的自然科学知识 临终关怀是一项复杂的生理与心理护理工作，需要受过专业训练的工作人员通过运用科学的心理辅导方法和高超的临床护理技术，尽量减少临终患者及其家属的心理负担和生理痛苦，这就要求护士除掌握普通医护知识和技能外，还要加强临床心理学、社会学、生命伦理学等方面知识和技能的学习，使自己成为临终护理专业人员服务中的合格成员，能较好完成各项护理任务。

4. 要求护士尊重临终患者的生命尊严和权利 《注册护士伦理法典》提出"当患者的生命不能再维持时，护士应通过减轻痛苦、维护尊严和宁静的死亡方式帮助达到完好状态"，所以护士应特别注意要尊重临终患者的生命尊严，允许他们保留自己的生活方式和信仰，参与治疗、护理方案的决定及死亡方式、临终场所的选择，严格保守他们的隐私等。

认同死亡、接纳死亡、超越死亡是临终关怀的基本诉求，临终关怀背后主要蕴含的是死亡关怀，而死亡关怀背后蕴藏的是生命关怀和人性关怀。临终关怀不仅提升了患者的生存质量，更多彰显的是生命的尊严、人性的光辉及社会文明。

第四节 安乐死的伦理讨论

近代医学科学的迅猛的发展，导致人类的疾病谱发生了根本的变化，肿瘤、心脑血管等慢性病已取代烈性传染病，成为主要死亡的原因。这些疾病使得死亡过程延长，特别是晚期癌症患者临终前非常痛苦，渴望以无痛苦的方式尽快结束生命，于是人们开始关注新的死亡方式——安乐死的问题。

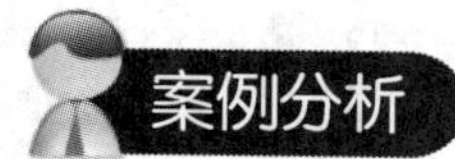

1986 年，陕西某印染厂职工王某为身患肝癌晚期绝症的母亲夏某申请“安乐死”。当时夏某垂危，因剧痛难忍，她喊叫着要摔下楼死掉，其痛苦的呻吟整个医院的三层楼都听见。王某和妹妹跪求医生，让其母亲安乐死，主治医生浦某同意为他母亲注射了 100 mg 的复方氯丙嗪。夏某凌晨 2 点安静离开了人世。之后，王某和主治医生浦某被陕西汉中人民检察院以故意杀人罪提起公诉，并刑事拘留。17 年后王某得了胃癌，加上哮喘等各种病魔近两年的折磨，原来 60 kg 左右的他消瘦至 30 kg 左右。西安交大第二医院确诊他已经到了胃癌晚期，并无法治愈。2003 年 2 月王某正式向医院提出了安乐死的请求。但是医院的答复是国家没有立法，不能够实施。王某无法像母亲那样安静地走过。2003 年 8 月 3 日凌晨，王某在痛苦挣扎中带着遗憾停止了呼吸。

请问：

1. 结合本案例，请从伦理学的角度分析安乐死的利与弊各是什么？

2. 你认为对于极度痛苦且治愈无望的临终患者应如何做才能体现对生命的尊重？

一、安乐死的含义和分类

（一）安乐死的含义

安乐死一词由英文转译而来，其中古希腊语词根“eu”意为“容易、良好”。“euthanasia”一词的原意是没有痛苦地死亡。安乐死的现代含义则是指对于现代医学条件下无法挽救其生命的濒死患者，医生在本人或者其直系亲属真诚的要求下，为减少患者难以忍受的剧烈痛苦而采取适当措施，提前结束患者生命的行为。

1985 年出版的《美国百科全书》中提到，在临床实践中，安乐死包含 5 层意思，即必须是“患不治之症的患者”；必须是“处于垂危濒死状态”；必须是为了解脱患者在精神上和躯体上的极端痛苦；必须有患者的遗嘱或口头表达及家属的要求；必须用人为方式使患者在无痛苦状态下度过死亡阶段，从而终止生命。

应特别强调指出的是，安乐死是人的生命过程中死亡阶段的一种良好的状态及达到此状态的方法，而不是人的一种死因或一种致死手段，不具有杀人目的。安乐死的本质不是决定生与死，而是在于避免死亡时的痛苦折磨，尽量使濒死者获得舒适和幸福的感受，维持死亡时的尊严。

安乐死必须满足 3 个条件：患者必须患有绝症，濒临死亡且正遭受身体和精神的极端痛苦；患者本人在神志清楚且没有任何外来压力的前提下提出实施安乐死的要求；这种要求必须是明示的方式，采用书面的遗嘱或在一定的见证人在场的情况下做出的口头遗嘱。消除痛苦是安乐死的终极目标。

（二）安乐死的类型

1. 主动安乐死 对符合安乐死条件的患者，采取促使患者死亡的措施，加速患者的死亡，称为主动安乐死又称积极安乐死。主动安乐死是根据垂死患者或家属的要求，有意对不可逆转的患者采取某种处理方法，以某些方式或措施提早结束患者的生命，如注射药物、给予过量的镇静药等，让其安然、舒适地死去。由于医生无权给患者开具死亡处方，护士为患者注射致其死亡的药物又是违法行为，所以，主动安乐死就成了安乐死立法的主要难点。基于这一点，主动安乐死只能在道义上得到人们的认同，但在实践中却难以实施。

结合患者的意愿和执行者的不同，人们又将主动安乐死划分为三类。

第一种是自愿——自己执行的主动安乐死。当患者得知自己所患的疾病在现有的医疗技术条件下不能得到根治，病情又在进一步恶变，死亡的来临已成为无法避免的事实，为了缩短死亡过程和减少死亡中的痛苦，患者根据自己的意愿，并由患者自己执行加速死亡的方式而结束自己的生命。

第二种是自愿——他人执行的主动安乐死。这是一种患者在无法忍受病痛折磨、而医学又对此疾病无可奈何的情况下，由患者自己提出借助某些无痛苦医学手段和措施，主动结束其痛苦的生命或加速死亡过程的要求，由医护人员或法律规定的人员执行。

第三种是非自愿——他人执行的主动安乐死。这是患者没有或无法提出安乐死请求，由医护人员或法律规定的人员提出并执行的主动安乐死。采取这种主动安乐死，常以患者的生命不再有意义为前提，或已认定患者若有表达自己意愿的能力或是对自己的行为选择有判断力，一定会表达出求死的愿望为前提。

2. 被动安乐死 又称消极安乐死，是指在现代任何医疗措施对某些严重疾病均已无能为力的情况下，对垂危患者停止或者撤除维持生命的措施。依据患者是否有安乐死的意愿，被动安乐死又分为两种。

第一种是自愿被动安乐死，即濒死患者有安乐死的意愿，并正式向家属和医护人员提出以安乐死的状态加速其死亡过程，经医护人员的认可后，对其停止一切的治疗和抢救措施，任其自然死亡。

第二种是非自愿被动安乐死，即已处于昏迷或意识不清的临终患者，在其清醒时没有提出过安乐死的意愿，由其亲属或其他人员提出建议，对其停止一切的治疗和抢救措施，任其自然死亡。

对于被动安乐死是否属于安乐死的范畴，目前还存在一定的争议。有些学者认为，被动安乐死仅仅是对患者停止一切维持生命的措施，没有采取消除痛苦的措施，患者的死亡状态未必不痛苦，这与安乐死消除疼痛的目的相抵触。被动安乐死应该只是医学上临终处置的一种方式，患者属于自然死亡。而另一些学者则认为，凭借目前临床使用的镇痛药和镇痛方法，加上适当的临终关怀，可以达到减轻和消除患者身心痛苦的目的，被动安乐死应该符合安乐死的理念。

二、安乐死的立法整体

(一)安乐死立法中的内容

由于安乐死涉及人的生命，具有唯一性和不可逆性。所以，确定安乐死的实施对象和实施程序是一个十分棘手的问题。在安乐死立法中应当规定以下基本内容。

1. 明确规定安乐死的正当目的和宗旨 安乐死的实施只能是为了维护安乐死者的合法权益，减轻患者的痛苦，实行人道主义。

2. 明确规定安乐死的对象 安乐死所针对的只能是不能治愈的疾病且到了该病的末期而又无法忍受特别巨大的痛苦的患者；但不包括无法表示自己意愿的植物人。对植物人实行安乐死被排除的原因是：一是因为植物人无法表示自己的意愿，而他人代为表示意愿，违背了意志自由和个人主义原则；二是侵犯了植物人的生命权，且不符合人道主义和国民善良情感；三是为慎重起见，避免被他人利用其实施非正当目的。

3. 明确规定安乐死的实施主体 必须具有合法的授权即特定的权威性机构，法律所规定的具有一定级别的医疗机构中具有一定资格的特定人员。实施安乐死的方式必须为社会公众所接受，实施安乐死的行为本身不会给患者带来额外的痛苦，不能损害患者的人格尊严。

4. 明确规定违背安乐死操作程序的处罚措施 对于违反操作程序实施安乐死的行为，应当承当相应的民事、经济、行政责任和刑事责任。

(二)安乐死的实施程序

1. 申请程序 当事人在头脑清醒且完全自愿的情况下可以通过口头、书面、录音、录像等方式提出安乐死的申请。申请应由患者本人提出，且有两名亲属和两名医生(包括一名精神科医生)在场为证。在特定情况下其家属可代为申请。

2. 告知程序 患者的主治医生应将其病情的治疗情况、治疗前景、实施安乐死的后果明确且详细地告知患者本人及家属。

3. 审查和通过申请程序 设立安乐死审查批准委员会，负责安乐死的申请、审查和批准。安乐死审查批准委员会审查核实患者的实际病情和痛苦程度，并亲自询问患者申请安乐死的真实意愿。在确认患者为治愈无望且极端痛苦，本人强烈要求安乐死的情况下批准患者安乐死申请。

4. 安乐死的执行 在安乐死审查批准委员会批准安乐死请求后，给予患者一段时间的考虑。安乐死是由安乐死审查批准委员会指定的具有一定资格的特定人员实施。在正式执行前，需要再次确认患者是否确定要接受安乐死。确认无误后，在司法机关人员和患者家属在场的情况下对患者实施安乐死。

5. 备案程序 安乐死执行完毕后必须将所有材料存档，以备审查。

三、安乐死的伦理分析

（一）安乐死的伦理价值

安乐死的发展虽然历史悠久，但由于安乐死涉及的问题比较多，致使安乐死的发展面临诸多困惑。

首先遇到来自医疗界的阻碍。传统观念中，医生救人，延长人的寿命是天职。医生无论以什么手段结束患者的生命，无论是什么情况或者是什么人，都是医疗界无法接受的。英国医学专家约翰·怀厄特尖锐指出"人为死亡不在医学范畴"。他说："大多数医生和健康专家们认为，一旦在临床实践中引入人为死亡，医学的本旨就被改变了。它将变成主观判定谁的生命更有价值"。更大的阻力来自家属的主观情绪。这种情绪往往是超越了理智的。当无治愈希望的患者忍受着病痛折磨时，人们的理智是希望患者早日结束痛苦，而人们的感情则无法接受加速亲人死亡的事实。他们热切希望自己的亲人能够多活哪怕一分钟。然而，无论人们在情感上是多么不情愿，理性上不得不承认安乐死的产生和出现具有必然性，且对社会、患者本人和家属均有较大的伦理价值。

1. 实施安乐死有利于有效资源的合理分配 现代医学科技的发展使抢救危重患者的手段和措施越来越多，有可能使越来越多的已丧失意识且永远不会恢复的无意义生命存活于世，而社会和个人需要耗费大量的人力、物力、财力去延长这类患者的痛苦。目前我国的医药卫生资源还很有限，很多需要并可以救治的人却因医疗费用而得不到治疗而失去生命。若能将这些巨额花费用于改善落后的卫生环境，救治鳏寡孤独者、残疾人、年老体弱者的可治性疾病上，显然将具有更大的社会现实意义。当然，安乐死行为必须以患者的自主自愿为前提，不是说为了节约社会医疗资源就一定要使那些生命不可逆的患者安乐死。需要从尊重患者自主权出发，以符合患者的利益为前提实施安乐死，其根本出发点是人道主义的，客观上实现了社会和家庭的利益，达到了整个社会医疗资源优化配置的效果。

2. 实施安乐死有助于对生命价值的重新认识 安乐死也在促进着人们对生死价值更深一步地理解。通过安乐死，人们从不同角度理解了死亡，开始了对生命质量和价值的考虑与关注，追求"快乐的生、快乐的死"。而在生命价值方面，人们已经不再将生命价值仅仅锁定在"生存"层面上，而是看到了人的价值更主要的是对社会有所贡献。

3. 实施安乐死有利于尊重患者的生命权利 作为人，每个公民的人身权利有生存的权利，同时也应当有选择死亡的权利，尊重患者选择安乐死的权利，其本质就是尊重患者的自主权。当生命个体处于痛苦不堪的濒临死亡状态时，现代医学确实又无回天之力时，奢谈对生命的保护已失去了实际社会意义。这时恰恰需要的是尊重临终患者清醒时所表达的愿望，满足他们人生最后一个要求是人道的。反之，将个人的意愿强加于濒死者，单纯地一味地延长患者痛苦的濒死期，拒绝垂死者及其监护人对安乐死的选择和要求，事实上是不道德，也是对病患生命权利的不尊重。

4. 实施安乐死有利于家属的利益 在绝症患者的家属对患者积极救治、精心照料、尽义务、尽孝道的同时，经济问题也必然要考虑在其中。当绝症患者濒临死亡之际，花费大量的财力仅能维持机体的存活，而且机体生命的继续维持只能增加自身的痛苦，不仅患者本身要承受机体上的痛苦，患者家属往往在探望、护理、抢救等过程中消耗体力、财力，并经受痛苦的煎熬，但放弃救治，社会舆论和自身的情感又不允许，临终者家属常肩负常人难以想象的极大的情感和经济压力。合理、合法地实施安乐死可将患者家属从这种压力和两难的处境中解脱出来，有利于濒死者家属的利益。

5. 实施安乐死有利于医学诊断水平的提高和医生职业责任感的增强 安乐死是一个非常重要和严肃的问题，要求医生切实掌握相关的科学而无痛苦的致死技术，否则就无法实施安乐死。其次，由于安乐死的复杂性和生命问题的严肃性，决定了医生对患者不能轻易地作出绝症的结论，尤其是被动安乐死问题必然会慎之又慎。再次，实施安乐死是具有法律责任的行为，所以只有具有一定诊治医疗水平的医务机构才可具有实施安乐死的权利，这样必然会促进医疗单位的技术竞争，从而促进整个社会医疗诊断疾病水平的提高，这一系列的因果关系决定了科学、合法推行安乐死可促进医学诊断水平的提高和医生职业道德感的增强。

（二）安乐死的伦理争论

由于安乐死观念与现行的道德标准、社会习俗、传统习惯有着较为明显的反差。目前，医学界、伦理界、哲学界和法律界及舆论界对安乐死是否符合伦理道德，是否合法、是否合理，一直有不同的观点，是社会各界争论的热门话题。

1. 赞成安乐死的观点

（1）个人有权处理自己的生命：这种观念主张人道主义，并十分强调个人自主原则。人既然有生的权利，当然也应该有死的权利，包括拥有选择结束自己生命方式和时间的权利。对于生命垂危、身心承受病痛折磨的人，有权选择结束生命的方式，以求解脱病痛对身心的折磨。而安乐死保证了个人在生命最后一刻所做出的对生命的自主和自决的权利。

（2）体现人道主义精神：当死亡不可避免、遭受着痛苦折磨的患者，解除痛苦比延长生命更重要，实施安乐死能够解除人的不幸和痛苦，符合现代人道主义精神，是对人权的保护。

（3）符合社会和家庭利益：对现代医学救治无望的患者进行持续治疗，加重了患者家属和家庭的负担和痛苦，同时也浪费了有限的社会资源，致使许多有望治愈的患者丧失了救治可能，合理、合法实施安乐死可以避免资源浪费，减轻患者和家属的精神和经济负担，同时也节约了社会资源。

2. 反对安乐死的观点

（1）安乐死与医生的职责不相容：救死扶伤是医护人员的神圣天职，从医学伦理学的角度看，医学最大的敌人是死亡，避免死亡才是医护人员治病救人的基本任务。医学研究突飞猛进，今天的绝症也许明天就能攻克。医护人员只能采取积极的措施救治患者，不可促进其死亡。

（2）难以确保患者安乐死意愿的真实性：一旦安乐死被合法认可，会让极度痛苦的患者从心理上出现可以选择死亡以结束痛苦的暗示，潜在影响到患者继续与疾病抗争的勇气，从而导致更多人更轻易地选择放弃自己的生命。另外，会形成贫穷百姓因无钱看病和医治，只能被迫选择安乐死。这将引发社会的不稳定。

（3）违背了生命神圣的原则：反对安乐死最大的理论依据之一是来自宗教传统的生命神圣论。生命是需要尊重的，即便是活着有一些磨难，那也应该勇敢承受，轻易结束自己的生命，是逃避和不负责任的行为，没有人有权力轻易地结束自己的生命，安乐死涉及故意夺取人的生命，因而道德上是不允许的。

（4）导致更多道德滑坡现象：安乐死并非是有同情心的选择，而是一种推卸包袱的不道德选择。如果安乐死合法化，会破坏医患之间传统的信任关系，削弱对临终患者的同情和关怀，会让濒死期患者更倾向于认为自己已经没有任何的生存价值，而选择安乐死才是高尚道德情操的表现，从而迫使他们在良心、责任和义务的压力下选择安乐死，这种情况显然不利于临终关怀的发展。同时，有些学者更担心，一个社会如果允许或鼓励安乐死这样的仁慈杀死，杀人的门槛也就随之而降低，一些心术不正的家属和医生便有可能钻法律的漏洞，为借口杀人开了方便之门，导致道德滑坡并在一定程度上阻碍社会文明的发展。

3. 我国对安乐死问题的态度 目前，在我国安乐死尚没有得到公认和合法化。因此目前我国临床医护人员不能对患者实施安乐死，否则就可能引起法律纠纷。即使患者或家属提出了安乐死的要求，也应慎重考虑。目前人们习惯上是实行终止治疗而不愿意接受安乐死。临床上常见到患者在临终而治疗无望时，患者及家属常常要求停止临床治疗，出院回家。家属这样选择，一是传统道德习惯，尽量让患者死在家中；二是既然无法救治，就不再白白花费，以免人财两空；三是不忍心再看亲人受打针、手术等痛苦。这种主动要求出院回家，实际上就是一种被动安乐死。对于这样的情况，人们并不指责其违反伦理道德。

（三）安乐死的伦理评价

1. 有利原则 安乐死的行为必须是出于对患者利益的考虑。从患者的最佳利益出发是安乐死在道德上唯一应该进行考虑的，它也是人们最容易接受的理由。从世界范围的安乐死案例来看，不论是患者家属、医生、律师，还是法官，都是从患者最佳利益这个基点来考虑的。当死亡已经不可逆时，当已达到医疗极限时，患者无法忍受巨大的疼痛和痛苦，希望能够在医学的帮助下早日解脱痛苦，安宁地、尊严地死亡时，放弃治疗甚至为了解脱患者的痛苦而加速其死亡过程，应该是合乎道德的。

2. 自主原则 尊重临终患者选择死亡方式的权利。当医学的干预与其本人的有尊严的人生相冲突时，患者有权拒绝这样的医学干预，有权依据自己所具有的人身权利，出于减轻病痛折磨的目的，提出安然结束生命的请求，医院对患者的要求予以尊重，并视当时的状况给予满足。英国著名思想家汤因比曾说道："一个人即使还有生命，却已失去了希望时，只要这个人保持清醒的头脑，在反复思考之后仍希望去死，那我们就不能妨碍他。在这种情况下的人如果要求安乐死，就应该满足他的愿望，否则，就是侵犯了他的最宝贵的权利——人的尊严。"

3. 公正原则　对患者实施安乐死的行为本身而言要公正，不能损害患者的利益。它要求尊重每一个社会成员所享有的权利。如果一个人显然是处于无可救药而痛苦又难以忍受的情况，因而想结束这一切，他的权利应该是合乎情理的和公正的。

强调有利原则、自主原则和公正原则的安乐死，不能离开患者的疾病已到不可挽救这个前提。如果疾病可救治，治疗就是主要矛盾，医生在治疗中即使暂时增加痛苦也是道德的。当疾病恶化，死亡不可避免时，主要矛盾就转化为患者死亡中的痛苦。这时，全力解除这种痛苦才是人道主义的体现，才是道德的，而安乐死则是最好的方法之一。这是实行任何形式安乐死都首先必须考虑的。

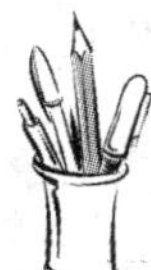

本章小结

死亡是每个生命个体的必然归宿，一生一死构成一个完整的生命周期。树立科学的死亡观，坦然面对生死。珍爱生命，充实人生价值，无愧死亡到来。临终关怀是使临终患者在人生的最后历程中感受人间的温暖，体现生命的价值、生活的意义、生存的尊严，体现了对临终患者尊严与人格的尊重，也有助于提升患者在最后阶段的生命质量。临终关怀要求护士具有强烈的责任心、有宽容、豁达的工作心态，尊重患者的人格，诚心诚意为患者减轻痛苦，以提高患者在临终阶段的生命质量。

安乐死是对于现代医学条件下无可挽救其生命的濒死患者，医生在患者本人或者其近亲属真诚委托的前提下，为减少患者难以忍受的剧烈痛苦而采取适当措施，提前结束患者生命的行为。其本质不是决定生与死，而是在于避免死亡时的痛苦折磨，尽量使濒死者获得舒适和幸福的感受，维持死亡时的尊严。

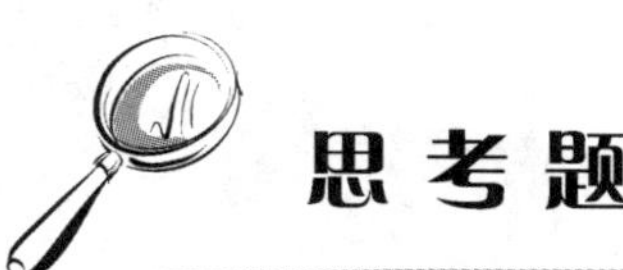

思考题

1. 什么是临终关怀？临终关怀的内容有哪些？
2. 临终关怀的伦理原则是什么？
3. 临终关怀的护理道德是什么？
4. 开展死亡教育的伦理意义是什么？
5. 死亡标准有何演变过程？确立脑死亡标准有何伦理意义？
6. 你是怎样理解安乐死问题的？你认为我国在安乐死问题上是否应该立法？请说明理由。

（罗　杰　胡　锐）

第四篇

护理道德教育与法律

第十三章 护理道德教育与修养

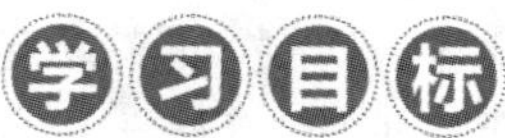

掌握:护理道德教育、护理道德修养及护理道德评价的内容和方法。
熟悉:护理道德教育和护理道德修养的原则和意义。
了解:护理道德教育过程和护理道德修养境界的分层。

护理道德的教育与修养是护理伦理学中十分重要的问题,是形成良好护理道德行为的要素,它们都属于护理人员的职业道德活动范畴,彼此之间相互联系、相互促进。

第一节 护理道德教育

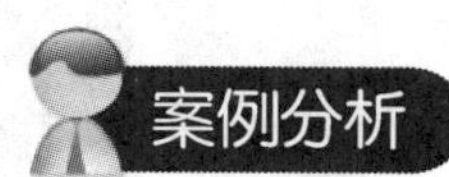

患儿,男,3 岁,因误服 5 mL 炉甘石洗剂到某医院急诊。急诊医生准备 25%硫酸镁 20 mL 导泻,但将口服误写成静脉注射。治疗护士认为,25%硫酸镁能静脉注射吗?似乎不能,但又不确定。又想反正是医嘱,执行医嘱是护士的责任。于是予以静脉注射,致使患儿死于高血镁导致的呼吸麻痹。

请问:

1. 患儿死亡的原因是什么?
2. 该案例中的护士违背了哪些护理道德要求?你怎样看待本案例?

护理道德教育是为了使护理人员接受和遵循护理道德规范体系的要求,并按其价值塑造品德和处理护患关系,而有计划、有组织地对护理人员实施一系列道德影响的教育活动。护理道德教育使护理道德原则、规范转化为护理人员的内在品质,以提高护理思想道德境界。护理道德教育实质上是一个由知转化为行的过程。随着医疗卫生事业的发展和社会主义物质文明、精神文明建设的需要,进一步加强护理道德教育,提高护理人员的自身素质势在必行。

一、护理道德教育的意义

护理工作是医疗卫生工作的重要组成部分,担负着“保存生命,减轻病痛,促进康复”的崇高职责,护理人员良好的护理道德,是提高护理水平,保证护理质量的关键。因此,加强护理队伍的道德建设,具有十分重要的意义。

(一)护理道德教育是培训合格护理人才的重要手段

护理道德教育不仅能使护理人员全面系统了解护理道德基本理论,掌握护理伦理原则和规范体系,自觉加强护理道德修养,而且有助于护理人员形成正确的人生观、价值观和道德观,培养高尚的护理道德情操,成为一个德才兼备的护理人员。

(二)护理道德教育是促进社会主义精神文明建设的重要环节

护理道德是护理实践领域的职业道德,是社会主义精神文明的重要内容。护理道德教育是社会主义精神文明建设的重要组成部分。坚持不懈地进行护理道德教育，能激发护理人员的道德意识和情感，增强护理道德行为的自觉性，提高护理道德品质。同时，护理行业是一个服务性极强的行业，在整个卫生系统中起着窗口的作用，护理职业道德建设的好坏直接影响到卫生行业及整个社会的道德风尚，护理道德教育能带动整个护理领域形成良好的护理道德风尚，进而促进全社会的精神文明建设。

（三）护理道德教育是提高护理质量和推动护理事业发展的重要保证

护理道德是护理专业服务的指南，是护理专业服务质量的有力保证。护理道德教育是使广大护理人员具有高尚道德品质的最有效途径。随着现代社会的飞速发展、科学技术的突飞猛进及医学高新技术的广泛应用，大量的护理伦理新问题也应运而生，这给护理实践带来新的挑战。有效的护理道德教育不仅有助于提高护理人员的责任感和奉献精神，激发护理人员爱岗敬业，在业务上精益求精，而且能帮助护理人员树立正确的伦理观念，指导护理人员正确处理在临床护理、护理管理、护理研究、护理教育等实践领域中的各种伦理关系，提高对伦理两难问题的决策能力，从而为护理对象提供更安全的、高品质的护理服务，进而促进整体护理水平的提高，推动护理事业的发展。

二、护理道德教育的特点

进行护理道德的教育，必须认识和掌握护理道德教育的特点，根据其特点进行护理道德教育，才能收到较好的效果。

（一）理论性和实践性

在护理道德教育过程中，既要强调护理道德的基本知识、基本理论教育，又要重视将知识、理论付诸实践的教育，贯彻理论与实践相结合的原则。理论是实践的指南，只有用护理道德的理论知识指导护理人员，才能规范护理行为并正确处理护理实践中的各种伦理关系。离开护理道德理论指导的实践，往往是盲目的，也不可能将护理人员的道德境界提高到应有的高度；离开实践的护理道德理论，是空洞的，也不能达到护理道德教育的目的。

（二）同时性与选择性

在护理道德教育的过程中，应对形成护理人员道德品质的多种因素同时展开教育，不能只单纯地对某种因素施加影响。实际上，在护理道德认识提高的同时，往往伴有好恶情感加深、遵守道德准则的意志力增强及道德信念的确立。因此，护理道德教育是因地、因人选择最适合受教育者实际情况的内容进行教育。对道德判断力较低的护理人员，应以提高护理道德认识为重点；对缺乏情感的护理人员，应以增强和锻炼道德意志为重点。总之，护理道德教育不是依教育者的主观愿望而定，而是视受教育对象的特殊性而异。

（三）重复性与长期性

护理道德教育是塑造白衣天使思想和灵魂的大工程，绝不是通过一次或几次的教育就可以完成的，是一个长期训练、熏陶、培养和内化的过程。由于外界环境的影响和护理人员自身的思想矛盾斗争，护理人员向道德高峰攀登的过程中会有反复，会出现由低到高的境界层次。

三、护理道德教育的过程

护理道德教育，实际上就是护理道德品质教育。构成护理道德品质的要素是护理道德认识、护理道德情感、护理道德意志、护理道德信念及护理道德行为和习惯。护理道德教育的过程就是上述要素的提高和发展过程。

（一）提高护理道德认识

护理道德教育首要的问题是通过各种教育手段使护理人员提高护理道德认识。护理道德认识是护理人员对护理道德关系及调节这些关系的护理道德原则、规范的理解和接受。通过护理道德教育，使护理人员接受和掌握护理道德知识、原则和规范，从而提高护理人员的道德认识水平。一个长期工作在临床护理一线的护理人员，多数情况下，对专业知识和技能的学习比较重视，而对护理道德的认识程度相对不够，这就与社会的不断发展和“以人为本”的现代护理理念形式了反差。因此，加强护理道德教育，提高护理人员的道德认识水平显得尤为重要。

（二）培养护理道德情感

无论是护理人员还是护理服务对象，都需要人文关怀，都需要情感的滋润。护理人员对护理道德规范有了一定的认识，不一定就能够按照护理道德的原则和规范来抉择行为，这就需要加强道德情感的培养。护理道德情感是护理人员在护理道德活动中对护理道德关系和护理道德行为的内心感受及其态度的体验。情感比认识具有更大的保守性，改变情感比改变认识要更困难。列宁曾说过：“没有人的感情，就从来没有也不可能有对真理的追求。”情感是行为的内在动力，有了这种动力，护理工作才能真正实现身心护理。通过护理道德教育，在提高护理道德认识的基础上，还要注重护士情感的教育与培养，这是形成良好护理道德行为的重要环节，是护理道德教育的重要内容。

（三）锻炼护理道德意志

护理道德意志，是通过生活、学习和社会实践逐步形成的，即通过不断的锻炼而形成的。作为护理工作者，能否达到一定的护理道德水平，取决于其能否主动有意识地加强道德意志的锻炼。护理道德意志是护理人员选择道德行为的决断能力和履行护理道德义务中自觉克服困难和障碍的毅力。坚定的意志是高尚行为的精神支柱，它是一种约束自己不轨行为的能力和激励自己前进的动力。无数事实证明，无论在条件非常艰苦的战争年代，还是在条件十分优越的现在，都需要护理人员具备坚毅果敢的道德意志。可见，通过护理道德教育，在提高护理道德认识、陶冶护理道德情感的基础上，使护理人员自觉地磨炼意志是十分必要的。

（四）树立护理道德信念

在护理道德教育过程中，人们对护理道德义务有了认识，乐于践行，锲而不舍，一以贯之，便会在继续接受教育和躬身实践的基础上，逐渐形成坚定的护理道德信念。护理道德信念是护理人员对护理道德目标、理想坚定不移的信仰和追求。护理人员一旦牢固确立了护理道德信念，就能自觉地、坚定不移地按照自己确定的信念来选择行为和进行护理活动，也能依据自己确定的信念来判定自己的行为和同行行为的善恶。白求恩同志为了中国人民的解放事业，鞠躬尽瘁，死而后已；战斗在非典一线而因公殉职的优秀护士叶欣，为我们树立了光辉的榜样。他们之所以能成为一代英豪而被人民广为传颂，一个重要的原因，就是他们具有崇高的医护道德信念。通过护理道德教育，使护士笃之以念，从而使护理道德具有坚定性和持久性。信念是护理道德认识转化为行为的重要因素和精神动力，因此，使护理人员逐渐树立起护理道德信念，同样是护理道德教育所不容忽视的重要环节。

（五）养成护理道德行为习惯

为了能自觉地按照道德原则和规范来控制行为、抉择行为和评价行为，护理人员必须树立坚定护理道德信念。但是，从更高的要求和深刻的意义上看，真正可以称为具有护理道德行为的护理人员，并非仅仅停留在这种自觉性上，而是要按照护理道德原则和规范去行动，并使这种行为成为自己的日常行为习惯。护理道德行为是护理人员在人际交往中，所采取的有意识、经过选择、能够进行善恶评价的护理行为。而护理道德习惯是建立在高度自觉基础上的自然而然的条件反射。通过护理道德教育，对护士导之以行，并形成道德习惯。护理道德行为习惯是护理道德品质的外在表现，是衡量护理道德品质的重要标志，是护理道德教育的根本目的和最终环节。

综上所述，护理道德教育是晓之以理、动之以情、炼之以志、笃之以念、导之以行的过程，是合乎逻辑和行之有效的护理道德教育过程。通过这种教育，使护理道德得以升华，使护理人员的高尚情操得到陶冶。

四、护理道德教育的方法

科学的护理道德教育方法能促使护士道德品质的形成和完善。因而，在实施护理道德教育的过程中，不仅要遵循护理道德教育的规律，而且方法要灵活多样。以下方法可供护理道德教育选择。

（一）言传身教法

言传，就是通过语言向护理人员传授护理道德基础理论和基本知识，是护理专业学生获得护理道德系统理论和实践教育的主要方式。身教，就是通过护理道德行为向护理人员传授护理道德行为规范，是护理专业学生及执业人员获得良好护理道德行为的主要方式。对护理专业学生而言，护理专业教师和临床指导教师的示范是最好的身教。一方面，在临床见习和实习阶段结合护理实践进行教育，可以检验护理道德的理论价值；另一方面，临床教师的身体力行，会对护理专业的学生起到良好的示范教育作用。

（二）典范教育与案例教育法

典范教育，就是引导护理人员模仿、学习护理道德高尚者的道德行为的一种道德教育方法。它根据人的模仿天性，以一些护理道德高尚的人为榜样，让受教育者去模仿、学习这些护理榜样的品质与行为。

案例教育，就是运用发生在我们身边和现实生活中的真人真事，用所学的护理道德和规范，对这些人和事的思想和行为进行是非、善恶、美丑、荣辱的护理道德判断，展开评论。选择案例时要注意案例的典型性、现实性和深刻的教育性。所谓典型性，是指案例的正反两方面的典型都要具有说服作用，容易让受教育者接受并留下深刻的记忆。所谓现实性，是指案例在时间和空间上的现实作用，在时间上要尽量选择现实中的案例，案例离现实越远，其真实性越差，人们对案例的信服度就会减弱；在空间上要尽量选择受教育者对正面案例通过努力就可以模仿和实践的，反面案例很容易成为警示作用的。所谓深刻的教育性，是指案例对受教育者的教育作用要深刻，案例要使受教育者终身记忆并成为内省的风向标。

（三）法治教育与德治教育法

法治教育，就是通过国家制定的医学相关法律法规对护理人员进行教育。现实社会是法治社会，护理人员的一言一行都要在法律允许的范围内进行，要通过法制教育使受教育者知法、懂法、守法。德治教育，就是通过对护理人员进行护理道德教育，使之形成正确的道德观念和良好的道德行为习惯。法治教育与德治教育相辅相成，共同促进护士道德品质的形成和完善。

（四）护理道德教育与护理实践

护理专业教育与提高护理质量相结合的方法是指教育者在护理实践的全过程中，用一些发生在护理人员身边的或自身的“活教材”进行护理道德教育，使受教育者感到亲切、生动、自然，从而留下深刻的印象，达到心悦诚服的效果，如结合基础护理、整体护理、会诊、查房进行护理质量的检查及对护理工作中出现的差错、事故讨论等，对护理人员进行技术质量方面的检查，找出问题。评议所出现的问题时，注意揭示引发医疗事故的护理道德因素，使护理专业课成为德育和智育相统一，科学性和实践性相统一，寓德育于智育之中的生动课堂。

总之，无论采取什么方法进行道德教育，都应体现以理服人、以情动人、以行感人、以境遇育人的教育原则。坚持循循善诱、合情入理地以理导人的教育原则，必然会发挥情感的巨大感召力。人非草木，孰能无情，只要创造出与高尚风尚相适应的环境、情景，并以强烈的感召力去教育和影响他们，就会使护理道德教育取得可喜的成果。

五、护理道德教育的原则

护理道德教育的原则是指护理道德教育过程中应遵守的准则，也是实施护理道德教育的基本要求和重要依据，它贯穿于护理道德教育的始终。具体原则主要包括言行一致的原则、积极疏导的原则、因人施教的原则和综合一致的原则。

（一）言行一致的原则

在护理道德教育过程中，教育者要求受教育者做到的，自己首先要做到。古人云：“其身正，不令则行；其身不正，虽令不从。”评价受教育者，要“听其言观其行”。护理道德教育的言行一致原则是指护理道德教育既要重视其基本理论教育，又要注意运用护理道德理论解决客观现实存在的问题，做到理论联系实际，做到知行统一、言行一致。

（二）积极疏导的原则

疏导，即疏通引导。积极疏导的原则要求教育者对护理人员进行灌输、引导的正面教育，教育应以理服人、寓情于理、情理结合、启发自觉，并以真诚、信任的态度关心、帮助护理人员，调动护理人员自身的积极因素，使受教育者心悦诚服地接受教育，克服消极因素，将护理道德原则、规范转化为实际行动。

（三）因人施教的原则

为了适应医疗卫生体制改革和社会主义精神文明建设，要求对全体护理人员进行护理道德教育。但是护理道德教育应从实际出发，应根据护理人员道德水平层次不同的状况予以施教，不宜“一刀切”。应从实际情况出发，分层次地施教，正所谓“因人施教”、“因材施教”、“因事施教”，这样才能收到良好的教育效果。

（四）综合一致的原则

护理道德教育的内容是丰富的，方式是多种的，临床护理实践的环境和条件也是多样的。因此，护理道德教育要与其他方面素质教育和各种临床实际因素有机地结合起来，并且要保持道德教育和护理道德教育的前后一致、方向一致，形成合力，避免相互冲突。只有保持各个渠道、各个环节的综合一致性，才有利于护理道德教育的有效性，从而促进社会主义精神文明建设。

第二节 护理道德修养

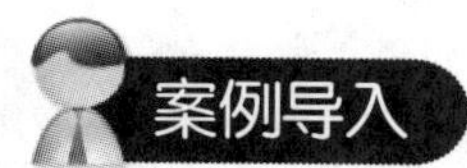

小李，神经外科病区护士，当日中班工作中，某脑外伤术后患者神志不清，气管切开后呼吸道痰液较多，遵医嘱测生命体征每 2 h 一次，随时吸痰。上午 10:00，李护士见患者前几次血压正常，病情较稳定，认为无须再测，于是在特别护理记录单上随便写上血压 110/70mmHg。当患者家属前来请护士吸痰时，李护士正在接电话，并告诉家属可以自己帮忙吸痰。

当 12:30，家属再次报告患者病情，护士才观察发现：患者呼吸道大量血性分泌物，测血压 160/100 mmHg，瞳孔双侧散大。立即报告医生，遵医嘱用脱水剂后瞳孔双侧明显缩小。

请问：

1. 患者发生病情变化的原因可能是什么？

2. 针对此案例，护士应具备怎样的护理道德修养？

护理道德修养是指护理人员在职业活动中通过自我教育、学习护理伦理学知识，将护理道德的基本原则和规范转化为个人内在品质的过程。也就是对照社会主义护理道德基本原则、规范和范畴，进行反省、检查、自我批评和自我解剖，在实践中不断提高自己的道德水平，形成的护理道德情操和达到的道德境界。护理道德修养可以从两个层次进行理解：一是动态的，即按照护理道德原则和规范所进行的学习、体验、对照、检查、反省等心理活动和客观的护理实践活动；二是静态的，即经过长期的努力之后形成的护理道德品质、情操和道德境界。

护理道德修养的内容主要包括护理道德理论的修养、护理道德意识的修养、护理道德行为的修养等方面。

一、护理道德修养的意义

（一）有助于护理人员养成良好的护理道德品行

护理人员职业道德品行的形成是一个长期的过程，护理道德教育是护理人员道德品质形成的外在因素，会受到时间、资源等条件的限制。而护理道德修养是以护理人员个体的自觉性、能动性为前提的，是护理道德教育发挥作用并形成护理道德品质的内在根据。护理道德修养可随时随地进行，护理人员可以随时内省自己的行为是否符合护理道德的要求，从而不断提高自己的道德素质，提高识别是非、善恶及扬善弃恶的能力，达到更高的道德境界。

(二)有利于提高护理质量

护理质量的好坏,主要取决于护理人员全面素质的高低,其中包括了护理道德修养水平。一个道德高尚的护理人员,在护理工作中会表现出高度的责任感,精心护理患者,仔细观察病情,详细做好记录,全身心地为患者服务,甚至不惜牺牲自己的利益。而一个护理道德修养较差的护理人员,在护理工作中很可能会表现出对患者漠不关心,对工作极端不负责任,甚至贻误患者的治疗时机,危及患者的生命。因此,良好的护理道德修养是高质量护理服务的基础和根本保证。护理人员只有加强道德修养,培养起强烈的责任感和使命感,才能圆满地完成本职工作,并献身护理事业。同时,护理道德修养可以提高护理人员道德评价和道德行为的选择能力,正确处理各种人际关系,为服务对象提供安全、优质的护理服务。

(三)有利于优良护理道德作风的形成和构建和谐社会

护理专业的主体是护理人员。如果每个护理人员自觉提高道德修养,养成良好的护理道德品行,那么在整个护理领域,优良的道德作风就会形成。同时,护理职业是社会的窗口行业,是社会主义道德的传播者。和谐的护患关系、护护关系、医护关系是和谐社会的组成部分。当患者在医院、在接受护理服务时,若能感觉到护理道德修养所带来的人间的温暖和真情,就会深深受熏陶、感染和教育。这种高尚的道德就会辐射到社会,带动全社会成员提高道德水平,从而促进社会主义和谐社会的构建。

二、护理道德修养的方法

护理道德修养的方法很多,主要有以下几种。

(一)明确目标,坚定信念

护理道德修养的目标在于不断提高护理人员的素质,强化护理道德意识,使护理道德境界从低级层次向高级层次发展,最终达到克己奉公、无私奉献的护理道德境界。护理人员高尚护理道德境界的形成同人们正确思想的形成一样,只能源于护理实践,坚持理论与实践相统一,在护理实践中磨砺与修养,才能提高护理道德水平。同时,要紧跟护理学科的不断发展,使自己的护理道德修养不断提高。护理道德内容及其修养是无止境的,护士要坚持“活到老,学到老,修养到老”,从而培养和提高良好的职业素质和高尚的道德情操。

(二)不断学习,夯实基础

护理道德修养是一种理智的、自觉的道德活动。它以科学文化知识为基础,以护理专业理论和护理道德理论为指导。随着社会的发展和人民生活水平的不断提高,护理人员要使自己的思想觉悟和道德水平符合时代发展的需要,只有不断学习科学文化知识、专业理论知识和伦理理论知识,加强理论积累,夯实理论基础,才能增强是非、善恶、荣辱观念,提高观察问题和处理问题的能力,从而提高道德修养的自觉性和道德修养的水平,使自己成为具有高尚护理道德修养的护理人才。

(三)躬亲实践,自我修正

护理道德修养来源于护理工作实践,服务于护理实践。护理实践是培养和提高护理人员的护理道德修养的根本途径。护理人员的护理道德修养是在与患者、与社会的各种关系中表现出来的,离开了护理实践,护理道德修养便成了一句空话。因此,护理人员的道德修养是理论与实践的统一。只有通过护理实践活动,才能使所学的护理道德理论、原则和规范与具体护理实践行为结合起来,用实践来检验自己对理论的掌握程度和护理道德本身的正确程度,不断地剖析自己,进一步完善护理道德理论和提高自身的护理道德修养水平。护理人员在护理活动中以护理道德的基本原则和行为规范为标准,要求自己、对照自己,不断进行反思,用符合规范的行为激励自己,发现自己的差错和不足,及时进行纠正。这样,护理人员在不断进行自我教育中,使自己的护理行为得到修正,克服不道德行为,培养并提高自己的道德品质。

(四)重在自觉,达到慎独

护理道德修养能否取得成效,除受客观因素制约外,关键在于护理人员的自觉性及恒心。因此,护理人员在护理实践中不但要脚踏实地进行自我锻炼和修养,勇于剖析自己,敢于自我批评。护理道德修养要求护理人员自觉地反省护理实践中两种道德观念的斗争,自觉坚持全心全意为人民服务的正确道德观,自觉地与“金钱至上”、以医谋私等不正之风展开斗争，自觉接受群众、同行和社会的监督，高标准要求自己。只有这样，才能不断向崇高的护理道德境界迈进。

“慎独”是指护理人员在个人独处、无人监督的时候，仍然能坚持自己的道德信念，自觉地按照一定的道德准则去做的行为。“慎独”是我国伦理学所特有的范畴，它既是道德修养的一种方法，又是道德修养所要达到的一种崇高的道德境界。护理人员要加强护理道德修养，努力达到慎独境界。护理行为是否合乎道德原则、规范，能否认真负责，一丝不苟，谨慎处置，在很大程度上是靠自己的道德修养和信念，靠护理人员的自觉性和责任心。由于种种原因，一些护理人员“慎独”精神淡漠，工作马马虎虎，缺乏责任感和自制力。值夜班或独立工作时，不认真执行医嘱，观察患者病情不仔细，工作偷工减料，更有甚者在做治疗、护理时消毒马虎，不为患者测体温、血压等。有的将本应由护理人员做的事情，推给患者家属，导致护理质量下降，这些都靠护理人员内心的道德信念来调节、控制，这就要求护理人员要按“慎独”的道德标准要求自己，在任何情况下都从患者的健康利益出发，不做有损于患者健康的事，圆满完成自己的护理工作。

（五）加强修养，至善至美

护理人员的道德修养方法，除上述内在的道德修养外，还有外在的仪表和言行的修养。道德修养是通过外在的仪表和言行的修养来展现的，就是说评价一个人的道德品质要看其仪表和言行的修养水平。患者对护理人员的道德评价也是通过其仪表和言行的修养来进行的。因此，护理人员要重视仪表修养、语言修养和行为修养的训练，做到稳重、乐观和善、机智敏捷，以期达到仪表和言行上的善和美。

三、护理道德境界的分层

根据护理人员对公私关系的认识及其态度，将护理人员的道德境界分为四个层次。

（一）自私自利的境界

自私自利的人，数量不多，但影响很坏。这种境界是受剥削阶级道德观影响而形成的。其表现：自私自利，遇事先替自己打算；不安心本职工作，利用工作之便拉关系、走后门，甚至向患者索贿或受贿；在工作上拈轻怕重，推脱责任；对患者态度恶劣，责任心不强。我们绝不能听任这种道德境界在社会中蔓延，应当予以坚决斗争。

（二）先私后公的境界

处于这种境界的护理人员也不多，他们信奉的原则是“奉公守法”、“互惠互利”。她们在工作中，尚且能够考虑患者和集体的利益，但是往往更关心自己的私利，斤斤计较个人得失；服务态度的表现不稳定，责任心和服务质量也时好时坏。当集体利益和个人利益发生矛盾时，常常要求集体利益服从个人利益。如此发展下去，容易致人自私自利、唯利是图的境界，必须帮助其脱离这种境界，向更高层次迈进。

（三）先公后私的境界

这种境界的护理人员是多数。在我国，已构成了护理队伍的主体精神。她们能正确地处理个人与国家、个人与集体的关系，对患者关心体贴，对工作认真负责，能够同舟共济、团结协作。她们也关注个人利益，主张通过自己的诚实劳动和服务获得正当合理的个人利益。当个人利益与患者、集体、国家利益发生冲突时，能把患者利益、集体利益、国家利益放在个人利益之上，能先患者利益、集体利益、社会利益而后个人利益，这种护理道德修养和道德行为具有两重性，在一定的条件下可以转化，放松者下滑为先私后公的境界，进取者可以达到最高层次的境界。

（四）大公无私的境界

处于这种境界的护理人员也是少数，她们具备毫不利己、专门利人的思想境界，具有全心全意为患者身心健康服务和为护理事业发展献身的精神。她们对护理工作极端负责，对患者极端热忱，处处以患者的利益为重，甚至为患者、集体、国家的利益毫不犹豫地作出自我牺牲。他们的高尚行为是自觉自愿的，是始终坚定不移的，无论在任何情况下，都始终如一地践行护理道德准则和规范，已达到了“慎独”的境界。这种高尚的护理道德境界闪烁着共产主义思想的光辉。南丁格尔、王秀瑛等护理先辈都是这种护理道德境界的典范，是我们学习的楷模。

第三节　护理道德评价与考核

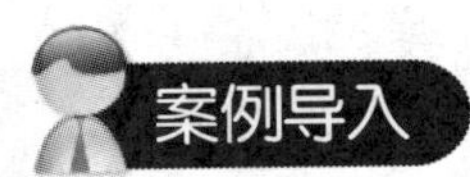

某护理部主任，需在普外科提升一名护士任护士长，已在科室选定了两名护士作为提拔人选。主任找两位护士谈话，要求每人对自己的职业行为和道德行为进行自我评价。根据选拔的内容和标准，护理部主任先在科室中对两人护理职业道德采取多数人参与的内部调查、组织考核评定等方式，并对两名护士进行民意调查。职业道德的评价主要包括爱岗敬业、工作态度，医德医风、遵纪守法等方面的内容。

请问：

1. 该护理部主任采用了哪些方式评价护士的职业道德？

2. 护理道德评价有何意义？

一、护理道德评价与考核的依据和标准

（一）护理道德评价的依据

护理人员的一言一行、一举一动，都出自于内心深处的相应动机和目的。为此，可依据其动机与效果、目的与手段进行护理道德的评价。

1. 动机与效果　动机是指人们行为趋向一定目的的主观愿望或意向；效果是指人们行为所造成的客观后果。在伦理学中，唯动机论者强调动机否认效果，唯效果论者强调效果否认动机。我们要坚持马克思主义的动机与效果辩证统一的观点，评价护理行为时必须从效果上来检验动机，从动机上看效果，把动机与效果统一到实践中并对具体情况作出具体分析。动机与效果相统一的理论，是评价护理人员行为的重要依据。

（1）一般情况下，护理人员好的动机将产生好的效果，坏的动机则产生不好的效果，把动机与效果统一起来，能对护理人员的行为作出客观、公正的评价。

（2）护理行为易受多方面因素的影响和制约。在有些情况下，动机与效果往往不一致，甚至出现矛盾。好的动机有时不一定引起好的效果，不良的动机也可能“阴差阳错”而出现好的效果。在这种情况下，评价护理行为的道德是非，应该联系全部护理实践活动来判断，切不可简单地以效果来判断动机，也不能以动机代替效果。当好的动机产生坏的效果时，就要客观地分析护理人员产生坏的效果的原因，避免简单地以效果否定动机。同样，坏的动机产生好的结果时，就要联系动机分析效果，对这种效果作出公正的评价。

（3）护理人员行为动机与效果的统一基础是实践。对主观动机的检验，不仅要注意效果，而且要坚持在护理实践中全面考察。好的动机产生坏的效果，可以在以后实践中总结经验，不断改进，最终达到动机与效果的统一。坏的动机产生好的效果，也可以在以后的实践中得到澄清与验证，使动机与效果统一起来。

2. 目的与手段　目的是指护理人员经过自己努力期望达到的目标，手段是指为达到这一目标所采取的措施。两者之间既相互联系又相互制约，构成一个对立统一的整体。目的规定手段，手段服从目的。目的与手段的统一，构成了护理道德评价的又一标准。没有目的的手段将失去评价的意义；一定目的的实现总是要借助于一定的手段。进行护理道德行为评价时，要从目的与手段的统一出发，不仅要看是否有正确的目的，而且还要看是否选择了恰当的手段，避免目的与手段相背离而产生片面性的结论。依据目的与手段的相互统一，在选择手段上应坚持三条基本原则。

（1）一致性原则：即选用的护理手段必须与治疗的目的相一致。在护理实践中，护理人员必须配合治疗的需要，尽力为患者创造适合治疗的环境和条件，并根据不同患者、不同病种和不同病情的不同需要采取不同的、行之有效的护理手段和措施，达到减轻痛苦、治愈疾病、恢复健康的目的。

(2)最佳性原则:即对于同一种疾病,存在多种护理手段的情况下,应选择当时当地护理设备和技术条件允许情况下的最佳方案,即疗效最佳、毒副作用和生理功能损伤最小、痛苦最小、耗费最小、安全度最高的护理手段。

(3)社会性原则:即选择护理手段时必须考虑社会整体效果。一切护理手段的选择,在考虑对患者有利的同时,还要顾及整体社会效果。凡是可能给社会带来不良后果的护理手段,既符合患者个人的利益,也要遵照集体主义原则,耐心对患者做解释工作,使患者个人利益服从社会整体利益。既不可随意迁就患者,又要使患者的损失降低到最低限度。坚持社会效益第一,又对患者负责任的护理手段,才是道德的。

(二)护理道德评价的标准

标准是衡量事物的尺度或准则。善恶是道德评价的标准。护理道德评价的标准是善恶在护理实践活动中的具体化。护理道德评价的基本标准如下。

1. 有利 护理道德评价的有利标准主要从以下三个方面来衡量。

(1)是否有利于患者疾病的缓解、治愈和康复:这是评价和衡量护理行为善恶的最根本标准。

(2)是否有利于护理科学的发展:任何有利于护理学科发展的护理行为是道德的行为,这需要护理人员积极开展护理科学研究,摒弃陈旧的护理观念,用实际行动推动护理科学的发展和社会进步。

(3)是否有利于社会的可持续发展:护理是社会的重要组成部分,护理实践活动与社会发展密切相关。护理活动应有利于人类生存环境的保护和改善,有利于人类健康的维护和促进。

2. 自主 自主是患者的基本权利,也是和谐的护患关系存在的前提条件。护理人员应尊重患者自主地决定自己意愿的能力与权利。患者作为主体的人,都应具有人格权利,理应得到护士的尊重与维护,护理人员应当成为患者权益的忠实维护者。是否尊重患者的自主权,是评价和衡量护理人员道德行为的重要标准之一。

3. 公正 公正不仅是社会生活中最重要的道德原则,也是护理道德评价的重要标准。公正是指在人际交往中待人处事公道平等、合乎道理。它包括两层含义:一是指“收益”和“负担”的公正合理分配,又称“分配公正”;二是指平等待人,一视同仁。在护理实践中的公正标准指卫生资源匀配的公正原则及护理人员公正、平等地对待患者。

4. 互助 医学和护理学发展的趋势,越来越需要医护人员之间的相互支持,多学科之间的协同一致,强调个人、集体和社会利益的一致。在护理实践中的互助标准是指多科室、多部门密切配合,其共同的目标是维护患者的健康利益,团结互助。促进医学科学的发展。因此,互助是进行护理道德评价的重要标准。

二、护理道德评价与考核的方法

(一)护理道德评价的作用

护理道德评价对护理人员道德品质的培养、医德医风的建设及社会主义精神文明的建设起着至关重要的作用。

1. 维护护理道德原则和规范的权威性作用 在护理实践中,护理人员的行为是否符合护理道德原则和规范,护理道德评价将对其行为本身和行为结果进行道德价值判断,以确认是否符合护理道德原则和规范。对符合护理道德原则、规范的行为,通过评价给予表扬和鼓励;对违背护理道德原则、规范甚至有玷污白衣天使圣洁的行为,给予批评和谴责。通过评价维护护理道德原则、规范的权威性,也促进了护理道德理论和实践的统一。

2. 价值导向作用 护理道德评价的价值导向作用体现在护理实践活动过程中,其护理行为是不确定性的。它的不确定性表现在护理活动主体差异性和客体差异性。作为护理道德实践活动中的主体——护理人员,对客体——患者采取什么样的护理行为具有选择性。这种选择性取决于护理道德评价,护理道德评价决定着护理道德的行为选择。它约束着护理人员只能选择合乎护理道德评价标准的护理行为,不能选择其他的不合乎护理道德评价标准的护理行为。在选择过程中,护理道德评价起着重要的导向作用。

3. 护理道德教育作用 护理道德评价是使护理道德原则和规范转化为护理道德行为的杠杆和桥梁。

护理道德评价根据护理道德原则和规范，告诉护理人员，哪些护理行为是道德的、正当的、高尚的、美好的，哪些护理行为是不道德的、不正当的、卑鄙的、丑恶的。这种对护理行为进行褒贬裁判，不仅能使护理人员分清善恶界限，而且还能产生对道德行为的赞赏，对不道德行为的憎恨和厌恶，从而激发护理人员强烈的道德责任心和荣誉感，有效地提高护理人员的道德觉悟，促使他（她）们积极地、自觉地按照护理道德原则和规范去选择道德行为，避免不道德行为。

同时，护理道德评价还有深刻的自我道德教育作用。它的自我教育作用是通过深刻的自我道德评价来进行的。这种道德评价更能作用于护理人员的道德情感。它不仅激励护理人员坚持好的，多做符合道德的事，而且当护理人员做了不道德的事的时候，能通过内心反省，来达到自我控制，产生光荣与耻辱的护理道德情感，促使其调整自己的行为，逐步培养高尚的护理道德品质。通过护理道德评价的教育作用，可以使护理道德责任更加明确，使护理人员明辨善与恶、是与非，明确各种护理行为道德与不道德的界限，协调护理活动中的人际关系，形成良好的护理道德风尚。实践证明，一个护理人员护理道德品质的形成和完善，需要护理道德评价去造就，医疗卫生部门良好的护理道德和作风的形成需要护理道德评价去促进。

4. 对护理活动中人际关系的调节作用　护理道德作为护理活动中的行为规范，它的基本功能是指导和规范护理人员的行为，使其按照护理道德要求正确处理护理实践中各种人际关系，从而顺利地进行护理实践活动。护理道德评价的这种调节作用主要是通过道德评价来实现的。在护理实践中，通过护理道德评价，对人与人之间，个人与集体、社会之间，集体与集体、社会之间的行为，做出善与恶、是与非的道德抉择，从而达到调节护理人员与患者和医生、与患者家属群体和医生群体、与其他科室群体和其他社会群体关系的目的，使护理活动中的人际关系更加和谐。

5. 对临床医疗护理重大道德纠纷的明辨作用　随着医学科学和社会科学的不断进步和发展，出现了诸多的社会医学问题，并因此而产生出一些重大的医学道德难题。为此，通过护理道德评价，可以明辨是非，并作出正确的导向作用。例如，对安乐死、“克隆人”的讨论等，只能在进步的医德观念指导下，作出符合人民利益的正确评价，方可促进医学科学和医疗事业的不断发展。

（二）护理道德评价的方式

根据护理道德评价主体的不同，将护理道德评价方式分为社会评价和自我评价两种。社会评价主要是指社会舆论和传统习俗，是一种客观评价力量；自我评价主要是指内心信念，是一种主观评价力量。

1. 社会舆论　社会舆论是公众对护理行为发表的各种议论、意见和看法，表现倾向态度和褒贬情感。它是公众通过某种传播媒介对护理行为施加精神影响，从而达到调控和评价护理行为的目的的一种方式。社会舆论有正式和非正式两种。正式的即自上而下的社会舆论，是国家或社会团体对个人及小群体的舆论影响。非正式的即自下而上的社会舆论，是个人及小群体对国家或社会团体的舆论影响。正式的社会舆论是由一定的国家机关和社会团体通过各种方式，形成有明确目的影响，是社会舆论的主体。社会舆论主要包括国家的报纸、电台、电视、网络，还有卫生部门内部组织的促进护理道德形成的各种活动等。它代表舆论的方向，是社会舆论的主流，对护理道德行为的影响最大。非正式的社会舆论是人们依据一定的道德观念、道德原则或传统习惯而自发形成的舆论。这类舆论是有一定的差异性，它可能是正确的也可能是错误的，可能是集中的也可能是分散的，有的起积极作用，有的起消极作用，这就要求我们对社会舆论要有识别能力，正确对待。

2. 传统习俗　传统习俗是人们在长期的社会生活过程中逐渐形成和沿袭下来的习以为常的行为倾向、行为规范和道德风尚，又称传统习惯。传统习俗在护理道德评价中的功能表现如下：它是评价护理行为道德价值最初、最起码的标准；也是护理道德评价作出的价值判断和准则得以巩固和流行的外在形式。同时，传统习俗并不都是健康的，它既包括优秀的传统美德，也包含有一定的历史沉渣和惰性。因此，对传统习俗在护理道德评价中的作用，要作具体、客观的分析，要区别对待，有所扬弃，取其精华，去其糟粕。

3. 自我信念　内心信念是人们根据一定社会的道德原则、规范形成的对某种道德观念、道德理想的真挚信仰。内心信念是人们对自己的行为进行善恶评价的一种内在力量。个人的内心信念包括正义感、善恶感、责任感、义务感、荣誉感、尊严感等自我意识。内心信念既是指导护理人员行为的导向，又是进行自我道德评价的内在因素。它具有稳定性、深刻性和约束性三个显著特点，是护理道德评价的最基本方式。它表现为：一个人对某种道德义务的真诚信服和强烈的责任感，是深刻的道德认识、强烈的道德情感和顽强的道德意志的有机统一，是人们据以进行道德行为选择的内在动机和道德品质形成的基本要素。内心信念在道德评价中的作用是通过良心来发挥的。在一定的内心信念影响下，会为自己履行了某种道德义务，而感到精神愉悦，心安理得或问心无愧；而当自己做了不符合道德的行为时，会感到内心的自我谴责，羞愧不安。由于内心信念是发自内心的自我评价的动力，它以理智为前提，不仅具有自觉性的特点，而且对自己的行为具有道德的内控作用。它可以激励人们按照自己的善恶观念去支配自己的行为，避免不道德行为的产生。

综上所述，护理道德评价无论是社会评价还是自我评价不是独立存在的，它们相互补充，相互制约，互为依据，相辅相成。社会舆论是现实的力量，具有广泛性；传统习俗是历史的力量，具有持久性；内心信念是自我的力量，具有深刻性。没有社会舆论和传统习俗的外部条件的长期影响，内心信念不可能形成。内心信念的形成与增强，对社会舆论和传统习俗又有着明显的促进作用。三种评价形式相互渗透、相互补充，共同发挥护理道德评价作用。

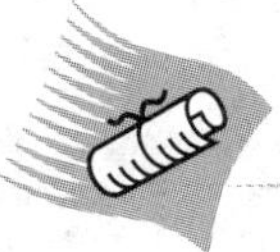

知识链接

护士的素质是指护士应该具备的职业素养。它不仅体现于仪表、风度、动作等外在形象，更体现着护士的道德品质、业务能力等内在素养。护理人员应具备的素质有：要热爱护理专业有；要具有护理专业基础知识和技能；要具有良好的人生观、价值观和道德观；要具有良好的沟通能力和团队精神；要善于根据具体情况来预见患者的需要；要善于主动与患者进行情感交流；要善于进行人性化护理。

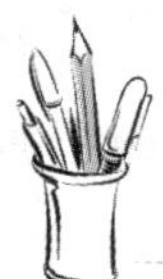

本章小结

（1）护理道德教育主要阐明了护理道德教育的意义、特点过程和方法，其中护理道德教育的过程和方法是重点。

（2）护理道德修养的关系包括护理道德修养的意义、方法，境界的分层，其中，护理道德修养的方法是核心内容。

（3）护理道德评价与考核的方法包括护理道德评价与考核的依据和标准、作用和方式。其中评价与考核的标准和方式是重点。

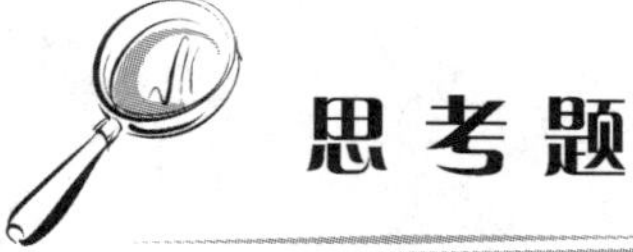

思考题

1. 简述护理道德教育的内容和方法。
2. 护理道德教育的原则主要有哪些？
3. 何为护理道德修养？哪些方法可以加强护理道德修养？
4. 简述护理道德评价的标准和方式。
5. 简述护理道德评价的作用。

（满志红）

第十四章 护理法律与伦理

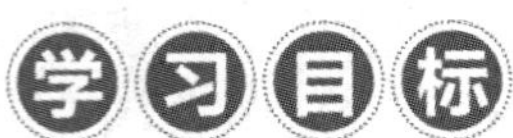

掌握：护理工作中潜在的法律问题。

熟悉：疏忽大意的过失、渎职、医疗侵权的概念。

了解：举证倒置的含义和护理立法的意义。

案例导入

某患者因头部外伤就诊于某医院急诊科，医生对外伤进行了常规处理，并进行了检查。CT检查显示：右颞骨骨折，右颞硬膜外血肿约40 mL。查体显示：患者意识模糊，双侧瞳孔散大，护士接诊后说病房连走廊都加满了床，实在没床了，家属见状签字同意将患者转院到另一医院。手术时颅内出血量已增至180 mL，手术后患者成植物人状态。患者家属将医院起诉，认为在转院过程中延误了抢救时机，造成患者长期昏迷的伤残后果，要求赔偿经济和精神双重损失。

请问：

1. 医院是否违法？患者是否有转院的合法理由？
2. 护士提出家属签字，签字者是否应承担责任？签字能否对医院构成免责？

第一节　护理相关法律法规

随着我国法制的逐步健全及卫生法规的不断完善，护理工作中的法律问题已引起了护理界及每个护理人员的高度重视。护理人员对患者实施护理的过程中，存在着许多潜在的法律问题。认识到这些潜在的法律问题，使我们在以后的护理工作中能更好地做到依法执业，维护自身和患者的权益，减少医疗纠纷的发生。

一、护理立法概况

（一）概述

护理法是指国家、地方以及专业团体等颁布的护理教育和护理服务的一切法令、法规。护理法基本内容主要包括总纲、护理教育、护士注册、护理服务等四大部分。

（二）护理法的形成和发展

1. 国际护理立法　国际护理立法最早始于20世纪初，1903年美国的北卡罗来纳、新泽西等州首先颁布了《护士执业法》，英国于1919年率先颁布了英国护理法。荷兰于1921年颁布了护理法，随后，芬兰、意大利、美国、加拿大、波兰等国也相继颁布了护理法。在亚洲，日本于1948年正式公布了护士法。1953年国际护士会制定了《护士伦理学国际法》，并分别于1965年和1973年再修订，并一直沿用至今。《护士伦理学国际法》明确护士的基本任务包括“增进健康，预防疾病，恢复健康和减轻痛苦”四个方面，护理从本质上说就是尊重人的生命、尊严和权利。护理工作不受国籍、种族、信仰、肤色、年龄、政治或社会地位的影响。1968年，国际护士会成立了护理立法委员会，并专门制定了世界护理法上划时代性的纲领性文件——《制定护理法规的指导大纲》，为各国的护理立法提供了系统而又权威性的指导。

2.我国护理立法 新中国成立后，卫生部先后发布了《医士、药剂士、助产士、护士、牙科技士暂行条例》、《卫生技术人员职称及晋升条例》、《关于加强护理工作的意见》，1982年卫生部发布了《医院工作制度》和《医院工作人员职责》，其中规定了护理工作制度和各级各类护士的职责。1988年原卫生部制定了包括护士在内的《医务人员医德规范及其实施办法》等规章和文件。原卫生部于1985年开始起草《中华人民共和国护士法》，为了配合《医疗机构管理条例》的实施，尽快建立护理资格考核制度及护士执业许可制度，于1993年3月26日发布了《中华人民共和国护士管理办法》，自1994年1月1日起施行。《中华人民共和国护士管理办法》(以下简称护理法)是关于护理人员的资格、权利、责任和行为规范的法律与法规。明确了护理的概念、独立性、教育制度、教学内容、教师的资格、考试及注册制度、护士的执业及行政处分原则等，对护理工作有约束、监督和指导的作用。2008年1月31日，国务院总理温家宝签署第517号国务院令，公布《护士条例》，并于同年5月12日起正式施行。主要内容包括护士的权利，护士执业制度、医疗机构的职责及法律责任。该《条例》首次以行政法规的形式规范护理活动，标志着我国护理管理工作正逐步走上规范化、法制化轨道。我国香港特别行政区制定有“香港护士注册条例”。我国台湾地区在1991年5月之前护士执业的法律依据是“护理人员管理规则”，1991年5月台湾地区颁布了“护理人员法”，1992年4月公布了“护理人员法实施细则”。

二、护理立法的目的和意义

(一)护理立法的目的

护理立法的目的是加强护士管理，提高护理质量，保障医疗和护理安全，保护护士的合法权益。

(二)护理立法的意义

1.使护理管理有法可依 标准、规范和规章制度，并且统一在护理法的纲领下。将护理管理纳入规范化、标准化、专业化、法制化的轨道，使护理质量得到可靠的保证。

2.促进护理人员不断学习和接受培训 护理法规定的护士资格及执业范围等以法律的手段促进护理人员不断学习和更新知识，从而促进护理专业的整体发展。

3.护士的执业权益受到法律的保护 护理立法护理范围和基本权益有了明确的法律依据，使护理人员在从事正常护理工作的权利、履行自己的法定职责等方面，最大限度地受到法律的保护，任何单位和个人不得侵犯，增强了护理人员对护理专业崇高的使命感和安全感。

4.有利于维护患者及服务对象的正当权益 护理立法规定护理人员的义务，其中最主要的是治病救人、救死扶伤:护士必须遵守职业道德和医疗护理工作的规章制度及技术规范。在执业中得悉就医者的隐私不得泄露，不得以任何借口拒绝抢救、护理患者。对违规或违反护理准则的行为，患者可根据护理法追究护理人员的法律责任，从而最大限度地保护患者及服务对象的合法权利。

第二节 护理工作常见的法律和伦理问题

一、护理人员的违法犯罪行为

(一)举证责任

举证责任是指诉讼当事人对其主张的事实，提供证明予以证明及证明不了时需要承担的一种法律责任。

(二)举证倒置

举证倒置是指当事人提出的主张，由对方当事人否定其主张而承当责任的一种举证形式。

（三）疏忽大意的过失

疏忽大意的过失又称无认识过失，是指行为人应当预见自己的行为可能发生危害的结果，因为疏忽大意而没有预见，以致发生了这种危害结果的心理态度。例如，护士因疏忽大意而给一位未做过青霉素皮试的患者注射了青霉素，若该患者幸好对青霉素不过敏，那么，该护士只是犯了失职过错，构成一般护理差错。假若该患者恰恰对青霉素过敏，引起过敏性休克致死，则应追究该护士法律责任。

（四）渎职

渎职是指专业服务者或国家机关工作人员在履行职责或者行使职权过程中，滥用职权或者徇私舞弊，导致伤害或损失、致使国家财产和人民利益遭受重大损失的行为。

（五）医疗侵权

医疗侵权是指医务人员在提供医疗、服务过程中，因故意或过失侵害患者的合法权益，根据法律规定需要承担民事责任的违法行为。护理人员与患者的接触比其他医务人员更为密切，如在护理卧床患者时，在获得其高度信任的基础上，被同意检阅其信件，但对书信往来和个人隐私，护理人员应持慎重态度为之保密，如随意谈论，造成扩散，则应视为侵犯了患者的隐私权。

二、护理人员法律中的伦理行为

每个合格的护理人员不仅应该熟知国家法律条文，而且更应明白在自己实际工作中与法律有关的伦理问题，以便自觉地遵纪守法，必要时保护自己的一切合法权益，维护法律的尊严。

（一）科技发展带来的法律问题

现代科学技术高速发展，新的诊疗技术带来了相应的法律问题，如试管婴儿、精子库涉及的家庭关系及身份归属的法律问题，器官移植、胎儿性别鉴定、精神患者的行为控制的法律问题，护士在处理这些问题时应以我国的法律规定和医院的相关法规为准绳，避免发生法律纠纷。

（二）护理文书潜在的法律

临床护理记录不仅是检查、衡量护理质量的重要资料，也是医生观察诊疗效果、调整治疗方案的重要依据。在法律上，也有其不容忽视的重要性。不认真记录或漏记、错记等均可能导致误诊、误治、引起医疗纠纷。临床护理记录在法律上的重要性，还表现在记录本身也能成为法庭上的证据。若与患者发生了医疗纠纷或与某刑事犯罪有关，此时护理记录，则成为判断医疗纠纷性质的重要依据或成为侦破某刑事案件的重要线索。因此，在诉讼之前对原始记录进行添删或随意篡改，都是非法的。

（三）执行医嘱

医嘱通常是护理人员对患者施行诊断和治疗措施的依据。一般情况下，护理人员应一丝不苟地执行医嘱，随意篡改或无故不执行医嘱都属于违规行为。但若发现医嘱有明显的错误，护理人员有权拒绝执行，并向医生提出质疑和申辩；反之，若明知该医嘱可能给患者造成损害，酿成严重后果，仍照旧执行，护理人员将与医生共同承担所引起的法律责任。

（四）患者的知情同意与隐私权

诊疗过程中，患者不但有权知道自己的病情、医疗措施、医疗风险等相关的真实情况，也有权对医疗上的有关决定行使同意权，这要求护理工作者在工作中有如实告知，尊重患者义务的权利，否则应负法律责任。隐私权是个人的、与公共利益无关的信息、属于私人活动和私人支配的人格权，患者同样享有隐私权，护理人员应尊重患者的隐私，未经患者同意不得向他人泄露。

（五）收礼与受贿

患者康复或得到了护理人员的精心护理后，出于感激的心理而自愿向护理人员馈赠少量纪念性礼品，原则上不属于贿赂范畴。但若护理人员主动向患者索要巨额红包、物品，则是犯了索贿罪。

（六）麻醉药品与物品管理

麻醉药品主要指的是哌替啶、吗啡等药物。临床上只用于晚期癌症或术后镇痛等。护理人员若利用自己的权力将这些药品提供给一些不法分子倒卖或吸毒者自用，则这些行为事实上已构成了参与贩毒、吸毒罪。因此，护理管理者应严格抓好这类药品管理制度的贯彻执行，并经常向有条件接触这类药品的护理人员进行法律教育。另外，护理人员还负责保管、使用各种贵重药品、医疗用品、办公用品等，绝不允许利用职务之便，将这些物品占为己有。如占为己有，情节严重者，可被起诉犯盗窃公共财产罪。

（七）完成独立性或合作性护理操作涉及的侵权行为

护理人员应明确自己的职责范围及工作要求，超出自己工作范围或没有按照规范要求实施的护理活动，由此对患者产生的伤害，护士负有不可推卸的法律责任。由于护理不当，技术不熟练或工作不负责任，给患者健康带来损害甚至死亡；患者不了解治疗、护理、手术等有关情况或不同意某种检查、治疗方案等情况下，护理行为导致患者伤害的，均属于侵权行为。

（八）护生的法律身份

护生是指护理专业学生、未经注册者。护生只能在执业护士的严密监督和指导下，为患者实施护理。如果护生未经带教护士批准，擅自独立操作造成了患者的损害，护生也要承担法律责任，患者有权利要其作出经济赔偿。所以，护生进入临床实习前，应该明确自己法定的职责范围。

（九）职业保险与法律判决

职业保险是指从业者通过定期向保险公司交纳保险费，使其一旦在职业保险范围内突然发生责任事故时，由保险公司承担对受损害者的赔偿。目前世界上大多数国家的护士几乎都参加这种职业责任保险。从业者参加职业保险的作用如下。

(1)保险公司可在政策范围内为其提供法定代理人，以避免其受法庭审判的影响或减轻法庭的判决。

(2)保险公司可在败诉以后为其支付巨额赔偿金，使其不致因此而造成经济上的损失。

(3)因受损害者能得到及时合适的经济补偿，而减轻自己在道义上的负罪感，较快达到心理平衡。因此，参加职业保险可被认为是对护理人员自身利益的一种保护，在一定程度上抵消护理人员在护理纠纷或事故中为法律责任所要付出的代价。同时，在职业范围内，护理人员对他的患者负有道义上的责任，决不能因护理的错误而造成患者经济损失。参加职业保险也可以为患者提供这样一种保护。

医院作为护理人员的法人代表，对护理人员所发生的任何护理损害行为，也应负有赔偿责任。当患者控告护士，法庭作出判决时，若医院出面承受这个判决，则对护士的判决常常可以减轻，甚至可以免除。因此，医院也应参加保险，可使护理人员的职业责任保险效能大为增强。

三、护理纠纷常见的原因

（一）信息沟通不及时

护士询问患者病情时，对居住地点或事发原因、事发地点确认不清，与患者沟通语言不严谨，如患者询问病情，护士回答“没关系、没问题”等。急救设备准备不及时，护士接听电话后未及时转达，护理管理制度欠缺等都可能因沟通障碍导致护理纠纷。

（二）出诊不及时

任何原因的出诊不及时，如工作忙、人员紧张等原因延误了患者的抢救和治疗。

（三）观察病情不仔细

患者运送途中或住院患者护士观察病情不仔细，巡视病房不及时，未及时发现病情变化。

（四）设备、仪器突发故障

抢救过程中设备、仪器不能正常使用或突发故障，包括救护车、仪器、设备等中途故障，或在患者转运过程中，未随时观察抢救措施进展情况及患者病情变化，延误患者抢救，使患者失去最佳时机。

（五）不认真履行职责

如脱岗、串岗、聊天、干私事等不符合职业道德的行为。

（六）查对制度不落实

不认真进行三查七对，造成打错针、发错药、输错血、接错手术患者、手术器械纱布遗留于患者体内等。

（七）违反操作规程

任何护理操作都必须按技术操作规范执行，违反操作规程如：青霉素肌肉注射或静脉输液未做皮试，直接使用。

（八）推脱责任

拒绝患者，导致患者延误治疗和抢救，造成患者的身心伤害。

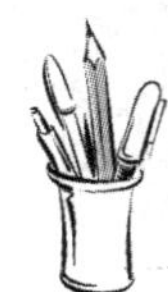

本章小结

(1)护理立法概况主要介绍国内外护理立法的形成和发展、护理立法的意义。

(2)护理人员违法犯罪行为包括举证责任、举证倒置、疏忽大意的过失、渎职。

(3)护理人员法律中的伦理行为阐明了科技发展带来的法律问题、护理文书潜在的法律问题、执行医嘱、患者的知情同意与隐私权、收礼与受贿、麻醉药品与物品管理、完成独立性或合作性护理操作涉及的侵权行为、护生的法律身份、职业保险与法律判决的内容。主要核心内容是护理文书潜在的法律问题、执行医嘱、患者的知情同意与隐私权、收礼与受贿、麻醉药品与物品管理。

(4)列举了临床护理日常工作的常见护理纠纷的原因。

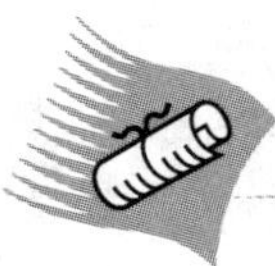

知识链接

护士在执业活动中，发现患者病情危急，应当立即通知医师；在紧急情况下为抢救垂危患者生命，应当先行实施必要的紧急救护。

护士发现医嘱违反法律、法规、规章或者诊疗技术规范规定的，应当及时向开具医嘱的医师提出；必要时，应当向该医师所在科室的负责人或者医疗卫生机构负责医疗服务管理的人员报告。

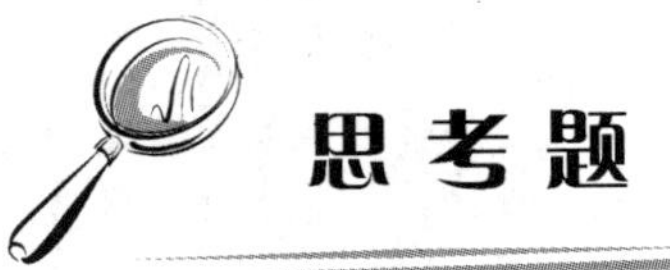

思考题

1. 名词解释

举证责任　举证倒置　渎职　疏忽大意　过失

2. 简述我国《护士条例》的主要内容。

3. 简述护理立法的意义。

4. 护理工作中常见的法律问题有哪些？

5. 简述临床护理工作中注意患者隐私权的保护的伦理意义。

（杨玉梅）

附录A 中华人民共和国护士管理办法

第一章 总 则

第一条 为加强护士管理，提高护理质量，保障医疗和护理安全，保护护士的合法权益，制定本办法。

第二条 本办法所称护士系指按本办法规定取得《中华人民共和国护士执业证书》并经过注册的护理专业人员。

第三条 国家发展护理事业，促进护理学科的发展，加强护士队伍建设，重视和发挥护士在医疗、预防、保健和康复工作中的作用。

第四条 护士的执业权利受法律保护。护士的劳动受全社会的尊重。

第五条 各省、自治区、直辖市卫生行政部门负责护士的监督管理。

第二章 考 试

第六条 凡申请护士执业者必须通过卫生部统一执业考试，取得《中华人民共和国护士执业证书》。

第七条 获得高等医学院校护理专业专科以上毕业文凭者，以及获得经省级以上卫生行政部门确认免考资格的普通中等卫生(护士)学校护理专业毕业文凭者，可以免于护士执业考试。获得其他普通中等卫生(护士)学校护理专业毕业文凭者，可以申请护士执业考试。

第八条 护士执业考试每年举行一次。

第九条 护士执业考试的具体办法另行制定。

第十条 符合本办法第七条规定以及护士执业考试合格者，由省、自治区、直辖市卫生行政部门发给《中华人民共和国护士执业证书》。

第十一条 《中华人民共和国护士执业证书》由卫生部监制。

第三章 注 册

第十二条 获得《中华人民共和国护士执业证书》者，方可申请护士执业注册。

第十三条 护士注册机关为执业所在地的县级卫生行政部门。

第十四条 申请首次护士注册必须填写《护士注册申请表》，缴纳注册费，并向注册机关缴验：

(一)《中华人民共和国护士执业证书》；

(二)身份证明；

(三)健康检查说明；

(四)省级卫生行政部门规定提交的其他证明。

第十五条 注册机关在受理注册申请后，应当在三十日内完成审核，审核合格的，予以注册；审核不合格的，应当书面通知申请者。

第十六条 护士注册的有效期为二年。护士连续注册，在前一注册期满前六十日，对《中华人民共和国护士执业证书》进行个人或集体校验注册。

第十七条 中断注册五年以上者，必须按省、自治区、直辖市卫生行政部门的规定参加临床实践三个月，并向注册机关提交有关证明，方可办理再次注册。

第十八条 有下列情形之一的，不予注册：

(一)服刑期间；

(二)因健康原因不能或不宜执行护理业务；

(三)违反本办法被中止或取消注册；

(四)其他不宜从事护士工作的。

第四章　执　　业

第十九条　未经护士执业注册者不得从事护士工作。护理专业在校生或毕业生进行专业实习，以及按本办法第十七条规定进行临床实践的，必须按照卫生部的有关规定在护士的指导下进行。

第二十条　护理员只能在护士的指导下从事临床生活护理工作。

第二十一条　护士在执业中应当正确执行医嘱，观察病人的身心状态，对病人进行科学的护理。遇紧急情况应及时通知医生并配合抢救，医生不在场时，护士应当采取力所能及的急救措施。

第二十二条　护士有承担预防保健工作、宣传防病治病知识、进行康复指导、开展健康教育、提供卫生咨询的义务。

第二十三条　护士执业必须遵守职业道德和医疗护理工作的规章制度及技术规范。

第二十四条　护士在执业中得悉就医者的隐私，不得泄露，但法律另有规定的除外。

第二十五条　遇有自然灾害、传染病流行、突发重大伤亡事故及其他严重威胁人群生命健康的紧急情况，护士必须服从卫生行政部门的调遣，参加医疗救护和预防保健工作。

第二十六条　护士依法履行职责的权利受法律保护，任何单位和个人不得侵犯。

第五章　罚　　则

第二十七条　违反本办法第十九条规定，未经护士执业注册从事护士工作的，由卫生行政部门予以取缔。

第二十八条　非法取得《中华人民共和国护士执业证书》的，由卫生行政部门予以缴销。

第二十九条　护士执业违反医疗护理规章制度及技术规范的，由卫生行政部门视情节予以警告、责令改正、中止注册直至取消其注册。

第三十条　违反本办法第二十六条规定，非法阻挠护士依法执业或侵犯护士人身权利的，由护士所在单位提请公安机关予以治安行政处罚；情节严重、触犯刑律的，提交司法机关依法追究刑事责任。

第三十一条　违反本办法其他规定的，由卫生行政部门视情节予以警告、责令改正、中止注册直至取消其注册。

第三十二条　当事人对行政处理决定不服的，可以依照国家法律、法规的规定申请行政复议或者提起行政诉讼。当事人对行政处理决定不履行又未在法定期限内申请复议或提起诉讼的，卫生行政部门可以申请人民法院强制执行。

第六章　附　　则

第三十三条　本办法实施前已经取得护士以上技术职称者，经省、自治区、直辖市卫生行政部门审核合格，发给《中华人民共和国护士执业证书》，并准许按本办法的规定办理护士执业注册。本办法实施前从事护士工作但未取得护士职称者的执业证书颁发办法，由省、自治区、直辖市卫生行政部门根据本地区的实行情况和当事人实际水平作出具体规定。

第三十四条　境外人员申请在中华人民共和国境内从事护士工作的，必须依本办法的规定通过执业考试，取得《中华人民共和国护士执业证书》并办理注册。

第三十五条　护士申请开业及成立护理服务机构，由县级以上卫生行政部门比照医疗机构管理的有关规定审批。

第三十六条　本办法的解释权在卫生部。

第三十七条　本办法的实施细则由省、自治区、直辖市制定。

第三十八条　本办法自 1994 年 1 月 1 日起施行。

附录B 护士伦理学国际法

国际护士协会在1953年7月的国际护士会议，通过了《护士伦理学国际法》，数年后在德国福兰克福大议会修订并采纳。

此次大会上提出，护士护理病人，担负着建立有助于康复的、物理的、社会的和精神的环境，并着重用教授和示范的方法预防疾病，促进健康。他们为个人、家庭和居民提供保健服务，并与其他保健行业协作。

为人类服务是护士的首要职能，也是护士职业存在的理由。护理服务的需要全人类性的。职业性护理服务以人类的需要为基础，所以不受对国籍、种族、信仰、肤色政治和社会状况的考虑的限制。

本法典固有的基本概念是护士相信人类的本质的自由和人类生命的保存。全体护士均应明了红十字原则及1949年日内瓦决议条款中的权利和义务。

本行业认为国际法规并不能包括护士活动和关系中的一切细节。有些人将受到个人哲学观和信仰的影响。

(1)护士的基本职责包括三方面：保存生命、减轻病痛和促进健康。

(2)护士应始终保持高标准的和护理和职业实践。

(3)护士不仅应该有良好的操作，而且应把知识和技巧维持在恒定的高水平。

(4)病人的宗教信仰应受到尊重医学教育网搜集整理。

(5)护士应对信托给他们的个人情况保守保密。

(6)护士不仅要认识到职责而且要认识到他们职业功能的限制。若无医嘱，不予推荐或给予医疗处理，护士在紧急情况下可给予医疗处理，但应将这些行动尽快地报告给医生。

(7)护士有理智地、忠实地执行医嘱的义务，并应拒绝参与非道德的行动。

(8)护士受到保健小组中的医生和其他成员的信任，对同事中的不适当的和道德的行为应该向主管当局揭发。

(9)护士接受正当的薪金和接受例如契约中实际的或包含的供应补贴。

(10)护士不允许将他们的名字用于商品广告中或作其他形式的自我广告。

(11)护士与其他职业的成员和同行合作并维持和睦的关系。

(12)护士坚持个人道德标准，因这反映了对职业的信誉。

(13)在个人行为方面，护士不应有意识的轻视在她所居住的工作地区居民风俗习惯和所做的行为方式。

(14)护士应参与并与其他公民和其他卫生行业所分担的责任，以促进满足公共卫生要求的努力，无论是地区的、州的、国家的、国际的。

附录C 国际护士守则

国际护士会在1965年公布的护士守则的基础上，进行了必要的修改，于1973年公布了下述新的国际护士道德守则，并一直沿用至今。全文如下。

护士的基本任务包括四个方面：增进健康，预防疾病，恢复健康和减轻痛苦。

护理的需要是全人类性的。护理从本质上说就是尊重人的生命、尊严和权利。护理工作不受国籍、种族、信仰、肤色、年龄、政治或社会地位的影响。

护士向个人、家庭及社会提供健康服务，并在服务过程中与有关的组织和团体合作。

(一)护士和人民

护士的主要职责是向那些需要护理的人负责。

护士在向病人提供护理时，要尊重个人的信仰、价值观及风俗习惯。

护士要保守服务对象的个人秘密。在传播这些秘密时必须做出伦理学的判断。

(二)护士与实践

护士必须为个人的护理行为负责，必须不断学习，做一个称职的护士。在任何具体情况下，护士都应尽可能保持高标准的护理。

护士在接受或委派一项任务时，必须对自己的资格和能力作出判断。

护士在从事专业活动时，必须时刻牢记自己的行为将影响职业的荣誉。

(三)护士与社会

在发起并支持满足公众的卫生和社会需要的行动中，护士要和其他公民一起分担任务。

(四)护士与合作者

护士在护理及其他方面，与合作者保持合作共事的关系。

当护理工作受到合作者或某些人的威胁时，护士要采取适当的措施以保护个人。

(五)护士与专业

在决定或执行某些理想的护理实践和护理教育的标准时，护士发挥重要的作用。

在积累专业的核心知识方面，护士起着积极的作用。

护士通过专业团体，参与建立并保持护理工作中公平的社会及经济方面的工作条件。

附录D　护士执业注册管理办法

第一条　为了规范护士执业注册管理，根据《护士条例》，制定本办法。

第二条　护士经执业注册取得《护士执业证书》后，方可按照注册的执业地点从事护理工作。

未经执业注册取得《护士执业证书》者，不得从事诊疗技术规范规定的护理活动。

第三条　卫生部[①]负责全国护士执业注册监督管理工作。省、自治区、直辖市人民政府卫生行政部门是护士执业注册的主管部门，负责本行政区域的护士执业注册管理工作。

第四条　省、自治区、直辖市人民政府卫生行政部门结合本行政区域的实际情况，制定护士执业注册工作的具体办法，并报卫生部备案。

第五条　申请护士执业注册，应当具备下列条件：

（一）具有完全民事行为能力；

（二）在中等职业学校、高等学校完成教育部和卫生部规定的普通全日制3年以上的护理、助产专业课程学习，包括在教学、综合医院完成8个月以上护理临床实习，并取得相应学历证书；

（三）通过卫生部组织的护士执业资格考试；

（四）符合本办法第六条规定的健康标准。

第六条　申请护士执业注册，应当符合下列健康标准：

（一）无精神病史；

（二）无色盲、色弱、双耳听力障碍；

（三）无影响履行护理职责的疾病、残疾或者功能障碍。

第七条　申请护士执业注册，应当提交下列材料：

（一）护士执业注册申请审核表；

（二）申请人身份证明；

（三）申请人学历证书及专业学习中的临床实习证明；

（四）护士执业资格考试成绩合格证明；

（五）省、自治区、直辖市人民政府卫生行政部门指定的医疗机构出具的申请人6个月内健康体检证明；

（六）医疗卫生机构拟聘用的相关材料。

第八条　卫生行政部门应当自受理申请之日起20个工作日内，对申请人提交的材料进行审核。审核合格的，准予注册，发给《护士执业证书》；对不符合规定条件的，不予注册，并书面说明理由。《护士执业证书》上应当注明护士的姓名、性别、出生日期等个人信息及证书编号、注册日期和执业地点。《护士执业证书》由卫生部统一印制。

第九条　护士执业注册申请，应当自通过护士执业资格考试之日起3年内提出；逾期提出申请的，除本办法第七条规定的材料外，还应当提交在省、自治区、直辖市人民政府卫生行政部门规定的教学、综合医院接受3个月临床护理培训并考核合格的证明。

第十条　护士执业注册有效期为5年。护士执业注册有效期届满需要继续执业的，应当在有效期届满前30日，向原注册部门申请延续注册。

第十一条　护士申请延续注册，应当提交下列材料：

（一）护士延续注册申请审核表；

（二）申请人的《护士执业证书》；

（三）省、自治区、直辖市人民政府卫生行政部门指定的医疗机构出具的申请人6个月内健康体检

---

① 现为国家卫生计生委。

证明。

第十二条　注册部门自受理延续注册申请之日起 20 日内进行审核。审核合格的，予以延续注册。

第十三条　有下列情形之一的，不予延续注册：

(一)不符合本办法第六条规定的健康标准的；

(二)被处暂停执业活动处罚期限未满的。

第十四条　医疗卫生机构可以为本机构聘用的护士集体申请办理护士执业注册和延续注册。

第十五条　有下列情形之一的，拟在医疗卫生机构执业时，应当重新申请注册：

(一)注册有效期届满未延续注册的；

(二)受吊销《护士执业证书》处罚，自吊销之日起满 2 年的。

重新申请注册的，按照本办法第七条的规定提交材料；中断护理执业活动超过 3 年的，还应当提交在省、自治区、直辖市人民政府卫生行政部门规定的教学、综合医院接受 3 个月临床护理培训并考核合格的证明。

第十六条　护士在其执业注册有效期内变更执业地点等注册项目，应当办理变更注册。但承担卫生行政部门交办或者批准的任务以及履行医疗卫生机构职责的护理活动，包括经医疗卫生机构批准的进修、学术交流等除外。

第十七条　护士在其执业注册有效期内变更执业地点的，应当向拟执业地注册主管部门报告，并提交下列材料：

(一)护士变更注册申请审核表；

(二)申请人的《护士执业证书》。

注册部门应当自受理之日起 7 个工作日内为其办理变更手续。护士跨省、自治区、直辖市变更执业地点的，收到报告的注册部门还应当向其原执业地注册部门通报。

省、自治区、直辖市人民政府卫生行政部门应当通过护士执业注册信息系统，为护士变更注册提供便利。

第十八条　护士执业注册后有下列情形之一的，原注册部门办理注销执业注册：

(一)注册有效期届满未延续注册；

(二)受吊销《护士执业证书》处罚；

(三)护士死亡或者丧失民事行为能力。

第十九条　卫生行政部门实施护士执业注册，有下列情形之一的，由其上级卫生行政部门或者监察机关责令改正，对直接负责的主管人员或者其他直接责任人员依法给予行政处分：

(一)对不符合护士执业注册条件者准予护士执业注册的；

(二)对符合护士执业注册条件者不予护士执业注册的。

第二十条　护士执业注册申请人隐瞒有关情况或者提供虚假材料申请护士执业注册的，卫生行政部门不予受理或者不予护士执业注册，并给予警告；已经注册的，应当撤销注册。

第二十一条　在内地完成护理、助产专业学习的香港、澳门特别行政区及台湾地区人员，符合本办法第五条、第六条、第七条规定的，可以申请护士执业注册。

第二十二条　计划生育技术服务机构护士的执业注册管理适用本办法的规定。

第二十三条　本办法下列用语的含义：教学医院，是指与中等职业学校、高等学校有承担护理临床实习任务的合同关系，并能够按照护理临床实习教学计划完成教学任务的医院。综合医院，是指依照《医疗机构管理条例》、《医疗机构基本标准》的规定，符合综合医院基本标准的医院。

第二十四条　本办法自 2008 年 5 月 12 日起施行。

附录E　护士执业资格考试办法

第一条　为规范全国护士执业资格考试工作，加强护理专业队伍建设，根据《护士条例》第七条规定，制定本办法。

第二条　卫生部①负责组织实施护士执业资格考试。国家护士执业资格考试是评价申请护士执业资格者是否具备护理专业知识与工作能力的考试。

考试成绩合格者，可申请护士执业注册医学教育网搜集整理。

具有护理、助产专业中专和大专学历的人员，参加护士执业资格考试并成绩合格，可取得护理初级(士)专业技术资格证书；护理初级(师)专业技术资格按照有关规定通过参加全国卫生专业技术资格考试取得。

具有护理、助产专业本科以上学历的人员，参加护士执业资格考试并成绩合格，可以取得护理初级(士)专业技术资格证书；在达到《卫生技术人员职务试行条例》规定的护师专业技术职务任职资格年限后，可直接聘任护师专业技术职务。

第三条　护士执业资格考试实行国家统一考试制度。统一考试大纲，统一命题，统一合格标准。

护士执业资格考试原则上每年举行一次，具体考试日期在举行考试3个月前向社会公布。

第四条　护士执业资格考试包括专业实务和实践能力两个科目。一次考试通过两个科目为考试成绩合格。

为加强对考生实践能力的考核，原则上采用“人机对话”考试方式进行。

第五条　护士执业资格考试遵循公平、公开、公正的原则。

第六条　卫生部②、人力资源和社会保障部成立全国护士执业资格考试委员会。主要职责是：

(一)对涉及护士执业资格考试的重大事项进行协调、决策；

(二)审定护士执业资格考试大纲、考试内容和方案；

(三)确定并公布护士执业资格考试成绩合格线；

(四)指导全国护士执业资格考试工作。

全国护士执业资格考试委员会下设办公室，办公室设在卫生部③，负责具体工作。

第七条　护士执业资格考试考务管理实行承办考试机构、考区、考点三级责任制。

第八条　承办考试机构具体组织实施护士执业资格考试考务工作。主要职责是：

(一)组织制定护士执业资格考试考务管理规定，负责全国护士执业资格考试考务管理；

(二)组织专家拟定护士执业资格考试大纲和命题审卷的有关规定并承担具体工作；

(三)负责护士执业资格考试考生信息处理；

(四)组织评定考试成绩，提供考生成绩单和护士执业资格考试成绩合格证明；

(五)负责考试结果的统计分析和考试工作总结，并向护士执业资格考试委员会提交工作报告；

(六)负责建立护士执业资格考试命题专家库和考试题库；

(七)指导考区有关考试的业务工作。

第九条　各省、自治区、直辖市及新疆生产建设兵团设立考区。省、自治区、直辖市人民政府卫生行政部门及新疆生产建设兵团卫生局负责本辖区的考试工作。其主要职责是：

(一)负责本考区护士执业资格考试的考务管理；

(二)制定本考区护士执业资格考试考务管理具体措施；

(三)负责审定考生报名资格；

(四)负责指导考区内各考点的业务工作；

---

①②③　现为国家卫生计生委。

(五)负责处理、上报考试期间本考区发生的重大问题。

省、自治区、直辖市人民政府卫生行政部门及新疆生产建设兵团卫生局可根据实际情况，会同人力资源社会保障部门成立护士执业资格考试领导小组。

第十条 考区根据考生情况设置考点，报全国护士执业资格考试委员会备案。考点设在设区的市。考点的主要职责是：

(一)负责本考点护士执业资格考试的考务工作；

(二)执行本考点护士执业资格考试考务管理具体措施；

(三)受理考生报名，核实报名材料，初审考生报名资格；

(四)负责为不能自行上网打印准考证的考生打印准考证；

(五)处理、上报本考点考试期间发生的问题；

(六)发给考生成绩单和护士执业资格考试成绩合格证明。

第十一条 各级考试管理机构要有计划地培训考务工作人员和监考人员，提高考试管理水平。

第十二条 在中等职业学校、高等学校完成国务院教育主管部门和国务院卫生主管部门规定的普通全日制3年以上的护理、助产专业课程学习，包括在教学、综合医院完成8个月以上护理临床实习，并取得相应学历证书的，可以申请参加护士执业资格考试。

第十三条 申请参加护士执业资格考试的人员，应当在公告规定的期限内报名，并提交以下材料：

(一)护士执业资格考试报名申请表；

(二)本人身份证明；

(三)近6个月二寸免冠正面半身照片3张；

(四)本人毕业证书；

(五)报考所需的其他材料。

申请人为在校应届毕业生的，应当持有所在学校出具的应届毕业生毕业证明，到学校所在地的考点报名。学校可以为本校应届毕业生办理集体报名手续。

申请人为非应届毕业生的，可以选择到人事档案所在地报名。

第十四条 申请参加护士执业资格考试者，应当按国家价格主管部门确定的收费标准缴纳考试费。

第十五条 护士执业资格考试成绩于考试结束后45个工作日内公布。考生成绩单由报名考点发给考生。

第十六条 考试成绩合格者，取得考试成绩合格证明，作为申请护士执业注册的有效证明。

第十七条 考试考务管理工作要严格执行有关规章和纪律，切实做好试卷命制、印刷、发送和保管过程中的保密工作，严防泄密。

第十八条 护士执业资格考试实行回避制度。考试工作人员有下列情形之一的，应当回避：

(一)是考生近亲属的；

(二)与考生有其他利害关系，可能影响考试公正的。

第十九条 对违反考试纪律和有关规定的，按照《专业技术人员资格考试违纪违规行为处理规定》处理。

第二十条 军队有关部门负责军队人员参加全国护士执业资格考试的报名、成绩发布等工作。

第二十一条 香港特别行政区、澳门特别行政区和台湾地区居民符合本办法规定和《内地与香港关于建立更紧密经贸关系的安排》、《内地与澳门关于建立更紧密经贸关系的安排》或者内地有关主管部门规定的，可以申请参加护士执业资格考试。

第二十二条 本办法自2010年7月1日起施行。

附录F　希波克拉底誓言

仰赖医神阿波罗，埃斯克雷彼斯及天地诸神为证，鄙人敬谨宣誓，愿以自身能力及判断力所及，遵守此约。凡授我艺者敬之如父母，作为终身同业伴侣，彼有急需我接济之。视彼儿女，犹我兄弟，如欲受业，当免费并无条件传授之。凡我所知，无论口授书传，俱传之吾子，吾师之子及发誓遵守此约之生徒，此外不传他人。

我愿尽余之能力与判断力所及，遵守为病家谋利益之信条，并检束一切堕落及害人行为，我不得将危害药品给予他人，并不作该项之指导，虽有人请求亦不与之。尤不为妇人施堕胎手术。我愿以此纯洁与神圣之精神，终身执行我职务。凡患结石者，我不施手术，此则有待于专家为之。

无论至于何处，遇男或女，贵人及奴婢，我之唯一目的，为病家谋幸福，并检点吾身，不作各种害人及恶劣行为，尤不作诱奸之事。凡我所见所闻，无论有无业务关系，我认为应守秘密者，我愿保守秘密。尚使我严守上述誓言时，请求神祇让我生命与医术能得无上光荣，我苟违誓，天地鬼神实共殛之。

注：希波克拉底（约公元前460—公元前371），古希腊著名医生，治学严谨，医术精湛，医德高尚。

附录G　赫尔辛基宣言

《赫尔辛基宣言》在第18届世界医学协会联合大会(赫尔辛基,芬兰,1964年6月)采用,并在下列联合大会中进行了修订。

第29届世界医学协会联合大会,东京,日本,1975年10月。

第35届世界医学协会联合大会,威尼斯,意大利,1983年10月。

第41届世界医学协会联合大会,香港,中国,1989年9月。

第48届世界医学协会联合大会,西索莫塞特(Somerset West),南非,1996年10月。

第52届世界医学协会联合大会,爱丁堡,苏格兰,2000年10月。

第53届世界医学协会联合大会,华盛顿,美国,2002年。

第55届世界医学协会联合大会,东京,日本,2004年。

第59届世界医学协会联合大会,首尔,韩国,2008年10月。

第64届世界医学协会联合大会,福塔莱萨,巴西,2013年10月。

一、前言

世界医学会制订了《赫尔辛基宣言》,作为涉及人类受试者的医学研究的伦理原则。涉及人类受试者的医学研究包括利用可鉴定身份的人体材料和数据所进行的研究。

(1)《赫尔辛基宣言》应作整体解读,它的每一个组成段落都不应该在不考虑其他相关段落的情况下使用。

(2)虽然宣言主要以医生为对象,但世界医学会鼓励参与涉及人类受试者的医学研究的其他人遵守这些原则。

(3)促进和维护病人,包括那些参与医学研究的人的健康也是医生的义务。医生应奉献其知识和良知以履行这一义务。

(4)医学的进步是以研究为基础的,这些研究最终必须包括涉及人类受试者的研究。那些在医学研究中没有充分代表的人群也应该获得适当参与研究的机会。

(5) 在涉及人类受试者的医学研究中,个体研究受试者的安康必须优于其他所有利益。

(6)涉及人类受试者的医学研究的主要目的是了解疾病的原因、发展和结果,改进预防、诊断和治疗的干预措施(方法、程序和处理)。即使是当前最佳的预防、诊断和治疗措施也必须通过研究继续评估它们的安全性、有效性、效能、可达性和质量。

(7)在医学实践和医学研究中,大多数预防、诊断和治疗措施都包含风险和负担。

(8)医学研究必须遵守的伦理标准是:促进对人类受试者的尊重并保护他们的健康和权利。有些研究人群尤其脆弱,需要特别的保护。这些脆弱人群包括那些自己不能做出同意或不同意的人群,以及那些容易受到胁迫或受到不正当影响的人群。

(9)医生既应当考虑自己国家关于涉及人类受试者研究的伦理、法律与管理规范和标准,也应当考虑相应的国际规范和标准。任何国家性的或国际性的伦理、法律或管理规定,都不得削弱或取消本宣言提出的对人类受试者的任何保护。

二、医学研究的基本原则

(1)在医学研究中,医生有责任保护研究受试者的生命、健康、尊严、完整性、自我决定权、隐私,以及为研究受试者的个人信息保密。

(2)涉及人类受试者的医学研究必须遵循普遍接受的科学原则,必须建立在对科学文献和其他相关信息的全面了解的基础上,必须以充分的实验室实验和恰当的动物实验为基础。必须尊重研究中所使用的动物的福利。

(3)在进行有可能危害环境的医学研究的过程中,必须谨慎从事。

(4)涉及人类受试者的每一项研究的设计和实施必须在研究方案中予以清晰的说明。方案应该包含一项关于伦理考虑的说明,应该指出本宣言所阐述的原则如何贯彻执行。方案应该包括下列信息:研究的资金来源、资助者、所属单位、其他潜在的利益冲突、对受试者的激励,以及对那些由于参加研究而遭受伤害的受试者提供的治疗和/或补偿。方案应该说明,在研究结束后如何为研究受试者提供本研究确定为有益的干预措施或其他相应的治疗受益。

(5)在研究开始前,研究方案必须提交给研究伦理委员会进行考虑、评论、指导和批准。该委员会必须独立于研究者、资助者,也不应受到其他不当的影响。该委员会必须考虑进行研究的所在国的法律和条例,以及相应的国际准则或标准,但不可允许这些削弱或取消本宣言所提出的对研究受试者的保护。该委员会必须拥有监测正在进行的研究的权利。研究者必须向该委员会提供监测信息,尤其是有关任何严重不良事件的信息。如果没有委员会的考虑和批准,研究方案不可更改。

(6)只有受过恰当的科学训练并合格的人员才可以进行涉及人类受试者的医学研究。在病人或健康志愿者身上进行的研究要求接受有资格且有能力的医生或其他医疗卫生专业人员的监督。保护研究受试者的责任必须始终由医生和其他医疗卫生专业人员承担,而绝不是由研究受试者承担,即使他们给予了同意。

(7)仅当医学研究为了弱势或脆弱人群或社区的健康需要和优先事项,且该人群或社区有合理的可能从研究结果中获益时,涉及这些人群或社区人群的医学研究才是正当的。

(8)每一项涉及人类受试者的医学研究开始前,都必须仔细评估对参与研究的个人和社区带来的可预测的风险和负担,并将其与给受试者以及受所研究疾病影响的其他个人和社区带来的可预见受益进行比较。

(9)在招募第一个受试者之前,每一项临床试验都必须在公开可及的数据库中注册。

(10)除非医生确信参与研究的风险已得到充分评估且能得到满意处理,否则医生不可进行涉及人类受试者的研究。当医生发现风险超过了潜在的受益,或已经得到阳性和有利结果的结论性证据时,医生必须立即停止研究。

(11)只有当研究目的的重要性超过给研究受试者带来的风险和负担时,涉及人类受试者的医学研究才可进行。

(12)有行为能力的人作为受试参加医学研究必须是自愿的。虽然征询家庭成员或社区领导人的意见可能是合适的,但除非有行为能力的受试本人自由同意,否则他/她不可以被征召参加医学研究。

(13)必须采取各种预防措施以保护研究受试者的隐私,必须对他们的个人信息给予保密,以及必须将研究对他们身体、精神和社会完整性的影响最小化。

(14)在涉及有行为能力的受试者的医学研究中,每个潜在的受试者都必须被充分告知研究目的、方法、资金来源、任何可能的利益冲突、研究者所属单位、研究的预期受益和潜在风险、研究可能引起的不适以及任何其他相关方面。必须告知潜在的受试者,他们有权拒绝参加研究,或有权在任何时候撤回参与研究的同意而不受报复。应该特别注意个体的潜在的受试者的特殊信息要求和传递信息所用方法。在确保潜在的受试者理解信息之后,医生或另一个具备合适资质的人必须获得潜在的受试者自由给出的知情同意,最好是书面同意。如果不能用书面表达同意,那么非书面同意必须正式记录在案,并有证人作证。

(15)对于使用可识别身份的人体材料或数据进行的医学研究,医生必须按正规程序征得受试者对于采集、分析、储存和/或再使用材料和数据的同意。在获取参与这类研究的同意不可能或不现实,或会给研究的有效性带来威胁的情况时,只有经过研究伦理委员会的考虑和批准后,研究才可进行。

(16)在征得参与研究的知情同意时,如果潜在的受试者与医生有依赖关系,或者可能在胁迫下同意,则医生应该特别谨慎。在这种情形下,应该由一位完全独立于这种关系的具有合适资质的人员去征得知情同意。

(17)对于一个无行为能力的潜在受试者,医生必须从合法授权的代表那里征得知情同意。不可将这些人包括在对他们不可能受益的研究内,除非这项研究意在促进这些潜在受试者所代表的人群的健康、该研究不能在有行为能力的人身上进行,以及该研究只包含最低程度的风险和最低程度的负担。

(18)当一个无行为能力的潜在受试者能够赞同参与研究的决定时,除了获得合法授权代表的同意外,医生必须获得这种赞同——潜在的受试者的同意。潜在受试者的不同意应该得到尊重。

(19)受试者在身体或精神上不能给予同意，例如无意识的病人，那么仅当使这些受试者不能给出知情同意的身体或精神上的病情是研究人群必须具备的特征时，涉及这类受试者的研究才可进行。在这种情况下，医生应该从法律授权代表那里征得知情同意。如果没有这样的代表，并且该研究不能被推迟，那么这项研究可以在没有知情同意的情况下进行，如果在研究方案中已经说明为什么要那些具有使他们不能给予知情同意的病情的受试着参与研究的特殊理由，且该研究已经被研究伦理委员会批准。应尽快从受试者或其法律授权代表那里征得继续参与这项研究的同意。

(20)作者、编辑和出版者在发表研究结果的时候都有伦理义务。作者有义务使他们在人类受试者身上进行的研究的结果公开可得，对他们报告的结果的完整性和准确性负责。他们应该坚持公认的合乎伦理的报告原则。阴性结果、不能给出明确结论的结果和阳性结果均应发表或使其能公开可得。资金来源、所属单位和利益冲突都应该在发表的时候说明。不符合本宣言原则的研究报告不应该被接受和发表。

三、研究应遵循的附加原则

(1)医生只有在以下条件下可以把医学研究和医疗结合起来：研究的潜在预防、诊断或治疗的价值可证明此研究正当，而且医生有很好的理由相信，参加这项研究不会给作为研究受试的患者的健康带来不良影响。

(2)对新的干预措施的受益、风险、负担和有效性的检验必须与当前经过证明的最佳干预措施相比较，但以下情况可以例外：当不存在当前经过证明的干预措施时，安慰剂或无治疗是可以接受的；或由于令人信服的或科学上有根据的方法学理由，有必要使用安慰剂来确定一项干预措施的疗效或安全性，而且接受安慰剂或无治疗的患者不会遭受任何严重的或不可逆的伤害的风险。必须给予特别的关怀以避免造成这种选项的滥用。

(3)研究结束时，参加研究的患者应被告知研究的结果，分享由此获得的任何受益，例如获得本次研究确定的有益干预措施或其他相应的治疗或受益。

(4)医生必须充分告知患者医疗中的哪些方面与研究有关。医生绝不能因为患者拒绝参与研究或决定退出研究而影响医患关系。

(5)在治疗患者的过程中，当不存在经过证明的干预措施或这些干预措施无效时，如果根据医生的判断，一项未经证明的干预措施有挽救生命、恢复健康或减轻痛苦的希望，医生在取得专家的建议后，获得病人或其合法授权代表的知情同意，可以使用这种未经证明的干预。可能时，应该对该项干预进行研究，旨在评价其安全性和有效性。在任何情况下，新的信息都应该被记录下来，并且在适当时候使其公开可及。

附录H 日内瓦宣言

1948年世界医学会在希波克拉底誓言的基础上制定了《日内瓦宣言》。在1968年8月、1983年10月、1994年9月、2005年5月、2006年5月进行过总计五次修正。

以下为2006年5月，世界医学协会(或译世界医学学会)第173届理事会修正直译版本。

当我成为医学界的一员：

我郑重地保证自己要奉献一切为人类服务。

我将会给予我的师长应有的尊敬和感谢。

我将会凭着我的良心和尊严从事我的职业。

我的病人的健康应是我最先考虑的。

我将尊重所寄托给我的秘密，即使是在病人死去之后。

我将会尽我的全部力量，维护医学的荣誉和高尚的传统。

我的同僚将会是我的兄弟姐妹。

我将不容许年龄、疾病或残疾、信仰、民族、性别、国籍、政见、人种、性取向、社会地位或其他因素的考虑介于我的职责和我的病人之间。

我将会保持对人类生命的最大尊重。

我将不会用我的医学知识去违反人权和公民自由，哪怕受到威胁。

我郑重地做出这些承诺，以我的人格保证。

附录Ⅰ 护士条例

第一章 总 则

第一条 为了维护护士的合法权益,规范护理行为,促进护理事业发展,保障医疗安全和人体健康,制定本条例。

第二条 本条例所称护士,是指经执业注册取得护士执业证书,依照本条例规定从事护理活动,履行保护生命、减轻痛苦、增进健康职责的卫生技术人员。

第三条 护士人格尊严、人身安全不受侵犯。护士依法履行职责,受法律保护。

全社会应当尊重护士。

第四条 国务院有关部门、县级以上地方人民政府及其有关部门以及乡(镇)人民政府应当采取措施,改善护士的工作条件,保障护士待遇,加强护士队伍建设,促进护理事业健康发展。

国务院有关部门和县级以上地方人民政府应当采取措施,鼓励护士到农村、基层医疗卫生机构工作。

第五条 国务院卫生主管部门负责全国的护士监督管理工作。

县级以上地方人民政府卫生主管部门负责本行政区域的护士监督管理工作。

第六条 国务院有关部门对在护理工作中做出杰出贡献的护士,应当授予全国卫生系统先进工作者荣誉称号或者颁发白求恩奖章,受到表彰、奖励的护士享受省部级劳动模范、先进工作者待遇;对长期从事护理工作的护士应当颁发荣誉证书。具体办法由国务院有关部门制定。

县级以上地方人民政府及其有关部门对本行政区域内做出突出贡献的护士,按照省、自治区、直辖市人民政府的有关规定给予表彰、奖励。

第二章 执业注册

第七条 护士执业,应当经执业注册取得护士执业证书。

申请护士执业注册,应当具备下列条件:

(一)具有完全民事行为能力;

(二)在中等职业学校、高等学校完成国务院教育主管部门和国务院卫生主管部门规定的普通全日制3年以上的护理、助产专业课程学习,包括在教学、综合医院完成8个月以上护理临床实习,并取得相应学历证书;

(三)通过国务院卫生主管部门组织的护士执业资格考试;

(四)符合国务院卫生主管部门规定的健康标准。

护士执业注册申请,应当自通过护士执业资格考试之日起3年内提出;逾期提出申请的,除应当具备前款第(一)项、第(二)项和第(四)项规定条件外,还应当在符合国务院卫生主管部门规定条件的医疗卫生机构接受3个月临床护理培训并考核合格。

护士执业资格考试办法由国务院卫生主管部门会同国务院人事部门制定。

第八条 申请护士执业注册的,应当向拟执业地省、自治区、直辖市人民政府卫生主管部门提出申请。收到申请的卫生主管部门应当自收到申请之日起20个工作日内做出决定,对具备本条例规定条件的,准予注册,并发给护士执业证书;对不具备本条例规定条件的,不予注册,并书面说明理由。

护士执业注册有效期为5年。

第九条 护士在其执业注册有效期内变更执业地点的,应当向拟执业地省、自治区、直辖市人民政府卫生主管部门报告。收到报告的卫生主管部门应当自收到报告之日起7个工作日内为其办理变更手续。护士跨省、自治区、直辖市变更执业地点的,收到报告的卫生主管部门还应当向其原执业地省、自治区、直辖市人民政府卫生主管部门通报。

第十条 护士执业注册有效期届满需要继续执业的,应当在护士执业注册有效期届满前30日向执业地省、自治区、直辖市人民政府卫生主管部门申请延续注册。收到申请的卫生主管部门对具备本条例规定条件的，准予延续，延续执业注册有效期为5年；对不具备本条例规定条件的，不予延续，并书面说明理由。

护士有行政许可法规定的应当予以注销执业注册情形的，原注册部门应当依照行政许可法的规定注销其执业注册。

第十一条 县级以上地方人民政府卫生主管部门应当建立本行政区域的护士执业良好记录和不良记录，并将该记录记入护士执业信息系统。

护士执业良好记录包括护士受到的表彰、奖励以及完成政府指令性任务的情况等内容。护士执业不良记录包括护士因违反本条例以及其他卫生管理法律、法规、规章或者诊疗技术规范的规定受到行政处罚、处分的情况等内容。

第三章 权利和义务

第十二条 护士执业，有按照国家有关规定获取工资报酬、享受福利待遇、参加社会保险的权利。任何单位或者个人不得克扣护士工资，降低或者取消护士福利等待遇。

第十三条 护士执业，有获得与其所从事的护理工作相适应的卫生防护、医疗保健服务的权利。从事直接接触有毒有害物质、有感染传染病危险工作的护士，有依照有关法律、行政法规的规定接受职业健康监护的权利；患职业病的，有依照有关法律、行政法规的规定获得赔偿的权利。

第十四条 护士有按照国家有关规定获得与本人业务能力和学术水平相应的专业技术职务、职称的权利；有参加专业培训、从事学术研究和交流、参加行业协会和专业学术团体的权利。

第十五条 护士有获得疾病诊疗、护理相关信息的权利和其他与履行护理职责相关的权利，可以对医疗卫生机构和卫生主管部门的工作提出意见和建议。

第十六条 护士执业，应当遵守法律、法规、规章和诊疗技术规范的规定。

第十七条 护士在执业活动中，发现患者病情危急，应当立即通知医师；在紧急情况下为抢救垂危患者生命，应当先行实施必要的紧急救护。

护士发现医嘱违反法律、法规、规章或者诊疗技术规范规定的，应当及时向开具医嘱的医师提出；必要时，应当向该医师所在科室的负责人或者医疗卫生机构负责医疗服务管理的人员报告。

第十八条 护士应当尊重、关心、爱护患者，保护患者的隐私。

第十九条 护士有义务参与公共卫生和疾病预防控制工作。发生自然灾害、公共卫生事件等严重威胁公众生命健康的突发事件，护士应当服从县级以上人民政府卫生主管部门或者所在医疗卫生机构的安排，参加医疗救护。

第四章 医疗卫生机构的职责

第二十条 医疗卫生机构配备护士的数量不得低于国务院卫生主管部门规定的护士配备标准。

第二十一条 医疗卫生机构不得允许下列人员在本机构从事诊疗技术规范规定的护理活动：

（一）未取得护士执业证书的人员；

（二）未依照本条例第九条的规定办理执业地点变更手续的护士；

（三）护士执业注册有效期届满未延续执业注册的护士。

在教学、综合医院进行护理临床实习的人员应当在护士指导下开展有关工作。

第二十二条 医疗卫生机构应当为护士提供卫生防护用品，并采取有效的卫生防护措施和医疗保健措施。

第二十三条 医疗卫生机构应当执行国家有关工资、福利待遇等规定，按照国家有关规定为在本机构从事护理工作的护士足额缴纳社会保险费用，保障护士的合法权益。

对在艰苦边远地区工作，或者从事直接接触有毒有害物质、有感染传染病危险工作的护士，所在医疗卫生机构应当按照国家有关规定给予津贴。

第二十四条 医疗卫生机构应当制定、实施本机构护士在职培训计划，并保证护士接受培训。

护士培训应当注重新知识、新技术的应用；根据临床专科护理发展和专科护理岗位的需要，开展对护士的专科护理培训。

第二十五条 医疗卫生机构应当按照国务院卫生主管部门的规定，设置专门机构或者配备专（兼）职人员负责护理管理工作。

第二十六条 医疗卫生机构应当建立护士岗位责任制并进行监督检查。

护士因不履行职责或者违反职业道德受到投诉的，其所在医疗卫生机构应当进行调查。经查证属实的，医疗卫生机构应当对护士做出处理，并将调查处理情况告知投诉人。

第五章 法律责任

第二十七条 卫生主管部门的工作人员未依照本条例规定履行职责，在护士监督管理工作中滥用职权、徇私舞弊，或者有其他失职、渎职行为的，依法给予处分；构成犯罪的，依法追究刑事责任。

第二十八条 医疗卫生机构有下列情形之一的，由县级以上地方人民政府卫生主管部门依据职责分工责令限期改正，给予警告；逾期不改正的，根据国务院卫生主管部门规定的护士配备标准和在医疗卫生机构合法执业的护士数量核减其诊疗科目，或者暂停其6个月以上1年以下执业活动；国家举办的医疗卫生机构有下列情形之一、情节严重的，还应当对负有责任的主管人员和其他直接责任人员依法给予处分：

（一）违反本条例规定，护士的配备数量低于国务院卫生主管部门规定的护士配备标准的；

（二）允许未取得护士执业证书的人员或者允许未依照本条例规定办理执业地点变更手续、延续执业注册有效期的护士在本机构从事诊疗技术规范规定的护理活动的。

第二十九条 医疗卫生机构有下列情形之一的，依照有关法律、行政法规的规定给予处罚；国家举办的医疗卫生机构有下列情形之一、情节严重的，还应当对负有责任的主管人员和其他直接责任人员依法给予处分：

（一）未执行国家有关工资、福利待遇等规定的；

（二）对在本机构从事护理工作的护士，未按照国家有关规定足额缴纳社会保险费用的；

（三）未为护士提供卫生防护用品，或者未采取有效的卫生防护措施、医疗保健措施的；

（四）对在艰苦边远地区工作，或者从事直接接触有毒有害物质、有感染传染病危险工作的护士，未按照国家有关规定给予津贴的。

第三十条 医疗卫生机构有下列情形之一的，由县级以上地方人民政府卫生主管部门依据职责分工责令限期改正，给予警告：

（一）未制定、实施本机构护士在职培训计划或者未保证护士接受培训的；

（二）未依照本条例规定履行护士管理职责的。

第三十一条 护士在执业活动中有下列情形之一的，由县级以上地方人民政府卫生主管部门依据职责分工责令改正，给予警告；情节严重的，暂停其6个月以上1年以下执业活动，直至由原发证部门吊销其护士执业证书：

（一）发现患者病情危急未立即通知医师的；

（二）发现医嘱违反法律、法规、规章或者诊疗技术规范的规定，未依照本条例第十七条的规定提出或者报告的；

（三）泄露患者隐私的；

（四）发生自然灾害、公共卫生事件等严重威胁公众生命健康的突发事件，不服从安排参加医疗救护的。

护士在执业活动中造成医疗事故的，依照医疗事故处理的有关规定承担法律责任。

第三十二条 护士被吊销执业证书的，自执业证书被吊销之日起2年内不得申请执业注册。

第三十三条 扰乱医疗秩序，阻碍护士依法开展执业活动，侮辱、威胁、殴打护士，或者有其他侵犯护士合法权益行为的，由公安机关依照治安管理处罚法的规定给予处罚；构成犯罪的，依法追究刑事责任。

第六章 附 则

第三十四条 本条例施行前按照国家有关规定已经取得护士执业证书或者护理专业技术职称、从事护理活动的人员，经执业地省、自治区、直辖市人民政府卫生主管部门审核合格，换领护士执业证书。

本条例施行前，尚未达到护士配备标准的医疗卫生机构，应当按照国务院卫生主管部门规定的实施步骤，自本条例施行之日起 3 年内达到护士配备标准。

第三十五条 本条例自 2008 年 5 月 12 日起施行。

附录J　南丁格尔誓言

余谨以至诚，
于上帝及会众面前宣誓：
终身纯洁，忠贞职守，
尽力提高护理之标准；
勿为有损之事，
勿取服或故用有害之药；
慎守病人家务及秘密，
竭诚协助医生之诊治，
务谋病者之福利。

——谨誓！

附录K　护士守则

前　言

为了更好地贯彻落实《护士条例》，为全国护理工作者提供护理伦理及执业行为的基本规范，中华护理学会组织专家，在借鉴国内外经验和广泛征求意见的基础上，制订了《护士守则》。

中华护理学会号召全国护理工作者自觉履行《护士条例》赋予的义务，以《护士守则》为准则，恪尽职守，诚信服务，为人民群众的健康努力工作。

中华护理学会

2008年5月12日

第一条　护士应当奉行救死扶伤的人道主义精神，履行保护生命，减轻痛苦，增进健康的专业职责。

第二条　护士应当对患者一视同仁，尊重患者，维护患者的健康权益。

第三条　护士应当为患者提供医学照顾，协助完成诊疗计划，开展健康教育，提供心理支持。

第四条　护士应当履行岗位职责，工作严谨、慎独，对个人的护理判断及职业行为负责。

第五条　护士应当关心、爱护患者，保护患者的隐私。

第六条　护士发现患者的生命安全受到威胁时，应当积极采取保护措施。

第七条　护士应当积极参与公共卫生和健康促进活动，参与突发事件时的医疗救护。

第八条　护士应当加强学习，提高执业能力，适应医学科学和护理专业的发展。

第九条　护士应当积极加入护理专业团体，参与促进护理专业发展的活动。

第十条　护士应当与其他医务工作者建立良好关系。密切配合，团结协作。

《护士守则》释义

第一条　护士应当奉行救死扶伤的人道主义精神，履行保护生命、减轻痛苦、增进健康的专业职责。

人类对护理服务的需求是普遍的，护士的工作服务于人生命的全过程。救死扶伤是医务工作者的天职，护士应该发扬人道主义精神，以增进人民群众的健康为宗旨，树立崇高的职业责任感，把关爱和尊重患者的理念付诸行动，担负起保护生命、减轻痛苦、增进健康的专业职责。

第二条　护士应当对患者一视同仁，尊重患者，维护患者的健康权益。

生命面前人人平等，任何公民都应当享有同等的生命健康权。护士提供护理服务应当建立在尊重人的生命、尊严、权利的基础上。护士要树立以人为本的观念，把患者的生命与健康放在首位，维护患者的尊严与权利，尊重患者的价值观、信仰及风俗习惯，且不论其国籍、种族、肤色、年龄、性别、政治与社会经济地位等，同等对待，维护每一位患者的健康权益。

第三条　护士应当为患者提供医学照顾，协助完成诊疗计划，开展健康教育，提供心理支持。

护理具有照顾的本质，护士应当为患者提供专业的医学照顾；护士应当正确执行医嘱，协助医生完成患者的诊疗计划；护士应当提供符合患者需要的健康指导和心理支持，促进患者恢复健康和减少因患病所带来的痛苦，提高患者的健康水平。

第四条　护士应当履行岗位职责，工作严谨、慎独，对个人的护理判断及职业行为负责。

在护理工作中，护士并非简单地服从于他人的判断和决策，而是应当立足于患者的实际情况，运用护理专业知识，以岗位职责、个人的能力和专业资格为依据，严谨、慎重、科学地作出专业判断，采取正确的护理措施，为患者提供优质的护理服务，护士应当对其所确定的护理判断及执业行为负责。

第五条　护士应当关心、爱护患者，保护患者的隐私。

护患关系建立在相互信任的基础上，护士应当关心、爱护患者，保护患者的隐私。护士的职业特点决定其可以接触到患者的隐私和健康状况，任何人都有权利维护自己的隐私不受侵害。护士应当对其所知悉的患者个人资料保密，不能出于非医疗目的公开患者的资料。未经患者同意，也不得公开和使用患者的个人资料。护士利用工作之便随意泄露患者隐私是不道德的行为。

第六条 护士发现患者的生命安全受到威胁时，应当积极采取保护措施。

护士是患者健康的维护者和保护者，应尽力保护患者的生命安全和健康权利。护士要为患者提供安全、有效的护理服务和有利于患者接受治疗和康复的环境，不能允许和纵容任何有可能危害患者生命安全的行为。护士还应当主动发现任何有可能威胁患者安全的情况，积极采取保护患者的措施，并向主管机构报告。

第七条 护士应当积极参与公共卫生和健康促进活动，参与突发事件时的医疗救护。

护士应当积极参与公共卫生及健康促进活动，倡导并支持各项有利于公众健康的工作，增强公众预防疾病、维护和促进健康的意识和能力。发生自然灾害、公共卫生事件等严重威胁公众生命安全和健康的突发事件时，护士应当服从政府部门和所在医疗机构的安排，履行医疗救护的社会责任。

第八条 护士应当加强学习，提高执业能力，适应医学科学和护理专业的发展。

随着医学科学的发展和诊疗技术水平的不断提高，护理专业技术得到快速发展，护理工作的技术性、复杂性日益提高，护理专业的理论、知识不断更新。因此，护士有必要加强学习，注重护理实践的研究、改善及创新，以更新知识、增进学识，维护和提高专业水平和执业能力。只有掌握了丰富的护理等专业知识、护理操作技能、相关医学知识、必要的人文科学知识，并能熟练地运用于护理实践中，才能胜任护理工作，适应护理专业的发展。

第九条 护士应当积极加入护理专业团体，参与促进护理专业发展的活动。

护理专业的发展，需要各有关的护理学术专业团体的参与与协作。护理专业团体是护理专业发展有力的推动者和促进者。护士应当积极加入各种学术专业团体，主动参与对护理专业发展有贡献的教育、科研、管理等活动，在促进护理专业发展的活动中体现个人的学术价值，提升专业水平和执业能力。

第十条 护士应当与其他医务工作者建立良好关系。密切配合，团结协作。

医疗过程关系到人的生命和健康，是护士与其他医务工作者的共同责任。护士应当与其他医务工作者密切配合、团结协作，做到行动、心理、态度、情绪上互相帮助、相互适应、相互尊重、相互扶持、相互制约、相互督促、相互交流，共同为人民群众的健康服务。

附录 L 迈蒙尼提斯祷文

永生之上天既命予善顾世人之生命之康健，惟愿予爱护医道之心策予前进，无时或已，毋令贪欲、吝念、虚荣，名利侵扰予怀，盖此种种胥属真理与慈善之敌，足以使予受其诱惑而忘却为人类谋幸福之高尚目标。

愿吾视病人如受难之同胞。

愿天赐予以精力、时间与机会，俾得学业日进，见闻日广，盖知也无涯，涓涓日积，方成江河。且世间医术日新，觉今是而昨非，至明日又悟今日之非矣。

神乎，汝既命予善视世人之生死，则予谨以此身许职。予今为予之职业祷告上天：

事功艰且巨，愿神全我功。

若无神佑助，人力每有穷。

启我爱医术，复爱世间人。

存心好名利，真理日沉沦。

愿绝名利心，服务一念诚。

神请求体健，尽力医病人。

无分爱与憎，不问富与贫。

凡诸疾病者，一视如同仁。

参考文献

[1] 陈焕然.变性手术立法刍议[J].科技与法律,2002,(1).
[2] 曹志平.护理伦理学[M].北京:人民卫生出版社,2004.
[3] 曹志平.护理伦理学[M].2版.北京:人民卫生出版社,2011.
[4] 杜慧群,刘奇,张新庆.护理伦理学[M].3版.北京:中国协和医科大学出版社,2009.
[5] 付登礼,何梅.关于变性手术的伦理问题的研究综述[J].中国医学伦理学,2002,16(3).
[6] 樊民胜,张金钟.医学伦理学[M].北京:中国中医药出版社,2009.
[7] 何宪平.护理伦理学[M].北京:高等教育出版社,2003.
[8] 何宪平.护理伦理学[M].2版.北京:高等教育出版社,2007.
[9] 胡志红.整形美容外科护理学[M].北京:中国协和医科大学出版社,2012.
[10] 姜小鹰.护理伦理学[M].北京:人民卫生出版社,2007.
[11] 姜小鹰.护理伦理学(本科护理)[M].北京:人民卫生出版社,2012.
[12] 况成云,郭淑英.护理伦理学[M].西安:第四军医大学出版社,2010.
[13] 刘学礼.生命科学的伦理困惑[M].上海:上海科学技术出版社,2001.
[14] 林菊英.医院管理学:护理管理分册[M].北京:人民卫生出版社,2003.
[15] 李本富,丁蕙孙,李传俊.护理伦理学[M].2版.北京:科学出版社,2000.
[16] 刘俊荣.护理伦理学实用教程[M].北京:人民卫生出版社,2008.
[17] 李武平,郭明华,刘冰.医院感染管理手册[M].西安:第四军医大学出版社,2008.
[18] 罗羽.护理伦理学[M].北京:人民军医出版社,2011.
[19] 秦玉明.医学伦理学[M].济南:山东人民出版社,2010.
[20] 丘祥兴,孙福川.医学伦理学[M].3版.北京:人民卫生出版社,2011.
[21] 宋儒耀,方彰林.美容整形外科学[M].3版.北京:北京出版社,2002.
[22] 孙元儒.护理伦理学[M].北京:人民军医出版社,2010.
[23] 孙丽芳.护理伦理学[M].江苏:东南大学出版社,2012.
[24] 王卫红.护理伦理学(本专科共用)[M].北京:清华大学出版社,2006.
[25] 王丽宇.护理伦理学[M].上海:上海科学技术出版社,2010.
[26] 徐晓霞.护理伦理学[M].山东:山东人民出版社,2010.
[27] 袁俊平,谷桂菊.医学伦理学[M].北京:科学出版社,2007.
[28] 尹梅.护理伦理学[M].北京:人民卫生出版社,2009.
[29] 尹梅.护理伦理学[M].2版.北京:人民卫生出版社,2012.
[30] 尤黎明,吴瑛.内科护理学[M].5版.北京:人民卫生出版社,2012.
[31] 郑明新,高绪文.医院感染[M].北京:人民卫生出版社,1997.
[32] 张树峰.医学伦理学.河北:河北人民出版社,2007.
[33] 瞿晓敏.护理伦理学[M].上海:复旦大学出版社,2007.
[34] 周更苏.护理伦理学[M].北京:北京出版社,2009.
[35] 赵永耀,王向义,曹志明.中国医学美学与美容医学史略[M].2版.江西:江西科学技术出版社,2009.
[36] 张爱萍.护理管理学[M].北京:北京出版社,2011.